常见疾病护理技术

主编　杨晓璐　曲淑娜　董玉翠

吉林科学技术出版社

图书在版编目（ＣＩＰ）数据

常见疾病护理技术 / 杨晓璐，曲淑娜，董玉翠主编
. -- 长春：吉林科学技术出版社，2021.9
ISBN 978-7-5578-8712-4

Ⅰ. ①常… Ⅱ. ①杨… ②曲… ③董… Ⅲ. ①常见病
－护理 Ⅳ. ①R47

中国版本图书馆 CIP 数据核字(2021)第 174547 号

常见疾病护理技术

主　　编　杨晓璐　曲淑娜　董玉翠
出 版 人　宛　霞
责任编辑　张丽敏
制　　版　长春市阴阳鱼文化传媒有限责任公司
封面设计　长春市阴阳鱼文化传媒有限责任公司
幅面尺寸　185mm×260mm
字　　数　280 千字
印　　张　12.25
印　　数　1—1500 册
版　　次　2021 年 9 月第 1 版
印　　次　2022 年 5 月第 2 次印刷

出　　版　吉林科学技术出版社
发　　行　吉林科学技术出版社
地　　址　长春市净月区福祉大路 5788 号
邮　　编　130118
发行部电话/传真　0431-81629529 81629530 81629531
　　　　　　　　　　　　81629532 81629533 81629534
储运部电话　0431-86059116
编辑部电话　0431-81629518
印　　刷　保定市铭泰达印刷有限公司

书　　号　ISBN 978-7-5578-8712-4
定　　价　60.00 元

编 委 会

主　编　杨晓璐（青岛市市立医院）
　　　　曲淑娜（烟台市疾病预防控制中心）
　　　　董玉翠（冠县中心医院）

前 言

随着医学科学的迅速发展和医学模式的转变，护理工作也更趋多元化，护理模式、护理观念不断更新，临床护士的内涵和外延均在发生变化，这就对临床护士的技术和综合素质要求越来越高。本书旨在为临床护理人员提供最新的专业理论和专业指导，帮助护理人员掌握基本理论知识和临床护理技能，提高护理质量。

本书内容涵盖呼吸系统疾病、循环系统疾病、消化系统疾病、骨科疾病、耳鼻喉疾病等多个方向，同时还对常用护理操作技术进行编写，注重系统性、实践性和创新性的有机结合，对不同疾病护理的相关内容加以细致阐述，针对各疾病的不同特点，然后给出相应的护理建议。全书条理清晰，重点突出，简洁实用，可作为各级护理人员的工作参考书。全书由多位护理专家在总结自身临床经验并参考国内外相关文献的基础上精心编撰而成，在此，特别感谢编者们做出的巨大努力。

由于编者水平有限，加之编写时间仓促，在编写过程中，虽尽求完美，仍恐书中存在疏漏或欠妥之处。如有不足，诚望各位读者能够不吝指正，以期再版时予以完善。

目　　录

第一章　基础护理技术

第一节　体温

正常人腋下温度为 36～37℃,口腔温度比腋下高 0.2～0.4℃,直肠温度又比口腔温度高 0.3～0.5℃。人体的温度是相对恒定的,正常人在 24h 内体温略有波动,一般相差不超过 1℃。生理状态下,早晨体温略低,下午略高。正常人早晨 6 时体温最低,下午 4 时最高。运动、进食后、妇女月经期前或妊娠期体温稍高,老年人则体温偏低。人体温度相对恒定是维持人体正常生命活动的重要条件之一。体温高于 41℃或低于 25℃将严重影响各系统(特别是神经系统)的功能活动,甚至危害生命。ICU 内患者高热通常提示有严重感染。

1.体温测量的方法　体温计是测量人或动物体温用的温度计。有口表和肛表 2 种,口表放在舌下或腋下测量,肛表插进肛门内测量。

(1)口测法:先用 75％乙醇擦拭体温计,放在舌下,紧闭口唇,放置 5min 后取出来读数。正常值为 36.3～37.2℃。

(2)腋测法:是测量体温最常用的方法。首先擦干腋窝汗液,将体温计水银端放于腋窝顶部,上臂曲肘将体温计夹紧,10min 后读数。正常值为 36～37℃。

(3)肛测法:多用于昏迷患者或小儿。患者取仰卧位,将肛表头端用油类润滑后,慢慢插入肛门,直至肛表的 1/2,放置 3min 后读数。正常值为 36.5～37.7℃。

2.体温测量的注意事项

(1)应根据患者病情、年龄选择合适的测量方法:①婴幼儿、精神异常、昏迷、口鼻腔手术以及呼吸困难、不能合作的患者,不宜测量口腔温度;②消瘦不能夹紧体温计、腋下出汗较多者,以及腋下有炎症、创伤或手术的患者不宜使用腋下测温法;③直肠或肛门手术、腹泻、心肌梗死的患者不宜使用直肠测温法。

(2)患者进食、饮水,或进行蒸汽吸入、面颊冷热敷等,须隔 30min 后测口腔温度;腋窝局部冷热敷应隔 30min 后再测量腋温;灌肠、坐浴后须隔 30min,方可经直肠测温。

(3)为婴幼儿、昏迷、危重患者及精神异常者测体温时,应有专人看护,以免发生意外。

(4)如发现体温与病情不相符合,应守护在患者身旁重新测量,必要时可同时测肛温作对照。

(5)ICU 患者不宜测量口温。

3.发热的分度　以腋下温度为衡量标准。

(1)低热:体温在 37.3～38℃。若低热持续时间 1 个月以上,即为长期低热。

(2)中度热:体温在 38.1～39℃。若发热持续 2 周或更长时间,即为长期中度热。

(3)高热:体温在 39.1～41℃。若发热持续 2 周或更长时间,即为长期高热。

(4)超高热:体温在 41℃以上。

第二节　呼吸

机体与外界环境的气体交换过程,称为呼吸。通过呼吸,机体从空气中摄取新陈代谢所需要的 O_2,排出所产生的 CO_2。因此,呼吸是维持机体新陈代谢和其他功能活动所必需的基本生理过程之一,一旦呼吸停止,生命也将终止。

1.正常呼吸　正常成人安静时呼吸 1 次为 6.4s 为最佳,每次吸入和呼出的气体量大约为500ml,称为潮气量。当人用力吸气,一直到不能再吸的时候为止,然后再用力呼气,一直呼到不能再呼的时候为止,这时呼出的气体量称为肺活量。正常成人男子肺活量为 3500～4000ml,女子为 2500～3500ml。

2.异常呼吸

(1)潮式呼吸:呼吸由浅慢逐渐变为深快,然后再由深快逐渐变为浅慢,之后经过约 20s 暂停,再开始重复上述过程,即呼吸呈周期性"浅慢—深快—浅慢—暂停"。呼吸过程中呼吸暂停时间可变,呼吸周期 30s 至 2min。原理为呼吸中枢兴奋性降低,呼吸调节反馈系统失常,只有当缺 O_2 和 CO_2 潴留到一定程度,才能刺激呼吸中枢使呼吸恢复和加强。当潴留的 CO_2 呼出后,呼吸中枢又失去有效的兴奋,呼吸再次减弱,进而暂停。潮式呼吸多见于中枢神经损害、糖尿病昏迷、中毒和充血性心力衰竭等患者。

(2)间歇呼吸:不规则的间歇呼吸表现为一段时间加强呼吸,以后呼吸突然暂停后又突然开始,呈周期性"深呼吸-呼吸暂停",也称为 Biot 呼吸。多见于脑膜炎和尿毒症等患者。

(3)库式呼吸:表现为快速节律的深呼吸,呼吸频率超过 20/min。多见于糖尿病酸中毒和其他可能出现酸中毒的疾病。

(4)长吸呼吸:表现为长时间喘息吸气后紧跟短的无效呼吸。多见于脑血管栓塞、脑出血等患者。

(5)中枢性睡眠呼吸暂停:表现为呼吸的自主控制对正常呼吸刺激反应衰竭,不能自主呼吸,清醒时靠患者主观用力呼吸来维持生命,入睡则呼吸停止。多见于延髓压迫、延髓灰白质炎患者。

(6)其他:呼吸监测时还应注意患者说话的气力,有无呼吸困难,有无发绀或贫血貌,如有三凹征(吸气时胸骨上窝、锁骨上窝、肋间隙出现明显凹陷)出现,则可能有上气道部分梗阻所致吸气性呼吸困难,常见于气管异物、喉水肿、白喉等。

第三节　血压

血压指血管内血液对单位面积血管壁的侧压力,即压强。由于血管分动脉、毛细血管和静脉,也就有动脉压、毛细血管压和静脉压之分。通常所说的血压是指动脉压。当血管扩张时血压下降;血管收缩时血压升高。心室收缩时将血液从心室泵入动脉,此时血液对动脉壁的侧压力最高,称为收缩压(SBP),俗称"高压"。心室舒张时,动脉血管弹性回缩,但仍维持一定的压力推动血液继续向前流动,此时的压力最低,称为舒张压(DBP),俗称"低压"。人体的循环器官包括心脏、血管和淋巴系统,它们之间相互连接,构成一个基本封闭的"管道系统"。心脏一张一缩,使血液在这一"管道"内循环不息。常用测量血压的部位是上臂肱动脉,是大动脉血压的间接测定。右侧与左侧不一致,最高可相差10mmHg,最低相差不到5mmHg。

1.血压水平分类及定义　《中国高血压防治指南》2010修订版中仍将高血压的诊断标准定在收缩压≥140mmHg和(或)舒张压≥90mmHg,同时根据血压水平分为正常血压、正常高值血压和1、2、3级高血压。

高血压的危害已为大家所共知,其预后与危险分层密切相关。在ICU内除应关注患者的SBP和DBP水平外,还应关注患者的脉压(脉压=SBP−DBP),其正常范围为:4~5.32kPa(30~40mmHg),它代表心脏的每搏量和血容量。另外平均动脉压也是危重患者循环功能的重要监测指标之一。

2.无创血压监测　无创血压监测是一种间接测量人体血压的方法,用各种无创方法所测出的血压与人体真正的血压值有一定差距。受很多外界因素的干扰和影响。如所测部位不同、测量工具不同、外界温度变化等均可影响血压值。但因动脉血压与心排血量和总的外周血管阻力有直接关系,可以反映心脏后负荷、心肌耗氧和做功以及周围组织和器官的血流灌注情况,是判断循环功能的有效指标,因此可作为常规的监测项目。

3.有创血压监测　需要严密监测血压变化的危重患者,如低血压、休克、某些外科大手术等应使用有创血压监测。有创血压(IBP)的监测项目包括动脉血压(ABP)、中心静脉压(CVP)、肺动脉压(PAP)、左心房压(LAP)、颅内压(ICP)。其测量原理是:利用流体的压力传递作用,将血管内的压力通过导管内的液体传递到外部的压力传感器上,获得血管内压力的实时变化波形,然后再通过特定的计算方法,将压力波转换为数值,获得被测部位血管的收缩压、舒张压和平均动脉压。其适用条件为:①各种重症休克,低血压患者(低于50mmHg);②严重心肌梗死和心力衰竭;③体外循环心内直视手术;④低温麻醉和控制性降压;⑤呼吸衰竭;⑥重危患者接受复杂大手术,如严重高血压、心脏病患者行大手术、脑膜瘤、嗜铬细胞瘤手术摘除。可选择的动脉穿刺部位有桡动脉、肱动脉、足背动脉、股动脉等。临床上常选用桡动脉,主要是因为便于操作,易于观察。

4.血压监测应注意的问题

(1)无创血压监测的注意事项:①根据患者年龄、胖瘦选择合适的血压袖带,婴幼儿使用小儿专用袖带。避免在患肢测量血压。②测量血压前应让患者情绪稳定,安静休息10~15min,

以消除疲劳、紧张等对血压的影响,检查前 5min 内不做体位变动;室内温度以 200C 左右为宜;测量血压前 30min 内避免进食,不吸烟、不饮酒,排空膀胱。③袖带缠于上臂应平服紧贴,气囊中间部位正好压住肱动脉,气囊下缘应在肘弯上 2.5cm。

(2)有创血压监测的注意事项:开始监测时,首先对换能器进行校零;监测过程中,要随时保持压力传感器与心脏在同一水平上;为防止导管堵塞,要不断注入肝素盐水冲洗导管,保持测压管路的通畅;同时要妥善固定导管,防止导管位置移动或脱出,影响有创血压的测量。一般来说,有创血压测压值比无创测压值高 5~20mmHg。

第四节　心率与心律

1.心率　指心脏每分钟跳动的次数,以第一心音为准。正常成人在安静状态下心率在 60~100/min。一般初生儿心率较快,而经常锻炼身体的人心率较慢。心动周期与动作电位的周期相等,这取决于起搏电位的周期。因此凡是能改变起搏电位周期的因素都能改变心率。体温的变化、运动、睡眠、摄食状态、情绪激动等都能使心率发生变化。在病理状态下,甲状腺功能亢进症或热性病患者等可使心率增加。给予甲状腺激素时,能引起 200/min 以上的速脉,昏迷时可出现 10/min 以下的迟脉。在哺乳类,身体越小的种类,其心率越有加快的趋势,因为越是小动物其单位体重的体表面积比例越大,而体表的大量散热必须相应地加强代谢活动。

2.心律　就是指心脏跳动的节律。正常人心脏的跳动是由一个称为"窦房结"的高级司令部指挥。窦房结发出信号刺激心脏跳动,这种来自窦房结信号引起的心脏跳动属正常心律,亦称"窦性心律"。正常心律是均匀的。当心脏的起搏部位、频率以及冲动传导的径路等任何一项发生异常时,就会发生心律失常。精神紧张、大量吸烟、饮酒、喝浓茶或咖啡、过度疲劳、严重失眠等常为心律失常的诱发因素。心律失常多见于器质性心脏病患者,也常发生在麻醉、手术中或手术后。

心电监护可以早期发现患者的心电改变,在危重患者的抢救中发挥着重要的作用。由于电子技术的迅速发展,心电监护已从 20 世纪 60 年代初的单一连接心电示波发展到目前的多功能监测系统。其中包括了连续心电示波、呼吸、血压、脉搏氧饱和度、体温甚至血 pH、钾、钠、钙离子浓度的连续监测。

第二章　常用操作技术的护理

第一节　肝穿刺术的护理

【目的】

(1)采取肝组织标本进行组织学检查或制成涂片做细胞学检查,以明确肝脏疾病诊断。

(2)了解肝病演变过程、观察治疗效果以及判断预后。

(3)为肝脓肿患者穿刺抽吸脓液和注射药物,达到治疗目的。

【用物】

1.用品　肝穿刺包,无菌手套,多头腹带,沙袋,一次性20ml注射器,4%甲醛溶液标本瓶。消毒用品:2%碘酒,75%酒精,棉签。

2.药物　2%利多卡因注射液、肾上腺素注射液、生理盐水。

【操作程序】

1.操作步骤

(1)患者取仰卧位,身体右侧靠近床沿,稍向左倾,并将右手置于枕后,铺好多头腹带。

(2)确定穿刺点,一般取右侧腋中线第8至第9肋间肝实音处穿刺。必要时应在B超定位下进行。

(3)常规消毒穿刺部位皮肤,铺无菌孔巾,以2%利多卡因由皮肤至肝被膜进行局部麻醉。

(4)备好快速穿刺套针,根据穿刺目的不同,选择12或16号穿刺针,活检时选较粗的穿刺针。用10~20ml注射器,吸取3~5ml生理盐水后与穿刺针连接。

(5)先用穿刺锥在穿刺点皮肤上刺孔,由此孔将穿刺针沿肋骨上缘与胸壁呈垂直方向刺入0.5~1.0cm,然后将注射器内液推注0.5~1.0ml,冲出存留在穿刺针内的组织,以免针头堵塞。

(6)将注射器抽吸成负压并保持,同时嘱患者先深吸气,然后于深呼气末屏气,术者将穿刺针迅速刺入肝内并立即拔出。穿刺深度不超过6cm。穿刺部位以无菌纱布按压5~10min,再以胶布固定,压上小沙袋并以多头腹带束紧。

(7)将抽吸的肝组织标本注入肝活检固定液瓶中。

2.术后护理

(1)术后患者卧床24h。

(2)密切观察血压、脉搏,每 30～60min 测 1 次。若无异常,可改为每 2h 测 1 次。至术后 8h。

(3)注意观察穿刺部位,注意有无伤口渗血、红肿、疼痛。若穿刺部位疼痛明显,可遵医嘱给予止痛剂,若发现气胸、胸膜休克或胆汁性腹膜炎时,应及时通知医师配合处理。

【注意事项】

(1)术者进针时嘱患者深吸气后屏气。

(2)穿刺过程中,注意观察患者面色、脉搏、血压的变化,如有异常立即通知医生停止操作。

(3)术后绝对卧床休息 6～8h,定时测量血压、脉搏,如发现头晕、脉搏细弱、血压下降、面色苍白、出冷汗、烦躁不安等失血征象,及时报告医师,积极抢救。

(4)穿刺后如患者主诉疼痛,应报告医师,遵医嘱应用止痛剂,同时密切观察生命体征。

(5)观察伤口有无渗血。如敷料有渗血,及时更换,防止穿刺部位感染。

第二节　胸腔穿刺置管术的护理

胸腔积液为结核、恶性肿瘤晚期等疾病常见的并发症,常引起呼吸和循环功能不全,胸腔置管引流胸腔积液并向腔内注药是其治疗的重要措施。

【适应证】

(1)大量的胸腔积液或积气,穿刺抽出液体或气体以减轻其对肺或大血管的压迫,改善呼吸或循环障碍。

(2)胸腔积脓时抽出脓液,减轻中毒,防止脓胸的进一步发展,并可对脓液进行检查如培养及药物敏感试验以指导治疗。

(3)抽出胸腔积液进行化验明确其性质以协助诊断及鉴别诊断。

(4)通过胸膜腔穿刺向胸膜腔内注入药物(抗生素、抗肿瘤药物、粘连剂等)以行局部治疗。

【禁忌证】

(1)有严重出、凝血倾向,血小板明显减少或用肝素、双香豆等进行抗凝血治疗。

(2)大咯血、严重肺结核及肺气肿等。

(3)穿刺部位有炎症病灶。

(4)对麻醉药过敏。

【检查前准备】

1.患者告知　向患者讲解胸腔置管的目的、方法及必要性,介绍导管的特点。讲解术中患者必须配合的要点。

2.患者准备

(1)消除或减轻患者的紧张情绪和顾虑,引导患者正确对待疾病,以良好的心态配合治疗。

(2)穿刺过程中不改变体位,不咳嗽及深呼吸,以免损伤胸壁组织器官。

3.物品准备　深静脉置管 1 套(内有深静脉穿刺针、金属导丝、硅胶管、皮肤扩张器、肝素帽)、缝合包、灭菌手套、3M 敷贴、一次性引流袋、治疗盘 1 套(碘酊、75%的乙醇、棉签和胶布),并备阿托品、肾上腺素、利多卡因各 1 支,5ml 注射器 1 副,床边备氧气。

【检查(治疗)配合】

(1)向患者介绍置管过程,术中配合,术后可能出现的不适,向患者说明穿刺时避免大声说话和咳嗽,确需咳嗽要示意,以便医师及时将穿刺针退出胸膜腔。

(2)协助患者取舒适体位,若取坐位则让患者做靠背椅,双手置椅背上,头部伏于椅背。若取半坐位,则上身稍转向健侧。

(3)注意观察患者生命体征及进针后反应,若出现面色苍白、出冷汗、头晕、胸闷等,应立即通知医师停止进针,并给予平卧位,予以紧急处理。

(4)协助医师固定导管并用敷贴固定。

(5)导管外端接一次性引流袋。

【护理】

1.一般护理　患者卧床休息;保持病室清洁、通风;注意保暖,预防感冒。因为引流出大量的胸腔积液的同时会丢失大量的蛋白质,术后应给予患者高蛋白质、高热量、高维生素、清淡易消化饮食,如肉汤、鱼汤、牛奶、鸡蛋等;多食新鲜蔬菜和水果、少食多餐;不能进食者给予静脉输液,必要时给予人血白蛋白、血浆、全血等营养液,以增强体质,促进患者尽快恢复。同时需加强生活护理,保证患者日常生活的正常进行,及时更换污染的床单、被套、衣裤、勤擦澡,使患者干净、舒适。

2.管道应用护理　深静脉导管柔软,组织相容性好,可较长时间保留。所以在保留导管期间导管护理是重要一环。

(1)妥善固定导管,避免滑脱,防止感染。注意导管外部分必须有效固定,将外导管放置呈"S"状弯曲,在圆盘上贴胶带,覆盖一无菌透明敷料贴在导管及穿刺部位,贴膜下缘与圆盘下缘平齐。近穿刺点皮肤再用无菌透明敷料加强固定,末端用导管固定贴固定于患者的胸壁上,防止引流管脱出。无菌透明敷料应在第 1 个 24h 更换,以后每周更换 1～2 次,发现敷料污染、潮湿脱落或危及导管时及时更换。更换时严格无菌操作,消毒穿刺点周围皮肤,从穿刺点向外做旋转运动,直径为 6～8cm,引流管接一次性抗反流引流袋,引流袋低于穿刺点,以免引流液逆行进入胸膜腔引起感染。

(2)引流管护理。注意观察穿刺部位有无红肿、渗血、渗液,如出汗多、局部有渗液、敷料粘贴不牢,应及时消毒并更换敷料。在置管治疗期间交代并叮嘱患者禁止淋浴,以防局部感染及导管脱落。还应密切观察引流液的性质,准确记录引流量。为防止纵隔摆动,首次引流量应<1000ml,控制引流速度,每分钟一般不超过 50ml,以 24h 不超过 2000ml 为宜。对年龄>70岁及体质较弱患者引流速度及每日引流量应减少,防止纵隔摆动和复张性肺水肿的发生。如引流液呈鲜红色,及时通知医生。引流袋固定于床边,避免牵拉脱落,患者活动时关闭引流管,引流袋不能高于胸腔穿刺点,防止引流液逆流。引流袋每周更换 1 次,引流管与引流袋之间应完全密闭,以免影响胸膜腔内压力。

(3)对于脓性胸液需定时冲洗并灌注药物时可连接三通管,利用三通效应定时冲洗引流并注入药物进行冲洗。

(4)对于气胸患者可用 60ml 注射器抽吸气体,第 1 次抽气量 800ml,能完全吸尽者给予肝素帽封管,4～6h 再次抽吸。如此反复直至肺完全复张无气体吸出。气体不能抽尽者接负压引流瓶,负压<20cmH$_2$O。注意抽吸不宜过快,防止复张性肺水肿。

(5)胸腔内注药的护理。对于恶性胸腔积液患者引流后,为长期缓解或治愈胸腔积液,在排出胸液后需经导管向胸腔内注入化疗药物。如用顺铂、5-氟尿嘧啶、健择(注射用盐酸吉西他滨)、白介素-2、香菇多糖等。用生理盐水 20～40ml 稀释,导管常规消毒,缓慢推注药液。注药完毕用稀释的肝素冲管后封管,嘱患者勤变换体位,使药物均匀分布于胸腔内,注药封管24～36h 后再开放引流,直至积液消失,若积液减少不明显,可重复给药 1～2 次。护理时要注意及时关闭引流管,帮助患者变换体位,使药物在胸腔内均匀分布,这样可有效杀灭转移灶和胸液中的恶性肿瘤细胞、促进胸腔积液的吸收。更换体位时注意观察患者有无不适反应、能否耐受。胸腔内注入化疗药物后还要注意观察患者反应,及时处理化疗药物的毒性反应。同时注意固定导管,防止脱落。

(6)导管堵塞及引流不畅的护理。中心静脉导管管腔细小,用于胸腔闭式引流,最大的缺点是引流不畅、堵塞。胸液黏稠和纤维絮状物堵塞导管是造成引流不畅的主要原因,故定期检查导管是否受压、扭曲,避免导管弯曲成死角而致阻塞是护理观察的重点。防止血凝块、纤维素膜使导管阻塞,如不通畅,可用生理盐水冲管、尿激酶溶纤或用注射器抽吸通畅引流,若需夹管可用肝素封管,以预防管道堵塞。

(7)预防感染。由于化疗药物可引起患者不同程度的骨髓抑制,可出现血象降低,应定期监测血常规。当患者白细胞、血小板低于正常值时,应及时处理,向患者做好解释工作,提高依从性配合治疗。注意保持病室空气流通、新鲜,必要时每日用紫外线照射消毒 1 次,防止交叉感染。

3.健康教育

(1)活动指导:告知患者术后以卧床休息,半卧位为主,勿剧烈活动,更换体位时动作宜慢,尤其是夜间翻身时,防止导管滑脱。

(2)呼吸功能训练指导:指导患者进行最有效的呼吸方法,增大通气量,加强膈肌和辅助呼吸的运动,改善脊柱和胸廓活动状态。可采用腹式呼吸(呼吸缓慢、深长,放松所有辅助呼吸肌群),避免上胸廓活动,吸气为主动活动,呼气为被动活动,亦可采用吹气球,改善肺功能,增加肺活量。

(3)指导患者掌握有效咳嗽方法,辅以胸部叩击与胸壁震荡,促进肺内分泌物排出。其理想的体位是坐位,让患者了解咳嗽的机制,即深呼吸,然后关闭声门,使胸内和腹内压增高,然后声门开放,腹肌有力地收缩,使气体快速冲出。

(4)加强饮食指导:胸腔积液丢失的蛋白质易导致负氮平衡,削弱患者的免疫力,需补充足够的蛋白质及热量。嘱患者进食高蛋白质、高维生素饮食,必要时补充人血白蛋白,增强体质。

【注意事项】

(1)注意观察引流液的性状、颜色,准确记录 24h 引流量。

(2)严格控制引流速度,过多过快都会使胸腔内压力骤降,发生复张后肺水肿或循环衰竭。

（3）引流过程中如出现胸痛、呼吸困难、四肢冰冷、血压下降等不适,应立即夹管停止引流,并取平卧位,及时告知医师,待病情好转稳定后再继续引流。

（4）注意保持引流管的通畅,防止滑脱、扭曲、折叠。离床活动时,要避免外力牵拉,导致引流管滑脱;离床活动时,应保持引流袋低于穿刺口,防止引流液反流,引起逆行感染。

第三节　支气管镜检查术的护理

电子气管镜作为诊断和治疗肺和支气管疾病的重要工具,已在临床广泛应用。与光纤镜相比具有更高的分辨率和较广阔的视野和可操作性能,色彩逼真,更有利于发现细小病变。不仅可直接观察气管、支气管段、支气管管腔内的病变及黏膜改变情况,还可以通过毛刷或活检钳直接进入段以下支气管及肺内病变组织获得细胞或组织标本,位于段以上支气管的病变90%以上的患者经电子气管镜检查就能明确诊断,并能进行及时有效的介入治疗,包括活检、刷检、灌洗、局部注射化疗药物、电刀、氩气刀、冷冻切除肿瘤及气管支架置入等技术。位于段以下的支气管病变65%以上的患者经电子支气管镜检查(包括支气管肺泡灌洗、病变组织刷检、针吸及经气管镜肺病变组织活检等)就能明确诊断,从而得到及时有效的治疗。

【适应证】

原因不明的顽固性咳嗽,刺激性干咳,难以用支气管炎解释者或 40 岁以上患者咳嗽性质发生变化;不明原因咯血或痰中带血;不明原因肺不张,或反复发作且吸收缓慢的肺段肺炎;临床或 X 线胸片疑为肺癌者;痰找癌细胞阳性,而胸部 X 线片检查未发现病灶者;不明原因的声嘶、喉返神经、膈神经麻痹者;弥散性肺疾病,诊断未明;选择性支气管造影;气管插管或切开时,做分泌物清除或了解气管、黏膜情况;胸科手术前了解病灶部位范围、决定手术方案,去除气管、支气管异物;建立人工气道,引导插管;微波、高频电刀、激光治疗气道内肿瘤;微波、球囊扩张、支架治疗、气道狭窄。

【禁忌证】

麻醉药过敏者;急性上呼吸道和肺部感染高热者;患者一般情况差,体质虚弱不能耐受者;肺功能严重损害,呼吸困难明显,而无通气支持者或给予通气支持氧分压仍低于安全范围;严重心脏病、心功能不全、严重心律失常;主动脉瘤、严重高血压;近期哮喘发作,或不稳定哮喘未控制者;出血、凝血机制异常者;大咯血者。

【检查（治疗）前准备】

1.患者告知　应向患者说明检查的目的和意义,术中可能出现的不适,有痰时的处理。

2.患者准备　精神紧张者可酌情予镇静药,咳嗽剧烈者给予强镇咳药(可待因);术前30min 可肌内注射阿托品 0.5mg,青光眼、前列腺肥大、尿潴留、心率快者禁用。1%丁卡因溶液喷雾麻醉鼻咽部黏膜,2%盐酸利多卡因溶液气道吸入,术前应禁食水 6h。

3.物品准备　医师应全面了解患者的病史,有无禁忌证,检查目的明确,估计可能出现的并发症,并准备相应药品器械;仔细阅读胸部 X 线片或 CT 片,确定病灶部位;检查患者凝血功能、心电图,估计心功能状态、肺功能、血氧情况,准备好抢救药品、氧气、气管插管等急救物品。要做活检及细菌学检查的应准备好相应物品。

【检查(治疗)配合】

患者仰卧位,医生站在患者头侧,棉签探查鼻腔是否通畅;于通畅一侧进镜,至咽部、声门进气管、支气管;先观察健侧再到病侧,刷活检后应在清楚视野下观察有无出血。提高阳性率的几种措施:重视第一次活检,部位要准,以肿瘤基底部为好,有坏死物覆盖时,先将坏死物清除暴露病变后再钳取。宜几种活检手段相结合,根据镜下病变特征,选择有利取材的手段,如增殖病变以钳检＋针吸为主,浸润病变以刷检刮匙为主,间接征象以刷检和针吸为主。直视下可见病变先钳夹和刷检,最后一次刷检,将毛刷退至纤支镜前端后一并随镜拔出。术中局部麻醉要好,局部止血药物准备充分。一般来说,肿块大小、所处的位置以及操作者熟练程度和采用的手段是影响诊断阳性率的主要因素。

【并发症及护理】

1.喉头水肿及支气管痉挛　镜子通过上气道、声门进入气管时,如鼻腔出血,应用麻黄碱滴鼻止血;有时可能出现喉头水肿、支气管痉挛,通常与患者准备或麻醉不充分、动作粗暴刺激局部有关。原有哮喘或喘息性慢性支气管炎者更容易发生。表现为憋气、呼吸困难、发绀、喉内发出响声,因此而死亡者偶有发生。这种现象往往是一过性的,在痉挛发生时应暂停检查。同时消除患者紧张情绪,嘱其放松,并充分麻醉好气道,必要时吸氧,肌内注射阿托品等处理。

2.出血　是最常见的并发症之一,一般为活检或刷检后出血,发生率 0.43%,术前应评价凝血功能,尿毒症患者尿素氮(BUN)＞300mg/L 或肌酐＞30mg/L 时应禁止活检。一般出血量少,不必特殊处理,1～3d 可自行停止,局部应用 0.01% 肾上腺素即可,亦可加用巴曲酶(立止血)、凝血酶,大量出血,除局部止血药外可静脉注射或肌内注射垂体后叶素,或局部球囊压迫止血。

3.气胸　气胸主要见于活检,特别是经支气管镜肺活检的患者,发生率为 0.4%～4%,气胸发生主要与基础疾病,活检部位有关,与活检钳的型号大小无关。肺活检后 4～6h 复查胸透或胸片,气胸量＞20% 时应穿刺抽气或插管闭式引流。

4.发热或感染　文献报道有 0.03%～13% 的患者在检查后出现发热,与机体应激、感染和组织创伤有关,发热多在 24h 内消失。一般认为对高龄或肺部有明显的慢性阻塞性疾病的患者,检查后发热、感染的机会多于他人。也有个别患者在气管镜检查后发生肺炎和危及生命的败血症,因此术后常规应用抗生素治疗有利于预防感染。

5.心律失常　文献报道心律失常的发生率为 24%～86%,受检者心律失常的发生,除了与支气管镜操作过程中的刺激有关外,机体的低氧也是心律失常发生的重要原因。心律失常主要有窦性心动过速、期前收缩、室性心动过速,偶见心搏骤停。对窦性心动过速或偶有期前收缩不必处理,若有 T 波改变者可吸氧。有严重心脏病,尤其心功能不全或严重心律失常者不宜行纤支镜检查。所以检查前常规行心电图检查。对有轻度心脏病,或 60 岁以上的患者做检查时应在心电监护下进行。

6.缺氧　支气管镜检查时,气道气流受阻,动脉血氧分压下降十分常见,对静息状态下动脉血氧分压低于 60mmHg(8.0kPa)的患者进行气管镜检查,有一定的危险性,故对原来已有缺氧者应在吸氧条件下实行检查。60 岁以下的患者检查后氧分压均下降 6mmHg,抽吸时 PaO_2 下降可达 15～20mmHg;60 岁以上的患者检查后 PaO_2 平均下降 10mmHg;PaO_2 < 70mmHg 时术前、术中应给氧,检查宜慎重,PaO_2 < 60mmHg 术前术中应高流量给氧、并尽可能缩短操作时间。

7.麻醉药过敏　良好的麻醉是检查得以顺利进行的基本条件,可减轻咳嗽,减少喉、支气管痉挛的发生。应用 1% 丁卡因和 2% 盐酸利多卡因黏膜表面麻醉,虽过敏反应发生率低,但偶有发生。轻则胸闷、恶心、呕吐或皮疹;重则出现抽搐、呼吸心搏停止。

防治方法:①详细询问患者有无麻醉药过敏史。②先喷入极小量以观察有无反应,3 分钟后无过敏反应可常规喷雾。③一旦出现过敏反应,患者应平卧,吸氧,必要时皮下注射肾上腺素;镇静剂也是术前常用药物,国外也有报道因镇静药过量而致死者,对严重通气障碍呼吸抑制者不宜使用。一旦发生呼吸抑制可使用呼吸兴奋药、吸氧或人工辅助通气。

【注意事项】

(1)嘱患者术后 2h 后,咽部麻醉作用消失后方可进食,以免发生误吸。

(2)检查后因麻醉药的作用,咽喉部会有不同程度的异物感,1～2h 可自行消失,应尽量避免用力咳嗽,以免引起刷检或活检部位的出血。

(3)检查后患者应留观 15～30min。主要观察患者有无咯血、声音嘶哑等情况。有出血者,尤其取活检的患者,观察时间不能少于 30min,并做好相关健康教育,消除紧张情绪。大量出血者对症处理,待病情稳定后,应护送患者回病房或门诊留观室,并与临床医师交代病情。

第三章　循环系统疾病的护理

第一节　休克患者的护理

休克是人体对有效循环血量锐减的反应,是组织血液灌注不足所引起的代谢障碍和细胞受损的过程。任何能够阻止细胞接受足够血液量的情况,都可能干扰细胞的代谢,导致休克的发生。身体组织要维持足够的血液灌注,必须依赖下列三个因素共同作用,即充足的血容量、有效的心排出量和良好的周围血管张力。

一、护理评估

(一)健康史

根据导致休克的不同原因可将休克分为低血容量性休克、心因性休克、血管性休克三种。分别简述于后。

1.低血容量性休克　是一种循环血量减少性休克,系全血或体液发生急速丧失导致循环血量不足所引起。健康成人血液丧失量若超过 1000～1500ml 时,就会出现症状。通常失血量为全身血量的 15％～20％ 时称为轻度休克,在 40％ 以上时称为严重休克,在 45％ 以上时常会致死。

原因:

(1)失血过多:如外伤、手术、胃肠道出血、凝血功能障碍性疾病。

(2)丧失液体:过度利尿,如糖尿病性酮症酸中毒、尿崩症、使用大量利尿剂。幽门梗阻或肠梗阻引起的严重呕吐。过度腹泻。烧伤时血管内血浆迅速转移到组织间隙或由烧伤部位的表面丧失,导致血容量减少,血液黏稠度增加,血流缓慢。

(3)体液流入身体的其他腔室:如肠梗阻时有 5～10L 体液积在肠内。腹膜炎时,在 24h 内有 4～6L 体液积在腹腔内。

2.心因性休克　是由于心脏不能泵出足够的血液灌注身体细胞,即心排出量减少所致。

原因:

(1)心肌梗死(最常见的原因)。

(2)心律不齐。

(3)严重的瓣膜性心脏病。

(4)阻塞性因素:如心脏压塞、缩窄性心包炎、肺栓塞。

3.血管性休克　由于血管扩张,血管容量增大,导致血容量相对不足,使机体正常的血液量无法适当地充满所增加的微血管容积。由于血管过度扩张,因而血压下降、回心血量减少、心排出量减少,最后导致组织缺氧、细胞破坏。血管性休克包括下列几种类型。

(1)神经性休克:交感神经系统具有维持血管张力的作用,当交感神经受损干扰血管运动中枢时,血管张力降低,致使全身微血管扩张,机体正常的血液量无法充满增加的微血管容积,最终导致心排出量减少。发病原因包括:①脊髓损伤。②深度的脊髓麻醉、全身麻醉。③脑损伤。④巴比妥类药物过量。

(2)过敏性休克:过敏性休克起因于特异性的抗原、抗体反应,使身体的肥大细胞与嗜碱性粒细胞分泌组胺直接作用于微血管,使微血管大大扩张,同时使血管内液体转移到组织间隙。发病原因包括:①输血反应。②昆虫咬伤:毒蛇、毒蚁、毒蜂等。③食物过敏:牛奶、虾、芒果等。④药物过敏:常见的有青霉素过敏性休克。⑤血清制剂过敏:如破伤风抗毒素、白喉抗毒素。

(3)败血症性休克:即感染性休克,由各种感染引起,包括各种细菌、病毒、真菌,最常引起败血症性休克的是革兰氏阴性菌。当细菌进入血液后,它们会被免疫系统破坏,释放内毒素进入血液循环中,促使产生血管活化物质,使微血管扩张,渗透性增加,血管内液体外渗,导致循环血量减少。诱发败血症性休克的情况有:①使用免疫抑制剂及激素。②免疫系统的慢性疾病。③泌尿道或胃肠道手术。④婴幼儿或老年者。

(二)身心状况

根据休克的病程演变,临床上通常将休克分为三期。

第一期——代偿期:当休克早期心排出量不足时,机体代偿性血管收缩,主要是贮存血液之处的血液减少,即静脉收缩压迫血液进入血循环中,矫正了循环血量的不足,血压仍可维持在正常范围。皮肤与肾脏的血流会减少,脑和心肌的血流仍维持正常。

第二期——进行期:此期机体的代偿已无法抗拒减少的心排出量,血压继续下降,患者的心排出量、血压及组织灌流均减少到了威胁生命的程度。

第三期——不可逆期:由于长时间广泛的微血管收缩,组织灌注不足,代谢紊乱,广泛的细胞损伤到不可恢复的状态。在休克的晚期,心肌抑制、动脉张力丧失、微循环血液淤滞。

休克的临床表征根据休克的原因而有些不同,但大多数临床表征见表 3-1。

表 3-1　休克的临床表征

	初期	晚期
呼吸系统	过度换气;PCO_2 下降,PO_2 正常	呼吸表浅,PCO_2 升高,PO_2 下降
循环系统	血压正常或稍降低,舒张压升高,脉压下降,心排出量正常,心率增快,脉搏细弱,低容量性休克或心因性休克者血管轻度收缩	血压下降,心排出量减少,心率极快,周围血管收缩严重
泌尿系统	尿量正常或稍减少	尿量减少或完全无尿,血中代谢产物堆积

续表

	初期	晚期
酸碱平衡	呼吸性碱中毒	代谢性酸中毒,呼吸性酸中毒
血管	体液由组织间隙移到血管中,口渴	体液由血管移到组织间隙和细胞内,组织水肿
皮肤	低血容量性或心因性休克者,皮肤正常和微冷;神经性、血管性、败血症性休克者,皮肤温暖而潮红	皮肤湿冷,皮肤颜色不均
神经-精神系统	烦躁不安,神志模糊	嗜睡,木僵,昏迷不醒
消化系统	无明显改变	肠蠕动减弱

(三)诊断检查

休克时病情是动态变化的,应利用各种方法监测休克时患者的状况。

1.血流动力学监测

(1)脉搏:休克早期脉搏增快,当休克继续发展时,脉搏细速,甚至摸不清,也可能出现不规则脉。脉搏细速常出现在血压下降之前。有时血压虽然低,但脉搏清楚,手足温暖,往往表示休克趋于好转。休克指数[脉率/收缩压(mmHg)]可以帮助判断有无休克及程度。指数为0.5,一般表示无休克;超过1.0～1.5,表示存在休克;在2.0以上,表示休克严重。

(2)血压:休克初期由于代偿性血管收缩,血压可能正常或轻微升高。应定期测量血压和进行比较。血压逐渐下降,收缩压低于90mmHg,脉压低于20mmHg,是休克存在的证据。血压回升,脉压增大,表示休克有好转。当休克晚期时听诊法不易测得血压,可改用触诊法量收缩压,或用动脉内插管直接测压。

(3)动脉内直接测压:由桡动脉、肱动脉或股动脉插入一条导管,连接换能器直接测量动脉血压。

(4)中心静脉压(CVP):静脉系统容纳全身血量的55%～60%。中心静脉压的变化一般比动脉压的变化为早。它受血容量、静脉血管张力、右心室排血能力、胸腔或心包内压力、静脉回心血量等诸因素的影响。测量CVP有助于评估患者是否有血容量异常或心功能异常。

(5)肺动脉压(PAP)与肺微血管楔压(PCWP):中心静脉压不能直接反映肺静脉、左心房和左心室的压力。因此,在中心静脉压升高前,左心压力可能已有升高,但不能从测得的CVP值反映。用Swan-Gans肺动脉漂浮导管,从周围静脉插入,经上、下腔静脉→右心房→右心室→肺动脉来测定肺动脉压与肺微血管楔压,可了解左心房、肺静脉和左室舒张末期的压力,借此反映肺循环阻力情况。

(6)心排出量和心脏指数:通过肺动脉导管可测量出心排出量和算出心脏指数。利用温度稀释原理,把5ml或10ml冰生理盐水(0～5℃)注射到右心房,与血液混合后到达肺动脉时,微变温度计可以感觉到温度的改变,测算出心排出量和心脏指数。还可以按下列公式计算出总外周血管阻力(正常值为100～130kPa·S/L)。

$$总外周血管阻力=\frac{平均动脉压-右心房压力(中心静脉压)}{心排出量}\times80$$

2.呼吸监测

(1)观察呼吸的速率和深度、口唇和甲床的颜色,可以了解肺部的状况。

(2)听诊呼吸音:休克时肺组织灌注不足,可导致成人型呼吸窘迫综合征(简称 ARDS),此时肺部可听到干、湿啰音。

(3)动脉血气分析(ABGs):ARDS 时,由于肺间质水肿,通气/血流失衡,PO_2 下降,PCO_2 升高。而在休克早期,由于常有过度换气,PCO_2 一般都较低或在正常范围内。动脉血气分析可以用来评估休克患者的酸碱平衡状态。

3.水电解质监测

(1)尿量:是反映肾血流灌注的指标,应观察每小时尿量。尿量每小时少于 25ml 或小于 0.5ml/kg·h,比重增加,表示肾血管收缩或血容量不足;血压正常,但尿量仍少,比重低,则可能已发生急性肾衰竭。尿量稳定在 30ml/h 以上,则表示休克已纠正。

(2)记录出入量:有条件者可测量体重,因测量体重常比记录输入量和输出量更能准确估计液体的平衡。

(3)电解质:休克初期的压力反应使醛固酮分泌增加,血钾降低。当休克继续进入细胞受损伤期时,释放出 K^+,使血钾浓度升高;尿量减少时,K^+ 的排出减少,也会使血钾浓度升高。

4.神经系统监测 精神状态能反映脑组织灌流情况。患者神志清楚、反应良好,表示循环血量已足。神志淡漠、烦躁不安、混乱,表示可能有循环血量的不足。到了休克末期,脑组织灌注不足,脑缺血缺氧严重,将导致昏迷。

5.血液监测

(1)红细胞浓度正常。

(2)红细胞比容和血红蛋白降低,与休克时血液释放有关。

(3)弥散性血管内凝血(DIC)的检查:①凝血因子减少:如血小板计数低于 $8×10^9/L$,纤维蛋白原少于 1.5g/L。②凝血酶原时间延长,一般较正常延长 3 秒以上。副凝固试验阳性。

6.其他

(1)腹部评估:休克时由于肠道血流量减少,会导致肠蠕动减弱或麻痹性肠梗阻。此外,胃引流物或大便潜血试验可了解有无消化道出血。

(2)皮肤外观:由于组织灌注不足,皮肤苍白、湿冷。轻压指甲或口唇时颜色变苍白,松压后恢复红润缓慢。若四肢转温、皮肤干燥,轻压指甲或口唇时,局部暂时缺血呈苍白,松压后迅速转红润,表明休克好转。

二、护理诊断

1.组织灌注量改变 与休克时组织的循环血量减少导致组织细胞灌注量不足、组织缺氧、无氧代谢增加、酸性产物堆积有关。

2.心排出量不足 与下列因素有关:交感神经兴奋心跳加快、心脏收缩能力受到影响导致心排出量减少,心脏电生物活动发生障碍致使心排出量减少,缺血的胰腺会释放出一种血管活化物质,称为心肌抑制因子(MDF),能抑制心肌收缩。

3.气体交换受损　与下列因素有关:肺组织灌注不足导致 ARDS,特别是外伤性或败血症性休克时更易发生,肺微血管通透性增加,液体流入肺泡内引起非心因性肺水肿,肺弹性减退组织缺氧等。

4.意识障碍　与代偿能力衰竭、脑部血流灌注不足、酸中毒影响大脑功能等因素有关。

5.出血　与血液流动缓慢造成组织缺氧、无氧代谢增强致乳酸增加使血液处于高凝状态、弥散性血管内凝血(DIC)等因素有关。

6.体温改变　与血流量减少、血管收缩、周围循环血流量不足造成末梢体温不升、末梢循环衰竭等因素有关。

7.有皮肤完整性受损的危险　与血流淤滞、局部组织长期受压、局部皮肤黏膜缺血等因素有关。

8.焦虑　与意外打击、全身不适等有关。

三、护理目标

(1)改善组织器官灌注,维持各器官功能。
(2)保护患者安全,避免皮肤黏膜受损。
(3)减轻患者的焦虑。

四、护理措施

(一)协助医生进行各项治疗

引起休克的原因虽有不同,但都存在有效循环血量不足、微循环障碍和不同程度的体液代谢改变,因此对休克的处理原则是尽早去除引起休克的原因,尽快恢复有效循环血量,纠正微循环障碍,增进心脏功能和恢复人体的正常代谢。

1.补充液体　无论哪一种休克,都需要补充液体,根据液体丧失量及休克的种类而决定补充液体的种类。补液的种类有:

(1)全血:如果是失血性休克,应迅速输入大量的全血。注意输入大量的低温全血后,患者体温会下降,如果体温低于 32℃,会使心排出量减少,引起心室纤颤。大量输血亦可能导致凝血功能障碍。

(2)晶体溶液:如 5%葡萄糖液、生理盐水、乳酸林格氏液、5%葡萄糖盐水等,能尽快恢复循环血量,有助于恢复和维持尿量,如果水分丧失太多(例如烧伤),则应补充 5%葡萄糖液,注意避免电解质补充过量。

(3)胶体溶液:如血浆、白蛋白等,可用于治疗血浆过度丧失的休克,如烧伤、急性胰腺炎、腹膜炎,在补充液体的同时可恢复血管内的胶体渗透压,有助于恢复血管内液体容积。

输液期间应监测血压、尿量、中心静脉压、肺动脉楔压(PAWP)。当血压回升后,应及时减慢输液速度;若尿量超过 $0.5ml/kg \cdot h$,则表示肾脏灌注充足;当 CVP 低于 $10cmH_2O$ 时,应继续输血或输液,当 CVP 超过 $15cmH_2O$ 时,应缓慢或停止输液;当 PAWP 超过 $12cmH_2O$ 时也应停止输液或减慢输液。

2.药物治疗

(1)心血管活性药物:休克时,小动脉等一般都处于收缩状态,组织器官的血液灌注减少,组织缺氧,使用血管收缩剂虽可暂时使血压升高,但更会使组织缺氧加重,带来不良后果。在现代抗休克疗法中,已极少应用血管收缩剂。血管扩张剂的应用具有一定价值,它能解除小动脉和小静脉的痉挛,关闭动脉短路,疏通微循环,增加组织灌流量和回心血量,故一般用于治疗一些有脸色苍白、皮肤湿冷及淤斑、青紫等周围循环不良表现的患者,或输液量已足够,中心静脉压已高于正常,但血压脉搏仍无改善者。在使用血管扩张剂的过程中,血管容积相对增加,可引起不同程度的血压下降,故在应用前须先补足血容量,以免血压骤降造成死亡。常用的血管扩张剂有:①硝酸甘油:把药物稀释在5%葡萄糖中静脉滴注,利用微量泵控制滴速。它可使血管平滑肌松弛,扩张血管,减少末梢阻力,增加心排出量。常用来治疗心肌梗死造成的心因性休克及有低输出量的休克患者。点滴过程中要避光,稀释后溶液超过4h以上时则被视为不稳定,必须重新更换。②异丙肾上腺素:药物稀释后静脉滴注,利用微量泵控制速度,为β-受体兴奋剂,扩张血管和支气管平滑肌,增加心肌收缩力、心排出量,加快心率。容易诱发心动过速,心率超过120次/分时不宜使用。③硝普钠:5%葡萄糖稀释后静滴,微量泵控制速度。主要扩张小动脉和小静脉,降低心脏后负荷,以增加心排出量。

常用的改善心肌收缩力的药物有:①多巴胺:有加强心肌收缩力的作用,小剂量使血管扩张,增加肾血流量,若剂量>10μg/(kg·min),可产生收缩血管作用。②肾上腺素:具有增加心肌收缩力、增加心率、促使血管收缩的作用,由静脉注射或皮下注射给药,用来治疗过敏性休克。③去甲肾上腺素:用5%葡萄糖稀释后静脉滴注,最好用输液泵控制滴速。注射中如果发现组织浸润,应立即停止点滴,因为去甲肾上腺素是一种强血管收缩剂,一旦外漏会引起组织腐烂坏死,此时可立即注射雷吉丁,这是一种强力的血管扩张剂,以对抗去甲肾上腺素的血管收缩作用。副作用有严重高血压、反射性心动过缓、心律不齐。④间羟胺:可肌内注射或静脉注射给药。间接作用于α、β受体,引起明显的血管收缩,血压上升。副作用有心动过缓、少尿及意识程度降低。⑤去乙酰毛花苷丙:缓慢静脉注射,可增加心肌收缩力,减慢心率。在中心静脉压的监测下,输液量已足够,但动脉压仍低,而中心静脉压已超过15cmH$_2$O时,可注射去乙酰毛花苷丙。

(2)肾上腺皮质激素的作用:①阻断α-受体,使血管扩张,降低外周血管阻力,改善微循环;②保护细胞内溶酶体,防止溶酶体破裂;③增加心肌收缩力,增加心排出量;④增进线粒体功能和防止白细胞集聚;⑤促进糖原异生,使乳酸转化为葡萄糖,减轻酸中毒。因此具有改善全身血流、减少血流阻力、维持适当的血压及抗过敏作用。

(3)肝素:对发生弥散性血管内凝血的患者给予肝素,可以减少凝血因子的消耗。使用过程中要经常评估有无出血的征象。

(4)抗生素:一般给予广谱抗生素,若怀疑为菌血症性休克,应马上作细菌培养加药敏试验,同时也要作尿液、痰液、伤口引流液的培养。

3.使用循环辅助器

(1)主动脉内球囊反搏(IABP):通过动脉系统植入一根带气囊的导管至降主动脉内左锁

骨下动脉开口远端,利用血流力学原理,当心脏收缩时,气囊泄气,以减少循环阻力,增加心排出量,降低心肌耗氧量;当心脏舒张时,气囊充气,以提高舒张压,使冠脉灌注压升高,改善心肌供氧,对心因性休克的疗效极佳。

1)休克患者使用 IABP 治疗的作用:①降低心脏的后负荷;②减少心肌氧耗;③提高舒张压,增加冠脉灌流;④改善心排出量,增加重要器官的血液灌流;⑤改善心肌的氧合作用,使心肌缺血的伤害得到恢复,并使心肌梗死的面积减到最低。

2)并发症:①气囊破裂引起空气栓塞,少见。原因是插入气囊导管时,尖锐物擦划气囊;动脉粥样硬化斑块刺破气囊;表现为反搏波形消失;安全囊预充气消失,安全囊内有血液吸入。预防:应用前检查气囊有无破裂;气囊不要接触尖锐、粗糙物品;选择较大的股动脉插入;用 CO_2 充气,因 CO_2 较易溶于血中。处理:更换气囊。②插入肢体的远端有循环不足现象,多见。原因是血栓脱落、下肢动脉栓塞;气囊导管太粗阻塞动脉;气囊导管周围血栓形成。表现为缺血肢体疼痛、颜色苍白、变凉、动脉搏动消失。预防:选择较大且搏动较好的股动脉插管;适当应用肝素预防血栓;选择合适的气囊导管,以防导管太粗阻塞动脉血流。注意肢端温度、颜色变化及肢端动脉的搏动情况。处理:发现后应立即处理,否则有造成肢体缺血坏死的危险。③感染:较多见。原因是紧急情况下的操作消毒不彻底;机体抵抗力低;暴露时间太长。预防:注意无菌操作,全身及切口局部用抗生素。④主动脉受损:包括主动脉壁破裂、血管内膜的撕裂伤或血肿。预防:将气囊导管放在降主动脉内;选择适当大小的气囊,使膨胀的气囊不会阻塞主动脉;限制患者活动,因屈曲腿会使主动脉内的气囊往上移动,可能造成主动脉弓的破裂。动脉撕裂时尚可修复,若破裂穿孔多致死亡。

(2)体外对抗搏动器:使用原理与 IABP 相同,它是在患者的双腿上施以压力而得到效果,使用时将装有空气或水的管状袋子套在患者的双腿上。在心脏舒张期,袋内充满的空气或水施压力于双腿上,促使血液回流到心脏;在收缩期,袋内压力放松,以减轻外周循环阻力,增加心排出量,减少心肌耗氧。

(3)抗休克裤(MAST):抗休克裤常用于失血性休克的紧急处理,使用时放在患者臀部与腿部之间,从下肋骨缘包到足踝,会阴处不包扎。运用施加在患者腹部与腿部的压力,可压迫血液回流到心脏,此种蓄积血液的自动转移量为 750ml,对大量失血性休克、大量失液性休克的治疗很有价值。心因性休克患者不可使用抗休克裤。

使用抗休克裤几分钟后应逐渐放气,一次放气 5mmHg,在放气时要密切监测患者的血压,如果放气太快,会加重休克。长期使用抗休克裤要防止肢体血液循环不足。

(4)纠正酸碱平衡失调:根据患者动脉血气分析结果判断酸碱失衡的情况。休克时由于组织严重缺氧或继发感染可产生大量酸性产物,在补液时应加入适当的碳酸氢钠以纠正酸中毒。

(二)继续评估患者的情况

对于可能是休克者,第一步评估要注意 ABC——呼吸道、呼吸和循环,一旦患者呼吸道通畅、气体交换适当且有脉搏,则应进行从头到脚的全身评估。目标是确认主要问题与显著的异常。

1.非侵袭性评估　意识状态、皮肤黏膜的颜色和温度、颈静脉充盈度、脉搏的强弱和速率、呼吸的速率和深浅度、体温的变化、每小时尿量。

2.侵入性的评估　中心静脉压、动脉内血压、肺动脉压与肺毛细血管楔压、心排出量、动脉血气分析。

（三）呼吸功能的维持

(1)任何原因的休克都需要给予氧气吸入,吸氧浓度为30%～40%,以减轻组织缺氧。

(2)维持呼吸道通畅,必要时可施行口对口人工呼吸,或运用呼吸机辅助呼吸,以确保换气。增加肺换气次数可矫正轻度的代谢性酸中毒,通过CO_2的排出,使血液pH值恢复正常。

(3)出现成人型呼吸窘迫综合征(ARDS)时,必须给予呼气末正压(PEEP),以提高动脉氧分压,一般PEEP的量为5～15cmH$_2$O。使用PEEP时,血压和心排出量会下降,因此应监测动脉血压的变化。

(4)鼓励患者深呼吸及有效咳嗽,给予胸部体疗,如叩击背部等,如果患者软弱无力不能有效咳痰,则应及时用吸痰器吸出呼吸道分泌物。

（四）体位

(1)一般采取下肢抬高30°～45°,膝盖伸直,躯干平躺,头部抬高15°～20°的体位,使胸部低于骨盆。这种体位可以促使下肢静脉回流增加,而不会影响脑部的血流,同时还可以减轻呼吸负担。

(2)患者组织灌流明显减少,有发生褥疮的危险,因此要协助患者翻身及更换体位。由于患者循环功能欠稳定,翻身活动后要细致观察血压、心跳及中心静脉压的改变。

(3)休克患者应避免头低仰卧位,其原因为:①腹部脏器移位,导致膈肌上抬,影响肺扩张,影响气体交换;②阻碍心脏排血;③刺激颈动脉窦及主动脉弓压力感受器,引起脑部血管收缩,致使头部血流减少。

（五）维持正常的体温

(1)注意保暖,但不宜体外加温。因为加温可使末梢血管扩张而影响到休克最初的代偿机制——末梢血管收缩,影响重要器官的血流灌注。同时加温会加速新陈代谢,增加氧耗,加重心脏负担。休克患者体温过低时,应以增加室温、增加衣服和被服来保温。如果患者神志清醒,可给予热饮料。

(2)感染性休克体温过高时不可使用低温疗法,因为低温会增加血液黏度,加重微循环血流障碍,同时也抑制了身体的修复过程。应该以降低室温、减少衣服或被服来降低体温。

（六）保护患者安全,预防受伤害

(1)休克时,患者往往烦躁不安、意识模糊,应给予适当的约束,以防患者坠床或拔出身上的仪器和管道。

(2)治疗时采取的许多侵袭性措施,如插尿管、动脉导管、中心静脉测压管、肺动脉导管、气管内插管、静脉注射导管等,这些都是感染的来源,必须严格遵守无菌原则,以预防感染。

(3)预防长期卧床的并发症,如肺不张、血栓、褥疮等。

（七）给予心理支持

患者及家属都可能产生焦虑,护士要保持镇静的态度,详细解释各种处理措施,随时留在患者身旁,给予适度的关心。

五、评价

(1)患者的生命体征是否维持稳定。

(2)通过补液和药物治疗,能否维持患者足够的心排出量,以维持各器官的正常功能。

(3)治疗期间是否采取了有效的护理措施来预防感染、伤害及其他长期卧床引起的合并症。

(4)是否减轻了患者及家属的焦虑。

第二节　心力衰竭的护理

【概述】

心力衰竭是指在静脉回流正常的情况下,由于原发的心脏损害引起心排血量减少,不能满足组织代谢需要的一种综合征。临床上以肺循环和(或)体循环淤血以及组织血液灌注不足为主要特征,也称充血性心力衰竭,常是各种病因所致心脏病的终末阶段。心力衰竭按发病的缓急可分为急性和慢性,以慢性居多。按主要受累部位可分为左、右和全心力衰竭。按心力衰竭时收缩与舒张功能的改变可分为收缩性、舒张性、混合性心力衰竭。按心排血量可分为低心排血量性、高心排血量性心力衰竭。按病理生理可分为原发性心肌收缩力减损性心力衰竭、负荷过度性心力衰竭和负荷不足性心力衰竭。随着卫生保健及治疗学的进步,人类的平均寿命不断延长,老年人心力衰竭已逐渐成为心血管系统中的主要临床疾患。

【临床表现】

心力衰竭根据病变的心脏和淤血部位的不同,分为左心室衰竭、右心室衰竭和全心衰竭。以左心室衰竭开始较多见,以后继发性肺动脉高压而导致右心室衰竭。单独的右心室衰竭较少见。

1.左侧心力衰竭　主要表现为肺循环淤血、心排血量降低、外周组织器官灌注不足。

(1)症状:①疲劳是由心搏出量下降引起,运动性疲劳和衰弱是常见症状,可因休息而消失。②呼吸困难为左心室衰竭较早出现和最常见的症状。夜间阵发性呼吸困难常于夜间入睡一二小时后突感胸闷、气急而被迫坐起;有的伴咳嗽,咳泡沫样痰;有的伴支气管痉挛,两肺有明显的哮鸣音,类似支气管哮喘;端坐呼吸见于左侧心力衰竭严重时。③急性肺水肿是肺毛细血管压迅速升高使大量液体转移到肺泡内引起。

(2)体征:多数患者心脏扩大,尤以左心室为主;心率加快;舒张期奔马律;两肺底可闻湿啰音,随体位可改变。但老年人肺部啰音可呈多变性及不典型性。同时常伴有其他伴随病的相应体征。

2.右侧心力衰竭　以体静脉淤血的表现为主:

(1)症状:①消化道症状;②劳力性呼吸困难。

(2)体征:①水肿;②颈静脉征;③肝脏肿大。

3.**全心衰竭**　心力衰竭早期常是从单侧开始,临床多见为先左侧心力衰竭,而后发展波及右心,从而出现全心衰竭。临床表现为左右侧心力衰竭的表现同时存在,但以一侧心力衰竭表现为主。

【治疗原则】

祛除病因及诱因、缓解心室功能异常,改善生活质量,降低死亡率。对老年人而言,要完全祛除导致心力衰竭的病因几乎是不可能的,但应采取积极措施防止心肌进一步损害。

(1)减轻心脏负荷:休息,控制钠盐摄入、利尿药的应用、血管扩张药的应用。

(2)增加心排血量:洋地黄类药物,非洋地黄类正性肌力药物。

(3)β受体阻滞药的应用。

(4)治疗及预防各种诱因:其中控制感染尤为重要。对于老年人,肺部感染是导致心力衰竭发生及发展的重要因素,几乎绝大多数老年人心力衰竭都伴有肺部感染。合理选用抗生素是非常必要的。此外老年人调节水、电解质平衡的能力下降,容易发生紊乱,尤其是长期或过量应用利尿药时。因此,必须监控患者的出入量及电解质变化,保持平衡。

【护理评估】

1.**健康史**　因许多原因都可导致心力衰竭,护士在询问患者时要仔细询问是否有过高血压、心绞痛、心肌梗死、风湿性心脏病、心瓣膜疾病、心内膜炎和心包炎等。如果有,询问这些疾病的治疗康复情况;询问患者是否有活动无耐力、呼吸困难、尿量减少;了解患者的液体出、入量;评估患者对心力衰竭知识的理解情况。

2.**心理社会评估**　急性心力衰竭的患者常表现出紧张、恐惧;慢性心力衰竭患者由于心力衰竭治疗效果的不同,会表现出不同的心理状态,尤其基本病因难于治疗和控制时。护士应尽可能收集相关资料,确定患者的心理问题,为帮助患者做准备。

3.**急性心力衰竭评估**　①是否具有引发心力衰竭的原发病及诱因;②有无严重呼吸困难、端坐呼吸、咳嗽、咳大量粉红色泡沫状痰;③查体双肺是否布满湿啰音;④有无心源性休克的表现。

4.**慢性心力衰竭评估**　①评估患者引起心力衰竭的原发病病史及治疗情况,此次引起心力衰竭及心力衰竭加重的诱因。②评估患者目前的症状、体征:呼吸困难、咳嗽、咳痰、咯血、乏力、食欲缺乏、恶心、呕吐、水肿、尿量等;有无心脏扩大、颈静脉怒张、肝大、发绀、胸腔积液、双肺底湿啰音;是否有低血压状态及交替脉。③评估X线、UCG、血气、血电解质、肝肾功能及血糖等。④评估患者用药情况及疗效。

【护理要点及措施】

1.**祛除或控制基本病因**　指导患者遵医嘱进行药物治疗如控制高血压、冠心病、感染性疾病、甲状腺功能亢进、营养失调等;介入和手术治疗如先天性心脏病、冠心病、心律失常等。

2.**控制和消除诱发因素**　严格遵医嘱用药,控制各种感染、治疗心律失常、纠正电解质紊乱与酸碱平衡失调,补充失血与纠正贫血、避免输血和输液过多、纠正或停用不恰当用药等。对于心力衰竭患者要控制输液和输血速度,补液速度一般不超过每分钟15滴,每日补液量不超过 1000ml,输血每次应在 300ml 以下。

3.一般治疗和护理

(1)休息:要限制患者体力和脑力的活动。体力和脑力上的休息对早期心力衰竭患者治疗是十分重要的。休息可以降低基础代谢率,减少心脏做功;通过减少骨骼肌耗氧,增加肾血流量和肾小管滤过率,有利于肾排钠排水,减轻心脏容量负荷;患者应增加卧床休息时间,因为站立位刺激醛固酮生成,卧位减少醛固酮生成,从而有排钠利尿作用,轻度心力衰竭的患者休息就可以使病情明显减轻。病情恢复期应鼓励患者适量活动。长期卧床易致静脉血栓和肺栓塞、直立性低血压、虚弱等。对于在家休息的患者,注意患者家庭、经济和社会处境等,如果患者负担家务如买菜、做饭、打扫房间等,显然不能卧床或坐在椅子上休息,需动员家庭和社会中的各种力量帮助患者,以减少过早活动对患者的危害。

(2)心理护理:精神应激在心力衰竭的发病中起重要作用,有时甚至诱发肺水肿。同时心力衰竭时所致的呼吸困难常使患者感到紧张和恐惧,护理人员要给予患者足够的关注和心理安慰,必要时遵医嘱使用镇静药以减少交感神经兴奋对心脏带来的不利影响。可用地西泮(安定)2.5mg,3/d 或睡前服;硝西泮 10mg,睡前服等。对于极度烦躁或急性肺水肿患者可用盐酸吗啡 5～10mg 皮下注射,或 1～3mg 用生理盐水 10～20ml 稀释后静脉慢推,要注意患者是否有呼吸抑制。

(3)饮食及控制钠盐的摄入:心力衰竭患者的钠排泄常减少,任何方式的摄入钠盐均可加重症状。重度心力衰竭的患者应限制钠盐在 0.5～1.0g(相当于食盐 1～2.5g),轻度心力衰竭患者限制钠盐在 2～3g(相当于食盐 5～7g)。如果患者已经使用利尿药,一般不必严格限制钠盐的摄入。限制钠盐的程度应根据心力衰竭的程度和利尿药治疗的效果而定。指导患者进食易消化的清淡饮食,以流食或半流食为宜,避免摄入难消化及产气多的食物。要少食多餐,对于夜间有阵发性呼吸困难的患者,可将晚饭提前。对于血浆蛋白低,发病与营养缺乏有关的患者,蛋白摄入不低于 1～1.5g/(kg•d)。适当限制热量摄入,以减少心脏负担。病情严重的患者每日先摄取 1000kcal 热量,病情缓解后给 1200～1500kcal。

(4)体位:根据心功能不全的程度,协助患者取不同体位。对轻度心力衰竭者,为减轻夜间阵发性呼吸困难可采用头高位睡眠以减轻肺部淤血症状;严重者宜采用半卧位或坐位;急性左侧心力衰竭患者,协助其取端坐卧位同时双下肢下垂,使回心血量减少,膈肌下降,胸腔容积扩大,肺活量增加,而缓解呼吸困难。

(5)吸氧:有些心力衰竭主要表现为缺氧、呼吸困难,给予吸氧可缓解症状。一般患者可给予低流量(2～5L/min)吸氧;急性肺水肿的患者给予高流量(6～8L/min),并加以湿化,避免呼吸道干燥。肺心病患者则要严格控制氧流量,防止高浓度氧对呼吸的抑制。吸氧过程中,观察患者神志、缺氧纠正程度和临床症状改善情况,保证吸氧管道的通畅,维持呼吸道的通畅。

(6)药物治疗:遵医嘱准确用药,及时观察药物作用和副作用。①利尿药:心力衰竭时,肾脏和神经内分泌反应使肾小管钠的重吸收增多,水、钠潴留,细胞外液容量增加导致肺水肿和(或)体循环淤血。常用有噻嗪类、袢利尿药、保钾利尿药。长期使用利尿药会引起各种电解质紊乱如低钾、低氯、低钠等;内分泌代谢紊乱如尿酸增高、血糖增高、脂质代谢紊乱等;胃肠道反应如恶心呕吐、腹痛、腹泻等;诱发和加重肝肾功能不全和其他不适如耳聋、眩晕、皮疹等。

②血管扩张药:通过扩张容量血管,减少回流、降低左心室舒张末期容量和室壁张力减轻前负荷;通过扩张动脉,降低体循环阻力和左室射血时的阻抗,降低后负荷,从而降低心肌耗氧量,增加缺血心肌的收缩性,减少瓣膜反流和异常分流,心搏血量增加,心功能改善。③洋地黄类药物:注意给药前要仔细了解患者的基本临床资料如年龄、症状、体征、血电解质、肝肾功能、心电图表现、体重、脉搏、心率和心律(记录 1min 的脉率和心率);用药后,每天观察心力衰竭症状和体征改善情况,记录出入量,注意脉搏和心电图的变化;观察是否出现洋地黄中毒的临床表现,每次给药前测量心率和心律,如果成人心率低于 60/min,高度警惕洋地黄中毒;识别易导致洋地黄药物中毒的因素;教育并鼓励患者自我检测,记录脉搏、尿量和体重变化,有异常反应及时报告医务人员;严格按处方服药,最好在每日同一时间给药和服药,避免漏服或因漏服而加服。④磷酸二酯酶抑制药:可抑制环磷酸腺苷(cAMP)分解,常用的有氨力农、米力农。⑤β受体阻滞药是治疗心力衰竭的常规药物。不适用于有明显血流动力学障碍的患者,一般主张在洋地黄、利尿药等治疗基础上应用。用药时从小剂量开始,逐步增加,注意患者心率不低于 50/min。

(7)心力衰竭的机械辅助循环治疗:是用人工机械类辅助或代替部分心腔以改善衰竭心脏循环状态的治疗方法。用于药物治疗无效时。其基本原理是降低心脏的前负荷和后负荷,使心室做功减少,能量消耗降低,心脏能量储备增加,从而使心脏功能逐步恢复。包括主动脉内气囊反搏术(IABP)和心室辅助装置。

(8)水肿的护理:①观察水肿的消长程度,每日测量体重,准确记录出入液量并适当控制液体摄入量;②加强皮肤护理,协助患者经常更换体位,嘱患者穿质地柔软的衣服,经常按摩骨隆突处,预防压疮的发生。

(9)老年卧床者,应注意继发感染的可能,尽量鼓励患者多翻身、咳嗽,必要时采取辅助方法帮助排痰,适当地在床上活动肢体,做好口腔护理及会阴部护理。

4.急性左侧心力衰竭的护理　急性左侧心力衰竭主要表现为急性肺水肿,是严重急症。

(1)体位:使患者取坐位或半坐位,两下肢下垂,减少静脉回心血量。

(2)纠正缺氧:一般用鼻导管或面罩给予高流量氧气,6～8L/min。应用酒精湿化液或有机硅消泡剂,可使泡沫的表面张力下降而破裂,有利于肺泡通气功能改善。如动脉氧分压仍不能维持在 60mmHg 以上,应气管内插管机械辅助呼气末正压呼吸(PEEP),以增加肺的功能残气量,减轻肺泡萎陷并可抑制静脉回流。注意因胸腔正压而引起右心室搏出血量减少而致左心排血量降低和低血压。

(3)吗啡:是治疗急性肺水肿有效的药物,不论何种原因引起的肺水肿均可及早给药。吗啡减弱中枢交感冲动而扩张外周动脉和小动脉;其镇静作用又可减轻患者的烦躁不安。一般 3～5mg 静脉推注,于 3min 内推完,需要时可在首剂量后 15～20min 重复 1 次,共 2～3 次。用药后严密监测病情变化,呼吸困难缓解,焦虑减轻说明病情缓解。以后可 5～10mg 皮下注射或肌内注射每 3～4h 一次。吗啡的副作用有呼吸抑制、低血压、恶心、呕吐。出现呼吸抑制时用吗啡的拮抗药纳洛酮 0.4～1mg 拮抗。有脑出血、神志障碍、慢性肺部疾患的患者禁用。

(4)快速利尿:呋塞米(速尿)20～40mg 或利尿酸钠 25～50mg 静推,于 2min 内推完,10min 内起效,持续 3～4h。注意利尿过度引起的低血钾、血容量急剧降低引起的休克。

(5)轮扎四肢降低前负荷:应用软橡皮管或可自动充气或放气的血压计袖带做束脉带,束脉部位应在肩关节以下 13cm,腹股沟以下大约 20cm,压力要低于收缩压,约束的远端要可摸到脉搏,每次只约束 3 个肢体,每 15~20min 将一条束带解下,扎于另一条肢体上,依次轮番进行,直至症状好转。由于强利尿药的静脉应用,此种方法目前已很少应用。

(6)其他药物:可用血管扩张药和强心苷类药物。

(7)氨茶碱:对解除支气管痉挛有特效。心源性哮喘和支气管哮喘不易鉴别时可应用。除扩张支气管外,氨茶碱也是磷酸二酯酶抑制药,具有正性肌力作用、外周血管扩张作用和利尿作用。常用:0.25g 用葡萄糖水稀释后静脉推注,10min 推完,然后用 0.5mg/(kg·h)维持。12h 后减至 0.1mg/(kg·h)。

(8)在急性肺水肿患者抢救同时,要尽快明确和治疗诱因,如急性心肌梗死,快速心律失常、输液过多、感染等。

5.慢性心力衰竭的护理　约 90% 的心力衰竭的加重或发作是有诱因的,最常见的有感染、心律失常、电解质及酸碱平衡紊乱、妊娠分娩、过度体力活动、情绪激动、气候骤变、治疗护理不当等。早期纠正危险因素、减少心力衰竭的发生和加重是护理的首要目标。

(1)加强对原发病的治疗和护理。

(2)减少和避免上述诱发因素。

(3)改善不良生活方式:降低心脏发生新的损害的危险,如戒烟、限酒,减轻体重,根据体重变化及早发现液体潴留。

(4)休息:休息的时间和方式需根据心功能情况安排。长期卧床患者应定时翻身,做好皮肤护理,防止压疮;并鼓励其做自主下肢活动,预防下肢深静脉血栓形成。

(5)排便护理:每日定时排便,勿过度用力,必要时给予润肠药或缓泻药。

(6)饮食护理:协助患者进食低热量、低盐、高蛋白、高维生素、高纤维素清淡的食物,少量多餐。

【健康教育】

(1)指导患者保持乐观心态:由于发生心力衰竭的老年人多数都有器质性心脏病,而且原发病一般都难以完全控制,因此,心力衰竭往往反复发生,并逐渐加重。因此绝大多数患者存在焦虑、抑郁等心理障碍,出院前做一次认真细致的心理教育十分重要。

(2)告知患者避免诱因,防止复发:绝大多数心力衰竭患者的基本病因不易根除,而避免诱因和防止复发就十分重要。让患者理解预防感冒的重要性,一旦感冒应及时治疗;饮食注意控制食盐量;保持心情舒畅。

(3)向患者强调继续服药的重要性:了解用药的目的、作用、剂量、用法、不良反应,尤其是地高辛的毒性反应的识别。

(4)指导患者适当运动,保持心脏代偿功能:根据心脏病的性质、心功能和体力情况,避免长期卧床。保证充足的睡眠。

(5)嘱患者定期复查,监测体重。

（6）指导患者康复运动：①心功能Ⅰ～Ⅱ级患者的康复运动：应先行步行运动法，逐渐过渡到其他较大的运动，如体操、老年门球等。②心功能Ⅲ级患者的康复运动：应先行床边坐立法，每日 2 次，每次 10～30min，逐渐增加活动量，直至步行等肢体活动。③心功能Ⅳ级患者的康复运动：每日被动运动肢体，定时协助患者翻身。

第四章　消化系统疾病的护理

第一节　贲门癌的护理

【概述】

贲门癌在我国食管癌高发区的发病率也很高,据这些地区及肿瘤研治机构的统计,食管癌与贲门癌的比例约为2∶1。正确的贲门癌定义是发生在胃贲门部,也就是食管胃交界线下约2cm范围内的腺癌。它是胃癌的特殊类型,也称为胃底贲门癌,应和食管下段癌区分。但是它又与其他部位的胃癌不同,具有自己的解剖学组织学特性和临床表现,独特的诊断和治疗方法以及较差的外科治疗效果。病因与发病机制:与其他肿瘤一样,病因不详,可能与饮食因素、环境因素、遗传因素以及幽门螺杆菌感染有关。另外存在诸如慢性萎缩性胃炎、胃溃疡、胃息肉、胃黏膜上皮细胞化生及胃黏膜上皮异型增生等癌前变化。

【临床表现】

1.贲门癌典型的临床表现　贲门癌早期没有任何症状或缺乏明确的早期症状,直至有明显狭窄时方呈现吞咽困难。据资料统计,早期主要表现有异物感或食物滞留感。

(1)哽噎感:较轻微,偶于咽下食物时出现,可自行消失或复发,不影响进食,也可于情绪波动时出现,易被误认为是神经功能性症状。

(2)异物感:常为较轻微的胸骨后紧缩感,闷胀感,与进食无明显关系,可为间歇性或持续性。或偶尔进食时有食物黏附于食管壁的感觉。

(3)其他症状:有些患者于进干燥食物时咽喉部有干燥感或紧缩感;少数患者有嗳气。

(4)晚期贲门癌的症状,主要表示有进行性吞咽困难,最后发展成饮水困难,甚至唾液也难通过。食物反流及胸背疼痛。如癌肿侵及气管、支气管,可形成食管-气管瘘和(或)食管-支气管瘘,而呈现剧烈咳嗽、呼吸困难及肺部感染症状。如癌肿坏死可引起出血,表示为呕血、便血,如侵及大血管,可呈现致命性大出血等症状。至于呈现脱水、无力、消瘦、低蛋白血症引起的周身性水肿和恶病质,均属贲门癌终末期表现;另外还可见到因癌肿转移到其他器官及脏器而出现的相应症状和体征。

2.辅助检查　贲门癌诊断在临床上主要有X线钡剂造影检查、内腔镜检查、B超检查、CT检查等几种常用的诊断方法,其中X线钡剂造影检查是贲门癌重要诊断方法。

（1）X线钡剂造影检查:X线钡剂造影检查是贲门癌重要诊断方法。早期表现为细微的黏膜改变,可以发现溃疡龛影以及不很明显的充盈缺损;晚期贲门癌X线观察非常明确,包括软组织影、溃疡、充盈缺损、黏膜破坏、龛影、下段食管受侵、贲门通道扭曲狭窄,以及胃底大小弯、胃体都有浸润、胃壁发僵、胃体积缩小。

（2）内腔镜检查:纤维食管镜或胃镜均可以作为诊断贲门癌的重要检查方法。可以了解病灶发生的部位、长度、食管狭窄程度等。贲门癌没有明确确诊时应在短期内做内腔镜复查。

（3）B超检查:贲门部B超检查可以发现贲门癌的位置、形态、大小与周围组织关系以及癌肿浸润食管深度及附近淋巴结是否肿大能显示清楚.有助于贲门癌和食管癌的早期诊断。

（4）CT检查:贲门癌的CT检查能够了解贲门部与食管及周围脏器的关系。肿瘤浸润的情况、大小、部位、食管壁的增厚、上段食管扩张,淋巴结及远处脏器转移等情况。有利于贲门癌与食管癌的诊断和鉴别诊断。

（5）细胞学检查:细胞学检查又称拉网细胞学检查。贲门癌的细胞学检查的阳性率低于食管癌。对具有反复使用钡剂透视及纤维镜检查未能发现病灶或有可疑病灶而未能确诊者,进行拉网细胞学检查,能提高检出率,拉网细胞学检查可为诊断提供很好的依据。

【治疗原则】

1.手术治疗

贲门癌手术适应证如下。

（1）经X线、细胞学及内镜确诊。

（2）超声检查、腹部CT扫描或腹腔镜检除外淋巴结、肝、肾上腺、网膜、腹膜及盆腔转移,无腹水。

（3）一般情况中等以上,无重大心肺或其他脏器并发症。

2.中医药治疗　贲门癌中医中药治疗配合贲门癌手术治疗有着很好的疗效。由于贲门癌对放射治疗几乎无效,化学治疗效果也不很理想,所以术后采用贲门癌中药治疗在临床上广泛应用。

中医中药治疗不但可以起到减轻贲门癌手术后或化学治疗后身体虚弱,还能增强抵抗力。使化疗后毒性反应降低,还可以防止肿瘤的复发和转移,起到辅助手术治疗肿瘤的目的。

【护理评估】

1.健康史及相关因素　包括家族中有无贲门癌发病者,初步判断贲门癌的发生时间,有无对生活质量造成影响,发病特点。

（1）一般情况:患者的年龄、性别、职业、婚姻状况、营养状况等,尤其注意与现患疾病相关的病史和药物应用情况、过敏史、手术史、家族史、遗传病史和女性患者生育史等。

（2）发病特点:患者有无哽噎感、异物感、其他不适症状及程度如何。不适是否影响患者的生活质量。

（3）相关因素:家族中有无贲门癌发病者。

2.身体状况

（1）局部:肿块位置、大小、数量,进食时肿块有无疼痛情况。

（2）全身：重要脏器功能状况，有无转移灶的表现及恶病质。

（3）辅助检查：包括特殊检查及有关手术耐受性检查的结果。

【护理要点及措施】

1.术前护理措施

（1）按胸外科疾病术前护理常规。

（2）全面评估患者一般状况：包括健康史及其相关因素、身体状况、生命体征，以及神志、精神状态、行动能力及饮食情况等。

（3）心理护理：患者有进行性吞咽困难，日益消瘦，对手术的耐受能力差，对治疗缺乏信心，同时对手术存在着一定程度的恐惧心理。因此，应针对患者的心理状态进行解释、安慰和鼓励，建立充分信赖的护患关系，使患者认识到手术是彻底的治疗方法，使其接受手术。

（4）加强营养：尚能进食患者，应给予高热量、高蛋白、高维生素的流质或半流质饮食；不能进食者，应静脉补充水分、电解质及热量。低蛋白血症的患者，应遵医嘱输血或血浆蛋白给予纠正。

（5）胃肠道准备：①术前安置胃管；②术前禁食，有食物潴留者，术前 1d 晚用等渗盐水冲洗食管，有利于减轻组织水肿，降低术后感染和吻合口瘘的发生率；③拟行结肠代食管者，术前须按结肠手术准备护理，见大肠癌术前准备。

（6）术前练习：教会患者深呼吸、有效咳嗽、排痰、床上排便等活动。

（7）协助患者做好术前相关检查工作：如胃镜、影像学检查、心电图检查、X线胸片、血液检查、尿便检查等。

（8）做好术前护理：备皮，给患者口服泻药，术前 1d 14：00 嘱患者口服 50％硫酸镁溶液 30ml，2h 内饮温开水 1500～2000ml。如果在晚 19：00 前大便尚未排者，应于睡前进行清洁灌肠。

（9）做好术前指导：嘱患者保持情绪稳定，避免过度紧张焦虑，备皮后洗头、洗澡、更衣，准备好术后需要的各种物品如一次性垫巾、痰杯等，术前晚 21：00 以后禁食水，术晨取下义齿，贵重物品交由家属保管等。

2.术后护理措施

（1）按胸外科一般护理常规及全麻手术后护理常规护理。

（2）严密观察患者生命体征的变化，包括体温、血压、脉搏、呼吸。观察并记录生命体征每 4h1 次。

（3）保持胃肠减压管道通畅：术后 24～48h 引流出少量血性液，应视为正常，如引出大量血液应立即报告医师处理。胃肠减压管应保留 3～5d，以减少吻合口张力，以利愈合。注意胃管连接准确，固定牢、靠，防止脱出，引流通畅。

（4）胸腔闭式引流管的护理：胸腔引流液如发现有异常出血、浑浊液、食物残渣或乳糜液排出，则提示胸腔内有活动性出血、食管吻合口瘘或乳糜胸，应采取相应措施，明确诊断，予以处理；如无异常，术后 1～3d 拔出引流管。活动、翻身时要避免引流管打折、受压、扭曲、脱出等。引流期间保持引流通畅，定时挤压引流管，避免因引流不畅而造成感染、积液等并发症。维持引流装置无菌状态，防止污染，引流管皮肤出口处必须按无菌技术换药。

（5）严格控制饮食：此类手术后患者，食管、胃缺乏浆膜层，故吻合口愈合较慢，术后应严格禁食、水。禁食期间，每日由静脉补液。安放十二指肠滴液管者，可于手术后第2d肠蠕动恢复后，经导管滴入营养液，减少输液量。手术后第5天，如病情无特殊变化，可经口进食水，每次50ml，每2h1次，每日6次；间隔期间可给予测量体温，如无不适，可逐日增量。术后第10～12d改无渣半流质饮食，但应注意防止进食过快及过量。

（6）观察吻合口瘘的症状：食管吻合日瘘的临床表现为高热、脉快、呼吸困难、胸部剧痛、不能忍受；患侧呼吸音低，叩诊浊音，白细胞升高甚至发生休克。处理原则：①胸膜腔引流，促使肺膨胀；②选择有效的抗生素抗感染；③补充足够的营养和热量。目前多选用完全胃肠内营养（TEN）经胃造口灌食治疗，效果确切、满意。

（7）基础护理：①患者术后清醒后，可改为半卧位，以利于伤口引流及减轻腹压，减轻疼痛；②患者卧床期间，应协助其保持床单位整洁和卧位舒适，定时翻身，按摩骨突处，防止皮肤发生压疮；③满足患者生活上的合理需求；④晨晚间护理；⑤雾化吸入3/d，女性患者留置导尿管期间给予会阴冲洗每晚1次。

（8）增进患者的舒适：术后会出现疼痛，恶心，呕吐，腹胀等不适，及时通知医师，对症处理，减少患者的不适感。

（9）术后活动：一般术后72h即可离床活动。但要根据身体情况决定离床活动时间。

（10）心理护理：根据患者的社会背景、个性及不同手术类型，对每个患者提供个体化心理支持，并给予心理疏导和安慰，以增强其战胜疾病的信心。

【健康教育】

（1）出院前向患者及家属详细介绍出院后有关事项，并将有关资料交给患者或家属，告知患者出院后3个月来院复诊。

（2）嘱患者遵医嘱继续后续治疗。

（3）嘱患者出院后可继续半流质饮食，如藕粉、蒸蛋、麦片粥、大米粥、烂糊面等，逐渐由稀变稠，术后1～2个月可过渡到软食乃至正常饮食。注意少食多餐，根据需要每天可进餐5～8顿，进食时要细嚼慢咽。不要忌口，各种食物只要是清淡、新鲜、富于营养、易于消化的都可以吃，不吃辛辣刺激的食物，禁烟酒。

（4）指导患者术后注意劳逸结合，避免过度劳累，适当进行户外活动及轻度体育锻炼，以增强体质，防止感冒及其他并发症。

（5）保持心情舒畅和充足的睡眠，每晚持续睡眠应达到6～8h。

（6）告诫患者如有异常情况应及时来院就诊。

第二节　痔瘘的护理

痔瘘是痔和肛瘘的合称。痔是指直肠下端黏膜和肛管皮肤下的直肠上、下静脉丛扩张、纡曲而形成的团块，并因此而产生出血、栓塞或团块凸出等临床症状，俗称痔疮，是一种特有的常见病、多发病。肛瘘是直肠下段、肛管与肛门周围皮肤形成的感染性管道,由内口、瘘管、外口三部分组成。

【评估】

1.一般评估 生命体征,心理状态等。

2.专科评估

(1)健康史:了解患者的饮食习惯,有无吸烟饮酒史,是否爱吃辛辣刺激性食物。

(2)既往史:了解患者既往有无其他肛管疾病,如直肠肛周脓肿、便秘等。

【处理原则】

(1)肛瘘一旦形成,必须采取手术方法(包括挂线疗法)将瘘管切开,由管道变为敞开的创面,方能愈合。

(2)痔多数处于静止、无症状状态,只需注意饮食,保持排便通畅,预防并发症。当痔并发出血、血栓形成、嵌顿时,需积极处理。根据病情可行注射疗法、冷冻疗法和手术治疗。

【肛瘘的护理要点】

1.保持大便通畅

(1)饮食注意清淡,忌辛辣食物,多进新鲜果蔬,多饮水。

(2)养成良好排便习惯:向患者解释及时排便的意义,在有便意时应及时排便。

2.加强肛周皮肤护理

(1)保持肛周皮肤清洁、干燥;局部皮肤瘙痒时不可用指甲抓,避免皮肤损伤和感染。

(2)温水坐浴:手术后第二天开始,每日早晚及便后用1:5000高锰酸钾溶液坐浴,浴后擦干局部,涂以抗生素软膏。

(3)挂线后护理:嘱患者每5~7d至门诊收紧药线,直到药线脱落。脱落后局部可涂以抗生素软膏或生肌散,以促进伤口愈合。

(4)术后并发症的预防和护理:定期行直肠指诊,以及时观察伤口愈合情况。为防止肛门狭窄,术后5~10d可用示指扩肛,每日1次。肛门括约肌松弛者,术后3日起指导患者做提肛运动。

【痔的护理要点】

1.非手术治疗的护理

(1)养成良好的饮食和排便习惯,增加膳食纤维的摄入,多饮水,忌酒及刺激性食物,改变不良排便习惯。

(2)便后热水坐浴改变局部血液循环。

(3)肛管内注入抗生素油膏或栓剂,以润滑肛管、促进炎症吸收和减轻疼痛。

2.手术治疗的护理

(1)术前护理:多吃新鲜水果蔬菜和粗粮,少饮酒,少吃辛辣刺激性食物,保持大便通畅,定时排便。适当增加运动量,以促进肠蠕动;避免久站、久坐、久蹲。

(2)术后护理

1)严密观察伤口出血及渗血情况,监测生命体征变化。

2)术后肛门疼痛,可应用镇痛药。

3)术后 3d 内尽可能不排便,以保证伤口愈合。

4)每天用 1：5000 高锰酸钾溶液坐浴两次。坐浴后用油纱覆盖创面,并盖纱布固定。

5)术后前 2～3d 进流食,以后改为少渣饮食。

6)若患者出现排便困难或粪便变细,可为患者及时扩肛。

3.并发症的预防和护理

(1)尿潴留:术后 24h 内,嘱患者每 4～6h 排尿 1 次,避免因手术、麻醉、疼痛刺激等因素造成尿潴留,若无效,必要时可行诱导排尿或导尿。

(2)切口出血:术后 24h,患者可在床上适当活动四肢、翻身等,但不宜过早下床,以免伤口疼痛及出血,指导患者不可久站或久坐。

(3)术后切口感染

1)完善术前肠道准备。

2)加强术后会阴部护理:保持肛门周围皮肤清洁,每次大便后可用 1：5000 高锰酸钾溶液坐浴。

3)术前及时纠正贫血,提高机体抵抗力。

(4)肛门狭窄:若发生,应及早行扩肛治疗。

【健康教育】

(1)养成良好排便习惯。

(2)保持肛门卫生,建议使用柔软、无刺激的手纸,避免肛门周围使用肥皂或毛巾用力擦洗。

(3)多饮水,多食新鲜蔬菜、水果,少吃辛辣刺激食物,不饮酒。

(4)便秘者,多食纤维食物,服用适量蜂蜜,促进肠蠕动,防止便秘发生。

(5)鼓励患者进行肛门括约肌收缩、舒张运动。

(6)一旦发生肛门直肠周围感染,应及早到正规医院治疗。

第三节　肠梗阻的护理

肠梗阻是指由于各种原因引起的肠内容物通过障碍,从而诱发一系列的病理生理变化和复杂多变的临床症候群。急性肠梗阻是常见的外科急腹症之一。

【评估】

1.一般评估　生命体征,心理状态等。

2.专科评估　致病因素,腹痛、腹胀、呕吐、停止排气排便等症状出现的时间及变化情况。

【非手术治疗的护理要点】

1.饮食　肠梗阻患者应禁食,若梗阻缓解,如患者排气、排便、腹痛、腹胀消失后,可进流质饮食,忌食产气的甜食和牛奶等。

2.禁食、胃肠减压 禁食期间给予补液,待肠梗阻缓解、肛门排气后,可开始进少量流食。胃肠减压时,保持胃肠减压通畅。因胃肠减压,能有效减轻腹胀,使肠道压力降低,改善肠道血液循环。同时,应观察和记录引流液的颜色、性状和量,若发现有血性液体,应考虑有绞窄性肠梗阻的可能。

3.体位 生命体征稳定者取半卧位,可使膈肌下降,减轻腹胀对呼吸、循环系统的影响。协助患者采取舒适体位,变换体位可促进肠蠕动。重症患者平卧,头转向一侧,以防呕吐物吸入气管,致窒息和吸入性肺炎。

4.缓解腹痛和腹胀 若无肠绞窄或肠麻痹,可遵医嘱应用阿托品类抗胆碱药物以解除胃肠道平滑肌痉挛,使腹痛得以缓解。但不可随意应用吗啡类止痛药,以免掩盖病情。若患者为不完全性、痉挛性或单纯蛔虫所致的肠梗阻,可适当顺时针轻柔按摩腹部。此外,还可热敷腹部、针灸双侧足三里穴,促进肠蠕动恢复。如无绞窄性肠梗阻,可让患者口服或从胃管注入液状石蜡或食用色拉油,每次 100～200ml。

5.呕吐的护理 呕吐时嘱患者坐起或头侧向一边,以免误吸引起吸入性肺炎或窒息;及时清除口腔内呕吐物,给予漱口,保持口腔清洁,并观察记录呕吐物的颜色、性状和量。

6.记录出入液量和合理输液 肠梗阻患者的液体丢失量非常显著,注意观察患者脱水情况。观察和记录呕吐量、胃肠减压量和尿量等,结合血清电解质和血气分析结果,合理安排输液种类和调节输液量。输液的种类应根据患者的具体情况而定。如果患者血容量不足、血压下降,可先输入部分胶体后再给予电解质溶液;如果患者血流动力学稳定,应以电解质溶液为主。高位肠梗阻患者,氯、氢丢失严重,给予等渗盐水有良好的效果;低位肠梗阻患者,钠和碳酸氢根丢失过多,应输入平衡盐液。当尿量正常后,每日还应补充10％氯化钾溶液 60ml,镁缺乏时可以静脉补充 10％硫酸镁溶液 20～40ml。

7.防治感染和中毒 正确、按时应用抗生素可有效防治细菌感染,减少毒素产生,同时观察用药效果和不良反应。

8.严密观察病情 定时测量记录体温、脉搏、呼吸、血压,严密观察腹痛、腹胀、呕吐及腹部体征情况;若患者症状与体征不见好转或反有加重,应考虑有肠绞窄的可能。

绞窄性肠梗阻的临床特征如下。

(1)腹痛发作急骤,起始即为持续性剧烈疼痛,或在阵发性加重期间仍有持续性疼痛。肠鸣音可不亢进。呕吐出现早、剧烈而频繁。

(2)病情发展迅速,早期出现休克,抗休克治疗后症状改善不显著。

(3)有明显腹膜刺激征,体温升高,脉率增快,白细胞计数和中性粒细胞比例增高。

(4)不对称性腹胀,腹部有局部隆起或触及有压痛的肿块。

(5)呕吐物,胃肠减压抽出血性液体,肛门排出血性液体,或腹腔穿刺抽出血性液体。

(6)经积极非手术治疗后症状、体征无明显改善。

(7)腹部 X 线检查所见符合绞窄性肠梗阻的特点。此类患者因病情危重,多处于休克状态,需紧急手术治疗。应积极做好术前准备。

9.心理护理 评估患者对肠梗阻的焦虑或恐惧程度。主动关心患者,鼓励患者表达自己的不良情绪和自身感受,并及时告知患者检查结果和治疗计划、进展。

【术后护理要点】

1.观察病情 术毕患者回病房后,监测患者的血压、脉搏、呼吸、意识、尿量,每 15～30min 1 次,平稳后 1～2h1 次,并记录。观察伤口敷料及引流液情况,用腹带包扎腹部,减少腹部切口张力。

2.体位 回病房后硬膜外麻醉术后平卧 6h 或全身麻醉清醒后血压平稳可取半卧位。

3.饮食 禁食,禁食期间给予补液和全肠外营养的支持,待肠蠕动恢复并有肛门排气后,可开始进少量流食。食量 50～80ml/次,第 2d100～150ml/次,缓慢摄入,每天 6～8 次,摄入含高蛋白、高维生素的食物,应避免易产气的食物,以蛋汤、菜汤、藕粉为佳,第 4d 可进稀饭,1～3 个月内进易于消化食物,忌生硬、油炸、浓茶、酒等辛辣刺激性食物。

4.肠外营养 不能禁食时,要给予全肠外营养的支持,因肠外营养支持能有效地维持水、电解质与酸碱平衡及营养,纠正负氮平衡和内稳态失衡,使机体迅速恢复到良好的营养状态,纠正低蛋白血症及肠壁水肿,促进肠道功能恢复,从而减少并发症的发生率,缩短病程,有利于术后患者的康复。并做好全肠外营养的护理,如输注时,不可过快,并保证配制后 24h 内输完,做好导管相关血流感染的预防。

5.胃肠减压和腹腔引流管的护理 妥善固定引流管,保持引流通畅,避免受压、扭曲。密切观察和记录各引流液的颜色、性状及量。

6.早期活动 麻醉清醒后,嘱患者床上翻身活动,24h 后坐起或下地活动,预防肺部并发症及肠粘连的发生。

7.口腔护理 对禁食、留置胃管、生活不能自理的患者要做好口腔护理,以防口腔炎和腮腺炎。

8.对留置尿管者要行会阴部的护理

9.并发症的观察及护理

(1)预防吸入性肺炎:鼓励、帮助患者深呼吸,有效咳嗽,咳嗽时按压伤口减轻疼痛,常规超声雾化吸入,保持呼吸道湿润,有利于痰液咳出。

(2)出血:手术后 24～48h 内易发生出血等并发症,出血时患者会出现面色苍白、出冷汗、脉搏细数、血压下降或脉压缩小,伤口有渗血,引流液为血液,每小时出血量＞200ml,或同时出现腹胀。一旦出现上述情况,应及时报告医师,积极配合抢救。

(3)肠粘连:肠梗阻患者术后仍可能发生再次肠粘连。鼓励患者术后早期活动,尽早下床活动,以促进肠蠕动恢复,预防粘连。密切观察病情,患者有否再次出现腹痛、腹胀、呕吐等肠梗阻症状,一旦出现,应及时报告医生并协助处理,按医嘱给予患者口服液状石蜡、胃肠减压或做好再次手术的准备。

(4)腹腔感染:肠梗阻术后,尤其是绞窄性肠梗阻术后,若出现腹部胀痛、持续发热、白细胞计数增高、腹壁切口处红肿,或腹腔引流管周围流出较多带有粪臭味的液体时,应警惕腹腔感染或切口感染及肠瘘的可能,应及时报告医师,并协助处理。

(5)切口裂开:营养状况差、低蛋白血症及腹胀患者,手术后易发生切口裂开。应给予切口减张缝合,咳嗽时用双手保护伤口,经常调整腹带的松紧度等预防措施。有慢性咳嗽、前列肥大排尿困难者,做相应处理,便秘者口服液状石蜡以保持大便通畅。

【健康教育】

(1)指导患者注意饮食卫生,多食易消化、低渣饮食,避免暴饮暴食,避免饭后剧烈运动。

(2)讲卫生,儿童做到饭前洗手、不吮手指,定期做粪便涂片检查,定期驱虫治疗。

(3)指导患者进食蜂蜜、香蕉等食物,保持排便通畅。

(4)告知患者若出现恶心、呕吐、腹胀、腹痛等不适,应及时就诊。

第五章　神经疾病的护理

第一节　意识障碍的护理

意识障碍是患者对外界刺激的无反应状态,伴运动和感觉功能丧失,仅保留自主神经功能。意识在现代医学概念中是指大脑的觉醒程度,是中枢神经系统对自身和周围环境的感知状态,以及对内、外环境刺激做出应答反应并通过言语、躯体运动和行为表达出来。这种应答能力下降就出现意识障碍,昏迷是严重的意识障碍。

【常见原因】

多见于缺氧、酸中毒、血糖异常、药物中毒、中枢神经系统感染、大脑半球广泛病变、脑干损害等疾病。

【临床表现】

1.轻度意识障碍　包括意识模糊、朦胧状态、嗜睡,表现为嗜睡、意识模糊、意识范围缩小、定向力障碍、注意力不集中及思维内容变化,并有错觉。

2.中度意识障碍　包括混浊及谵妄状态,表现为定向力、自知力差,出现妄想和幻觉,可有恐惧情感反应,外逃或伤人行为。

3.重度意识障碍　包括昏睡、昏迷、持续植物状态等。表现为对外界刺激无反应,无任何思维内容,昏迷患者痛觉刺激、脑干反射,瞳孔对光反射减弱或消失。

【护理】

(1)病情监测。严密观察生命体征及意识、瞳孔的变化,根据需要或按医嘱观察意识状态的改变、瞳孔的大小及对光反射、眼球的运动等,经常呼唤患者,了解意识情况,病情变化及时报告医师,采取措施。

(2)日常生活护理。保持床单位平整、干燥、无碎屑,定时给予翻身,保护骨隆突受压处皮肤及会阴部皮肤;保持会阴部皮肤清洁,会阴冲洗,每日1~2次;口腔护理,每日2次或3次。

(3)预防压疮。

(4)护理安全。

(5)饮食护理。给予高营养饮食,补充足够的水分;按医嘱鼻饲,保证足够的营养供给。

(6)保持呼吸道通畅。平卧时头转向一侧或侧卧位,及时清除口、鼻分泌物和吸痰,防止舌后坠、窒息与肺部感染。

（7）昏迷患者，眼睑不能闭合时应给予抗生素眼膏，加盖湿纱布或凡士林纱布保护角膜，防止角膜溃疡。

（8）康复护理。

（9）促醒护理

1）视觉刺激：病房内放一些色彩鲜艳的装饰物，如鲜花、气球、卡通类玩具，经常更换位置及种类；取患者曾经熟悉的常用物品摆放在其面前。当患者能看到物体，并能把注意力集中到物体上时，就可尝试视觉追踪；在患者视野范围扔、抛物品；看电视节目 30min，每日 2 次。节目内容根据患者的意识水平调整。

2）听觉刺激：医务人员及来探视人员进入病房时，与患者打招呼或简单的语言交流；播放音乐或轻松的广播节目，音量以常人能听清楚为宜，每次约 15min，每日 3 次；让患者最亲密的人呼唤他的名字、称呼、昵称；每日定时与患者沟通 3 次，每次 5～10min，沟通内容根据患者的理解程度决定，并不断更新内容及难度，采用简单句；将带有响声的铃铛、玩具等器具放于患者耳边两侧，交替摇晃，以刺激其听觉，每日 2 次。

3）触觉刺激：每日为患者活动四肢，并按摩肌肤。用软毛刷轻刷皮肤；采用冷水对患者上、下肢感觉敏感部位皮肤进行局部刺激，注意时间掌握在 5～10s，部位交替变换。

第二节　蛛网膜下腔出血的护理

蛛网膜下腔出血（SAH）是指脑底部或脑表面血管破裂，血液流入蛛网膜下隙。临床上将 SAH 分为损伤性和非损伤性两大类。非损伤性（自发性）又分两种：由于脑底部或脑表面的血管发生病变、破裂，血液直接流入或主要流入蛛网膜下腔时称为原发性 SAH；脑实质出血后，血液穿破脑组织而进入脑室或蛛网膜下腔则称为继发性 SAH。本节重点讨论原发性 SAH。

【病因及发病机制】

1.病因　最常见的是先天性颅内动脉瘤（50%～80%），其次是脑血管畸形，以及高血压、动脉粥样硬化、血液病、脑动脉炎等。

2.发病机制　脑动脉瘤好发于动脉交叉部，常位于脑底动脉环上。特别是大脑前动脉与前交通动脉，颈内动脉和后交通动脉分叉处最常见。当用力、情绪激动时，血管可发生破裂出血，血液流入蛛网膜下腔，刺激脑膜，引起颅压增高。

【临床表现】

（1）高危人群：各年龄组都可发病，40～70 岁多见。

（2）诱发因素：多于用力或情绪激动时诱发。

（3）起病急骤，常于数分钟症状达高峰。最常见的症状是以头部极其剧烈的疼痛开始，患者常描述为劈裂样头痛，伴呕吐。部分患者意识清楚，但烦躁不安。部分患者意识障碍。最具特征性的体征为脑膜刺激征阳性，表现为颈项强直，Kernig 征及 Brudzinski 征阳性。脑神经损害以一侧动眼神经麻痹常见,提示该侧后交通动脉瘤破裂。若无脑实质继发出血,患者很少出现偏瘫、失语等神经定位体征。

(4)再出血发生率高,常发生在发病后24h至2周内,1个月内约33%或以上,6个月内约50%,6个月后仅约3%。

【实验室及其他检查】

1.脑脊液检查 血性 CSF 为本病特征之一,压力高,外观呈均匀一致血性。但腰穿有诱发脑疝和再出血的可能,慎做。

2.CT 检查 这是确诊的首选方法。24～48h 内约 90% 可见脑沟、脑池或外侧裂、脑室内等有高密度影。

3.脑血管造影 可进一步查找病因及确定手术方案。目前多采用数字减影法全脑血管造影(DSA)。

【诊断要点】

对突然出现的剧烈头痛、呕吐、脑膜刺激征阳性的患者,若脑脊液检查压力升高、呈均匀一致血性,结合头颅 CT 可基本确诊。

【治疗要点】

治疗原则是:制止继续出血,防止继发性脑血管痉挛,对症处理,去除出血原因。

(一)防止再出血

1.诱因控制 严格绝对卧床休息4～6周;尽量避免一切可能使患者的血压和颅内压增高的因素,包括用力排便、用力咳嗽、情绪激动等。抽搐会增加再出血风险,对头痛和躁动不安者应用足量的止痛、镇静剂,以保持患者安静休息。

2.止血药物 抗纤维蛋白溶解剂可防止动脉瘤周围的血块溶解,以免引起再度出血。常用:①6-氨基己酸(EACA)4～6g 溶于 100ml 生理盐水或 5% 葡萄糖液中静点,15～30min 内滴完,然后持续静滴 1g/h,维持 12～24h,以后每日静滴 24g,持续 7～10d,逐渐减量至 8g/d,共用 3 周左右。肾功能障碍者慎用,副作用为有增加血栓形成、发生脑积水的可能。②止血环酸、止血芳酸衍化物,作用较 EACA 强 8～10 倍,每次 250～500mg 加入 5% 葡萄糖液中静滴,每日 1～2 次。

(二)防止继发性脑血管痉挛

发病后立即持续静脉微泵注射尼莫地平,使用 7～10d 后,改为口服。

(三)降低颅内压

静滴甘露醇。

(四)手术治疗

对颅内动脉瘤、颅内动静脉畸形,可采用手术切除、血管内介入治疗。

【常用护理诊断/问题】

(1)头痛与蛛网膜下腔出血致颅压增高、血液刺激脑膜、继发脑血管痉挛有关。

(2)焦虑与突然发疾病而造成头痛、卧床休息有关。

(3)恐惧与病情稳定后做 DSA 检查及手术有关。

(4)潜在并发症再出血、迟发性脑血管痉挛、脑疝、脑积水。

【护理措施】

1.休息与体位　严格绝对卧床休息4～6周,限制探视,减少刺激,保证充分休息。避免剧烈活动和用力排便。避免精神刺激。

2.严密监护并发症的发生　密切监护神志、瞳孔、生命体征、头痛、呕吐、抽搐等症状和体征变化。预防并发症发生,一旦发生能早期发现,并通知医生及时处理。

(1)再出血:是SAH致命并发症。与出血破裂处形成的血凝块中的纤维蛋白被溶解有关。表现为病情稳定时,患者突然再次出现剧烈头痛、呕吐、抽搐发作、脑膜刺激征阳性等。

(2)迟发性脑血管痉挛:由血液流入蛛网膜下腔后,刺激脑膜和血管引起。在出血后不久可出现早发性脑血管痉挛,数十分钟至数小时缓解。但迟发性脑血管痉挛可发生在出血后4～15d,可继发脑梗死。

(3)脑疝:出血持续发生,血液流入蛛网膜下腔,颅内压力增加,严重时导致脑疝。

(4)脑积水:蛛网膜下腔内的血块阻塞蛛网膜粒或出血刺激脑膜导致无菌性脑膜炎,使蛛网膜粘连,导致脑脊液吸收功能障碍,出现不同程度的脑积水。

3.用药护理　在尼莫地平治疗过程中可能出现头晕、头痛、血压下降等。使用抗纤维蛋白溶解剂时,需观察是否有血栓形成的情况,如下肢静脉血栓、肺栓塞、脑血栓、急性心梗、肾静脉血栓等。

4.心理护理　耐心向患者解释头痛的原因,说明休息及避免各种诱因的重要性。告知患者再出血的高风险,使患者积极配合治疗和护理。

【健康指导】

(1)女性患者1～2年内应避免妊娠及分娩。

(2)使患者明白再次出血的危害性。指导患者避免诱发因素,如剧烈活动、用力喷嚏、用力咳嗽、用力排便、情绪激动、饮酒等。配合医生及早做好脑血管造影或必要时手术治疗。

第三节　脑出血的护理

脑出血是指脑实质内的血管破裂引起大块性出血。外伤性和非外伤性因素均可引起脑血管破裂。约80%以上由高血压性脑内细小动脉病变引起,故也称为高血压动脉硬化性脑出血或高血压性脑出血,占各类脑血管病的20%～30%,是病死率最高的脑血管病类型。

【常见病因及发病机制】

1.常见病因　高血压和动脉硬化是脑出血的主要因素,还可由先天性脑动脉瘤、脑血管畸形、脑瘤、血液病、感染、药物(如抗凝及溶栓剂等)、外伤及中毒等所致。

2.发病机理　①脑内小动脉的病变:表现脑内小动脉分叉处或其附近中层退变、平滑肌细胞不规则性萎缩以至消失,与长期高血压有直接关系。②微小动脉瘤:好发于大脑半球深部

(如壳核、丘脑、尾状核)其次为脑皮质及皮质下白质中。

【临床表现】

1.全脑症状

(1)意识障碍:轻者躁动不安、意识模糊不清,严重者多在半小时内进入昏迷状态,眼球固定于正中位,面色潮红或苍白,大汗尿失禁或尿潴留等。

(2)头痛与呕吐:神志清或轻度意识障碍者可述头痛,呕吐多见,多为喷射性,呕吐物为胃内容物,多数为咖啡色。

(3)去大脑性强直与抽搐:如出血量大,破入脑室和影响脑干上部功能时,可出现阵发性去皮质性强直发作(两上肢屈曲、两下腿伸直性,持续几秒钟或几分钟不等)或去脑强直性发作(四肢伸直性强直)。少数患者可出现全身性或部分性痉挛性癫痫发作。

(4)呼吸与血压:患者一般呼吸较快,病情重者呼吸深而慢,病情恶化时转为快而不规则,或呈潮式呼吸,叹息样呼吸,双吸气等。血压突然升高,可达 200/120mmHg(26.7/16kPa)及以上。血压高低不稳和逐渐下降是循环中枢功能衰竭征象。

(5)体温:出血后即刻出现高热,是丘脑下部体温调节中枢受损害征象;还可出现感染热、吸收热。

(6)瞳孔:早期双侧瞳孔可时大时小,若病灶侧瞳也散大,对光反应迟钝或消失,是小脑幕切迹疝形成的征象;若双侧瞳孔均逐渐散大,对光反应消失,是双侧小脑幕切迹全疝或深昏迷的征象;若两侧瞳孔缩小或呈针尖样,提示脑桥出血。

2.局限性神经症状　与出血的部位、出血量和出血灶的多少有关。

(1)大脑基底区出血。病灶对侧出现不同程度的偏瘫、偏身感觉障碍和偏盲,双眼球常偏向病灶侧。主侧大脑半球出血者可有失语、失用等症状。

(2)脑叶性出血:大脑半球皮质下白质内出血。多为病灶对侧单瘫或轻偏瘫,或为局部肢体抽搐和感觉障碍。

(3)脑室出血:多数昏迷较深,常伴强直性抽搐。

(4)脑桥出血:常见出血侧周围性面瘫和对侧肢体瘫痪。若出血波及两侧时出现双侧周围性面瘫和四肢瘫。两侧瞳孔可呈针尖样,两眼球向病灶对侧偏视。体温升高。

(5)小脑出血:可表现为眩晕、视物不清、恶心呕吐、步态不稳、共济失调等。

【辅助检查】

1.CT　是确诊脑出血的首选检查,发病后即可显示新鲜血肿,为圆形或卵圆形均匀高密度区。

2.MRI　对脑干出血优于 CT,可区别陈旧性脑出血和脑梗死,MRI 较 CT 更易发现血管畸形、血管瘤及肿瘤等出血原因。

3.数字减影脑血管造影(DSA)　脑血管畸形,血压正常的年轻患者应考虑以查明病因,预防复发。

4.脑脊液检查　颅内压力多数增高,并呈血性,但约 25% 的局限性脑出血脑脊液外观也可正常。高血压病史患者,情绪激动或体力活动时突然发病,具有典型的全脑症状或和局限性神经体征。脑脊液压力增高,多数为血性。

【治疗原则】

颅高压、脑疝是脑出血急性期的主要死亡原因,因此,控制脑水肿、颅高压是降低病死率的关键,恢复期注意积极康复,预防并发症。

(1)安静卧床。对烦躁不安者或癫痫者,应用镇静、止痉和镇痛药。

(2)降颅内压。20%甘露醇或甘油果糖250ml;利尿药;激素。

(3)调整血压。血压维持在150~160/90~100mmHg(20.0~21.3/12.0~13.3kPa)为宜。

(4)控制体温。头部降温,用冰帽或冰水以降低脑部温度,降低颅内新陈代谢,有利于减轻脑水肿及颅内高压。

(5)保持水、电解质及酸碱平衡。

(6)防治并发症:肺部感染、压疮、尿路感染、消化道出血等。

(7)手术治疗:开颅血肿清除术、钻颅穿刺吸除术、脑室引流术等。

(8)功能锻炼:生活自理能力的锻炼,以逐步恢复生活能力及劳动能力。

(9)可选用促进神经代谢的药物,如吡拉西坦(脑复康)等。

(10)辅助治疗。可选用理疗、针灸等。

【护理】

1.评估

(1)评估健康史:流行病学调查显示,中国居民中脑出血的发生率大大高于欧美人;来自社区居民的研究资料显示,脑出血的发生频率平均为30%~40%。

(2)身心状况:脑出血多发生在50岁以上,血压控制不良的高血压患者。常在体力活动或情绪激动时突然发病。

2.护理要点及措施

(1)提供安静、舒适的环境,急性期应绝对卧床休息4~6周。

(2)抬高床头15°~30°,促进脑部血液回流,减轻脑水肿。特别是发病2周内,应尽量减少探视,避免各种不良情绪影响。意识障碍、躁动及合并精神症状者加护栏、适当约束,必要时给予少量镇静药。

(3)严密观察生命体征、头痛、瞳孔、意识等变化。出血头痛加剧、意识改变、瞳孔变化、脉搏减慢甚至呕吐,立即报告医师,进行脱水、降颅压处理,防止脑疝发生。观察发热的类型及原因,高热时按高热护理常规执行。

(4)保持呼吸道的通畅,加强叩背、吸痰,预防肺部感染。舌后坠明显者给予留置口咽通气管,可取侧卧位或平卧位头偏向一侧,以防止呕吐物误吸入气道,准备负压吸引器,痰多时应随时吸痰以免发生窒息,必要时给予氧气雾化吸入。

(5)急性期给予低脂、高蛋白质、高维生素、高热量饮食。限制钠盐摄入(每日少于3g),钠盐过多潴留会加重脑水肿。

(6)意识障碍者应留置胃管。鼻饲前协助翻身、叩背,清理呼吸道分泌物,抬高床头15°~30°,进食后30min,减少对于患者的刺激与翻动,预防食物反流。

(7)保持排便通畅,增加膳食纤维的摄入。便秘者使用缓泻剂,必要时用开塞露通便,切忌大便时用力过度和憋气,导致再次发生脑出血。

（8）密切观察药物疗效。使用脱水药物时,防止药物外渗。

（9）准确记录24h出入量。

（10）保持床单位干燥整洁。

（11）保持瘫痪肢体功能位置。

（12）康复护理。

3.健康教育

（1）避免情绪激动,保持心情舒畅。

（2）监测血压。按时服用调整血压的药物。

（3）饮食清淡,多吃含水分含纤维素的食物,多食蔬菜、水果,忌烟酒及辛辣等刺激性强的食物。

（4）生活规律,养成定时排便的习惯,切忌大便时用力过度和憋气。

（5）适当运动,注意劳逸结合。

（6）康复训练循序渐进,持之以恒,训练过程中防止跌倒。

第四节 脑梗死的护理

脑梗死系指各种原因引起的脑动脉管腔的狭窄或闭塞,在侧支循环不足以起到代偿供血的基础下,该动脉所供血的局部脑组织发生缺血性坏死。基底动脉闭塞引起脑干或丘脑梗死,颈内动脉或大脑中动脉闭塞可引起大面积脑梗死,均可导致意识障碍,脑梗死引起的意识障碍以脑栓塞最常见。

脑栓塞是指脑动脉被异常的栓子阻塞,使其远端脑组织发生缺血性坏死,出现相应的神经功能障碍。栓子以血栓栓子为主,占所有栓子的90%;其次有脂肪、空气、癌栓、医源物体等。脑栓塞发生率占急性脑血管病的20%。任何年龄均可发病,但平均发病年龄较轻,女性多于男性,因女性患风湿性心脏病较多的缘故。

【常见病因及发病机制】

1.常见病因

（1）心源性脑栓塞:栓子在心内膜和瓣膜产生,并脱落造成的脑栓塞。心源性脑栓塞占所有脑栓塞的60%～80%。常见于风湿性心脏病、心肌梗死、亚急性细菌性心内膜炎、非细菌性血栓性心内膜炎等。

（2）非心源性脑栓塞:是指心脏以外血管来源的栓子造成的脑栓塞。常见于动脉粥样硬化斑块性栓塞、脂肪栓塞、空气栓塞、癌栓塞、医源性栓塞等。

（3）不明原因性脑栓塞:有部分脑栓塞患者未发现栓子的来源。

2.发病机制 栓子进入脑动脉后,随血流向远端移行至比栓子细小的动脉时,发生阻塞现象导致脑组织缺血、缺氧、坏死;栓子刺激动脉及周围小动脉造成痉挛,缺血进一步扩大。

【临床表现】

(1)有原发病史。以风湿性心脏病、冠心病和动脉粥样硬化病史为多见,部分患者发生于心脏手术后、长骨骨折、大血管穿刺术后等。

(2)突然发病,常在数秒或数十秒内症状达高峰。

(3)患者在发病时有短暂意识障碍、头痛、头晕及抽搐;因80%的栓塞发生在颈内动脉系统,其临床表现为失语、眼球凝视麻痹、面瘫、肢体瘫痪、感觉障碍。

(4)椎基底动脉动系统发生者,表现为复视、口舌麻木、眩晕、共济失调、交叉性瘫痪、意识障碍等。

(5)较大动脉被栓塞致大块脑梗死,或多发栓塞者,发病后3~5d病情加重,甚至因高颅压引起脑疝致死。

(6)少量的空气栓塞,症状在短期内可完全消失;大量空气栓塞者病情严重,甚至在短期内死亡。

【辅助检查】

1.脑CT 可见低密度影,MRI病灶区呈长T_1和长T_2信号。

2.腰椎穿刺检查 有助于了解颅内压、炎性栓塞及出血性梗死。

3.心电图 可有心律失常、心肌损害,胸部X线片可见心脏扩大。

【治疗原则】

调整血压、改善侧支循环、减轻脑水肿和治疗原发病。

(1)溶栓治疗。适用于超早期患者及进展性卒中。应在发病3~12h给药。

(2)抗凝治疗。主要适用于进展型脑梗死、心源性脑梗死等,常用药物有肝素、低分子肝素、华法林等。

(3)抗血小板聚集治疗。主要应于预防脑梗死复发和治疗轻度脑血管狭窄<70%,常用药物有阿司匹林等药物。

(4)改善脑代谢和脑功能。

(5)改善微循环。

(6)预防和治疗脑水肿。

(7)急性期卧床休息,调整血压,血压调整在稍高于平时血压。

【护理】

1.评估

(1)健康史。①病因:心源性、非心源性和不明原因性栓子来源。②流行病学调查患病率为13/10万,年发病率6/10万,2/3的复发发生在第1次发病后一年内。脑栓塞发生率占急性脑血管病的20%,占全身动脉栓塞的50%。任何年龄均可发病,但平均发病年龄较轻。女性多于男性,因女性患风湿性心脏病较多的缘故。

(2)身心状况。①生命体征:有无异常,特别是基底动脉栓塞、大脑中动脉或颈内动脉栓塞者可使整个大脑半球缺血,病情严重。②意识、瞳孔与精神状态。③头颈部检查。④四肢躯干检查。⑤理解力、定向力、判断力、记忆力、计算力、肌力、肌张力,各种反射等。

2.护理要点及措施

(1)针对有脑疝发生危险,应做好:①严密观察生命体征、意识及瞳孔的变化,必要时给予监护;②建立安全的静脉通路,必要时可置中心静脉导管;③持续低流量吸氧;④及时发现脑疝前驱症状:有无头痛、呕吐、血压升高、脉搏加快、呼吸不规则、意识障碍加重、一侧瞳孔散大等,发现异常及时通知医师;⑤备好抢救器材与药品,主要是脱水药物及气管插管等物品。

(2)躯体移动功能障碍的护理。①早期康复训练:24～48h后患者生命体征平稳,意识清楚,即可行早期康复训练。②满足患者的生活需要,急性期及意识障碍的患者执行一级护理常规,保证安全。见意识障碍护理常规。③做好皮肤的护理,床头交接班。落实晨晚间护理。

(3)营养失衡的护理:脑梗死患者在进食前必须筛查吞咽困难,对脑梗死患者因吞咽障碍或意识不清不能进食者,应静脉补充营养或鼻胃管供给食物和药物。

评定指标:体重指数(BMI)=体重 kg/身高^2(m^2),小于14,存活的可能性很小。

血浆白蛋白又称血清白蛋白,不作为反应营养状况改善的灵敏指标。氮平衡前白蛋白对了解营养不良较血清白蛋白更为敏感。

合理供给营养:重症患者非蛋白质热量每日 20～30kcal/kg,糖类每日 2.5～3g/kg,脂肪每日1～1.5g/kg。

(4)语言沟通障碍的护理:①评估失语的类型;②实施语言康复训练。

(5)促醒的护理。积极促进脑复苏:保持正常的脑灌注;亚低温治疗,降低脑代谢,减少耗氧;减轻脑水肿;纠正酸中毒;应用地西泮、苯巴比妥钠等药物制动和镇静;高压氧治疗;脑保护药及促醒药物应用,神经节苷脂、醒脑静、纳洛酮等。

(6)并发症护理

1)呼吸道管理:为防止低氧血症,脑梗死的急性期必须维持足够的脑组织供氧。脉搏血氧饱和度能提供患者有无缺氧信息,急性脑梗死患者应监测脉搏血氧饱和度,并保证饱和度≥95%。对重症脑卒中及肺功能差的患者应进行血气分析,轻至中度低氧血症者用鼻导管供氧可改善低氧状态,但严重低氧血症、高碳酸血症及有较大误吸危险的昏迷患者应及早行气管插管或切开,必要时应机械通气。防止误吸和窒息患者头偏向一侧,定时翻身叩背,及时清理口腔分泌物和痰液。

2)泌尿系感染的预防:应避免导尿,除非有前列腺疾病、尿路局部病变或外伤。

3)上消化道出血的预防:急性脑血管病并发上消化道出血在临床上较常见,是一种严重的并发症,也是导致死亡的主要原因。表现为呕血及柏油样便,70%发生在发病后 7d 以内,是由于急性脑血管病引起胃、十二指肠黏膜出血性糜烂、点状出血和急性溃疡所致。

4)深静脉血栓的预防与护理:深静脉血栓(DVT)常发生在下肢深静脉中,常见于左侧。发生的主要原因:解剖结构、卧床、静脉壁由于穿刺、感染、化学药物的刺激等,表现为受累上、下肢的肿胀,不伴疼痛和皮肤颜色改变,肿胀由远端向近端。出现一侧肢体肿胀明确为深静脉血栓形成的患者应将患肢抬高并减少活动,防止血栓脱落。溶栓治疗中应注意观察有无出血倾向。使用低分子肝素时应选择腹壁皮下、脐周5cm以外注射。观察肿胀肢体的变化。避免受压。

3.健康教育

(1)积极治疗患者的基础病,如高血压、糖尿病、心脏病、TIA 等,个性化的服用降血压、降血糖和降血脂药物,有针对性地采取措施,尽量减少危险因素的损害。

(2)让患者知道心理因素对疾病转归和康复会起到很重要的作用。帮助患者减轻和克服消极悲观心理,保持良好的心情,以主动、积极、健康的心态与医护人员密切配合。

(3)合理饮食、适当运动有助于降低高血脂、高血压等危险因素的发生。如少吸烟饮酒,低盐、低脂、高纤维饮食等,增加植物蛋白、单纯不饱和脂肪酸的摄入,多食水果和蔬菜。

(4)指导患者在急性期卧床休息,取平卧位为好,以保证脑血流供给、减轻脑组织缺血状况。保持瘫痪肢体功能位置,帮助患者做患肢及关节的被动运动。

(5)治疗用药指导:①长时间服用阿司匹林抗凝血治疗,可致胃肠道反应或溃疡,应饭后服用。观察用药反应,若皮肤淤斑、鼻出血、牙龈出血或胃出血,请及时告知医护人员,以便调整用药。②用降压药或降糖药时,应按医嘱定时、定量服用,不宜自行停药或减量,以免影响治疗效果。

(6)定期复查:复查血压、血脂、血糖情况,医师根据检查情况调整药物剂量。

第六节　帕金森病的护理

帕金森病(PD)又称震颤麻痹(paralysissagitans),由 Parkinson 于 1817 年首先描述,是一种常见的老年运动障碍性锥体外疾病,以静止性震颤、肌强直、运动徐缓和步态姿势异常为特征,是以黑质多巴胺能神经元变性缺失和纹状体多巴胺递质变少为病理特征的一种慢性疾病。

【病因及发病机制】

迄今病因未明,可能与遗传、环境及衰老有关。本病多见于老年人。有 10％ PD 患者有家族史。环境中的某种工业毒素和农业毒素,能破坏黑质中的多巴胺能神经元。

【临床表现】

多数患者为 50 岁以后发病,男性稍多于女性。起病缓慢,呈进行性加重。

1.静止性震颤　多数患者以一侧肢体静止性震颤开始起病。震颤多起于一侧上肢,然后波及同侧下肢,再延及对侧上下肢,上肢比下肢重。震颤频率每秒 3～6 次,静止时明显,随意运动过程中减轻或暂时消失,情绪激动时增强,入睡后消失。手指表现为粗大的节律性震颤(搓丸样或数钱样动作),以掌指关节及拇指不自主震颤为显著表现。

2.肌强直　在震颤发生后或同时,出现全身肌肉的僵硬,表现为齿轮样强直或铅管样强直(肌肉僵硬伸肌、屈肌张力均增高,被动运动时有齿轮样或铅管样阻力感)。

3.运动徐缓　患者主动运动减少,反应慢,动作迟缓,面部表情运动少,呈呆滞状,两眼直视,眨眼动作很少,视听反射减少,呈"假面具脸"状。患者虽感觉身体某些姿势长时间不动不适,但很少变化姿势。颈肌、躯干肌强直而使躯体前屈,整个人比发病前变矮。

4.步态和姿势异常　患者行走时起动和终止均有困难,起动后则呈慌张步态。精细动作很难完成,系裤带、鞋带等不易进行;书写时手抖,并有字越写越小的倾向,称为"写字过小症",是 PD 的另一种早期征象;咀嚼、吞咽可出现困难;发声单调。

【诊断要点】

根据中年以后发病、缓慢进行性加重的静止性震颤、运动徐缓、肌强直及步态和姿势异常等典型神经症状和体征,通常诊断并不困难。

【治疗要点】

目前仍以药物治疗为主。由于本病病因不明,所以尚无根本治疗的方法。PD 的病理生理在于纹状体内多巴胺递质减少以及胆碱能神经功能相对增强,因此药物主要针对这两者进行作用。

(一)常用药物

需长期服药、控制症状;对症用药、辨证加减量;最小剂量、最佳效果;权衡利弊、联合用药。

1.抗胆碱能药物 针对胆碱能神经的功能相对增强,给予抑制胆碱能的药物。如苯海索(安坦),排泄迅速,无蓄积作用,毒性小可长期应用,应首选;对肌肉强直、运动徐缓以及姿势异常症状效果好,对震颤效果稍差。

2.左旋多巴 由于多巴胺递质减少,可直接补充多巴胺药物。由于多巴胺不能通过血脑屏障,需应用其先驱药物左旋多巴。复方左旋多巴目前仍是治疗帕金森病的"金标准"。左旋多巴制剂目前有两种:①美多巴,国内应用广泛。②息宁即森纳梅脱控释片。

3.金刚烷胺 具有提高突触前神经终末多巴胺的合成、贮存、释放,减少再吸收和部分抗胆碱能的作用,能调高左旋多巴的疗效。但可发生恶心、呕吐、白细胞减少、直立性低血压等副作用。

4.多巴胺受体激动剂 如溴隐亭,能直接兴奋多巴胺 D_2 受体,增加纹状体区多巴胺,对强直、运动徐缓、震颤均有效;与左旋多巴合用能缓解或减轻疗效减退、运动波动,并可使左旋多巴减量。从小剂量开始。时有头晕、胃肠道反应、直立性低血压、精神症状等副作用。

(二)外科手术治疗

采用立体定向手术破坏丘脑腹外侧核后部,可以制止对侧肢体震颤;破坏其前部,则可制止对侧强直。适应证为 60 岁以下患者,震颤、强直或运动障碍明显的一侧肢体为重,且药物治疗效果不佳或副作用严重者。

【常用护理诊断/问题】

1.生活自理缺陷 与震颤、肌肉强直、运动减少有关。

2.营养失调,低于机体需要量 与吞咽困难有关。

3.躯体移动障碍 与神经、肌肉受损,运动减少,随意运动减弱有关。

4.语言沟通障碍 与喉肌及面部肌肉强直,运动减少、减慢有关。

5.自我形象紊乱 与身体形象改变有关。

6.知识缺乏 缺乏本病相关知识和药物治疗知识。

【护理措施】

1.日常生活护理

(1)饮食护理:饮食的目的在于维持患者较佳的营养和身体状况,并通过调整饮食使药物治疗达到更好的效果。患者因肌强直及震颤,静息耗能增加,所需能量常稍高于同年龄段的正常人;中晚期由于吞咽困难,抗帕金森病药物导致的消化系统副作用会加重营养失调。因此,膳食中应注意满足碳水化合物和优质蛋白质的供应,以植物油为主,少进动物脂肪。多吃新鲜蔬菜和水果,能够提供多种维生素,并能促进肠蠕动,防治大便秘结。患者出汗多时,应注意补充水分。

(2)生活自理护理:随着病情的发展,患者运动功能发生一定程度的障碍,生活自理能力显著降低。指导患者促进生活自理的技巧。鼓励患者自我护理,如进食、穿衣、移动等,做自己力所能及的事情,增加其独立性,避免过分依赖别人。给患者足够的时间去完成日常生活活动(说话、写字、吃饭)。①走路时持拐杖助行。若患者入厕下蹲及起立困难时,可置高凳坐位排便。②洗澡时,在浴缸或喷头附近加装扶手,或是放张洗澡专用的小椅子以方便沐浴;浴室要防滑;使用挤压式液体香皂,解决肌肉僵直无法灵活使用固体香皂的问题;如果用毛巾擦干身体有困难,可改成直接穿吸水性佳的浴衣。③穿衣时,把要穿的衣物放在身边;将纽扣改为自粘胶带或尽量穿有拉链的衣服;选择有拉链或自粘胶带的鞋子,方便穿脱。④对于自行起床、起坐有困难者,可在床尾结一个绳子,便于患者牵拉起床;避免坐过软的沙发及深凹下去的椅子,尽量坐两侧有扶手的座椅。⑤对于端碗持筷困难者,要用大把手的叉子、汤勺以及不易碎的餐具、水杯;若颤动严重,可协助进食。⑥对于吞咽困难者,应根据患者能量、口味需要,提供营养可口、制作精细、黏稠不易反流的食物,让患者每吃一口吞咽2~3次。

(3)便秘的预防:多饮水,多摄入含丰富纤维素的饮食。晨起可顺时针按摩腹部,养成定时排便的习惯,必要时遵医嘱服用缓泻剂。

2.药物护理 告知患者本病需要长期或终身服药治疗,让患者了解药物的用法、注意事项、疗效及副作用的观察与处理。

(1)疗效观察:观察患者震颤、肌强直、运动徐缓、步态和姿势等的改善情况。

(2)副作用的观察及处理:①左旋多巴制剂的副作用在早期有消化道反应(食欲减退、恶心、呕吐、腹痛等)、直立性低血压、失眠、精神症状(幻觉、妄想)等。进食时服药或减少服药剂量,症状可逐渐消失。对于直立性低血压,当患者由卧位改为立位时,要先经过坐位来过渡,并注意放慢速度,如果感觉头晕,及时用手抓住床挡坐在椅子上或蹲下;当出现严重精神症状时,及时就诊,积极处理。长期服药后可出现运动障碍(异动症)和症状波动等。运动障碍表现为舞蹈样或肌张力障碍样异常不随意运动,表现为怪相、摇头以及双臂、双腿及躯干的各种异常运动,一般在药物减量或停药后可改善或消失。症状波动包括开关现象和疗效减退两种。开关现象指每天多次突然波动于严重运动减少和缓解(伴有异动症)两种状态之间。"开"时,帕金森症状减轻,"关"时症状加重。此现象不可预知,要格外引起重视。尤其要注意安全问题。例如患者在过马路时,若突然发生严重运动减少,僵在路中间,会比较危险。因此对于这种患者应嘱其不要单独外出。减少每次剂量,增加服药次数而每天总药量不变,或适当加用多巴胺受体激动剂,减少左旋多巴用量,可以防止或减少症状发生。疗效减退指每次服药后药物的作用时间逐渐缩短,表现为症状有规律性的波动,与有效血药浓度有关,可以预知,故增加每天总剂量并分开多次服用可以预防。②抗胆碱能药物因阻断了副交感神经产生副作用,如口干,唾液、汗液分泌减少,肠鸣音减少,排尿困难,瞳孔调节功能不良等。由于抗胆碱能药物影响记忆功能,也不宜用于老年患者。③金刚烷胺副作用有不宁、恶心、失眠、头晕、足踝水肿、幻觉、精神错乱等。有肾功能不良、癫痫病史者禁用。

3.康复训练

(1)疾病早期:患者运动功能无障碍,应鼓励其坚持体育锻炼,应注意的是体力劳动不等于体育锻炼。应有计划、有目地认真进行肢体功能锻炼,四肢各关节做最大范围的屈伸、旋转等活动,以防止肢体挛缩、关节僵直的发生。

(2)疾病中期:①对于行走障碍者,手杖可帮助限制前冲步态及维持平衡。步行时将脚抬高,尽量跨大步伐向前迈。双臂要自然摇摆,维持平衡。走平路时眼睛看前方,不要看地上。开步困难时想象前方有几条平行线,每跨一步都要跨越一条平行线。转身时,尽量不要原地转弯,而是以弧线前进,身体跟着移动。提供帮助时不要拉着患者走,只要伸出一只手让其牵附即可。②对于姿势平衡障碍者,可两脚交替性放在台阶上,训练双足站立时重心向左右前后移动,进行单足站立、躯干及骨盆旋转、上肢随之摆动、用足跟行走、爬行训练、向后和左右推拉保持平衡的训练。

(3)晚期患者做被动肢体活动和肌肉、关节的按摩,以促进肢体的血液循环。

4.病情观察 观察进行性加重的震颤、运动减少、强直和体位不稳等典型神经症状和体征等,观察药物的副作用,也应注意观察有无因长期卧床并发肺炎、压疮等情况。

5.安全护理 不要单独使用煤气、热水器及锐利器械,防止受伤;避免进食带骨刺的食物和使用易碎的餐具;外出有人陪伴,佩戴手腕识别牌或外衣口袋内放置写有患者姓名、住址和联系电话的卡片,以防走失等。

6.心理护理 与患者讨论疾病的症状,如颤抖、流涎和言语含糊等,讨论身体健康状态的改变对自尊的影响。鼓励患者表达恐惧与关切,注意倾听。建议患者选择现实可行的支持系统,以面对疾病。纠正患者的错误概念,提供正确信息。必要时提供给患者隐蔽的环境,尤其是进行日常活动及进食时。

【健康指导】

PD是慢性进展性疾病,经治疗可以减轻症状,病程可持续多年,轻症者甚至仍可工作。本病虽不知名,但若不坚持治疗、康复,病情严重时可全身肌肉强硬、主动活动困难,甚至卧床不起,致最后因发生心肺等合并症而死亡。因此,对PD患者要进行饮食、药物、康复、安全等多方面的综合健康教育,

第六章　神经外科疾病的护理

第一节　急性脑卒中的护理

急性脑卒中是突然起病的脑血液循环障碍导致猝然发生的暂时或永久的神经功能损害、缺失,居我国三大死因次位。我国城市脑血管病的年发病率、死亡率分别为 219 人/10 万人和 116 人/10 万人,农村地区分别为 185 人/10 万人和 142 人/10 万人,全国每年死于脑血管病约 150 万人,存活者中度致残的占 1/3。急性脑卒中高的发病率、病死率、致残率,严重威胁人类健康,造成社会和家庭沉重的经济和精神负担。

一、急性脑卒中分类

脑卒中可分为出血性卒中和缺血性卒中两大类。

1.出血性卒中　　出血性卒中是指非外伤性脑实质内或脑表面的出血,包括脑出血和蛛网膜下隙出血,主要病因有高血压、脑血管畸形、脑淀粉样血管病和溶栓、抗凝、瘤卒中等。急性期病死率约为 30%～40%,在急性脑卒中中最高。

2.缺血性卒中　　缺血性卒中又称为脑梗死,约占全部脑卒中的 60%～80%,指因脑部血液循环障碍,缺血、缺氧所致的局限性脑组织的缺血性坏死或软化。血管壁病变、血液成分和血流动力学改变是引起脑梗死的主要原因,包括短暂性脑缺血发作(TIA)、脑栓塞、脑血栓形成等。

二、急性脑卒中的临床表现和特点

脑卒中常见的症状为:突然发生一侧肢体(伴或不伴面部)无力、笨拙、沉重或麻木,一侧面部麻木或口角歪斜,说话不清或理解语言困难,双眼向一侧凝视,一侧或双眼视力丧失或模糊,视物旋转或平衡障碍;既往少见的严重头痛、呕吐。上述可症状伴意识障碍或抽搐,也可突然出现神志模糊或昏迷。

1.出血性卒中多在动态下急性起病,突发出现局灶性神经功能缺损症状,常伴有头痛、呕吐,可伴有血压增高、意识障碍和脑膜刺激征。

2.缺血性卒中多数在静态下急性起病,部分病例在发病前可有 TIA 发作。临床表现决定于梗死灶的大小和部位,主要为局灶性神经功能缺损的症状和体征,如偏瘫、偏身感觉障碍、失语、共济失调等,部分可有头痛、呕吐、昏迷等全脑症状。可出现不同程度的脑功能损伤和并发症的表现。

三、急性脑卒中的治疗原则

1.出血性卒中的治疗原则　阻止继续出血及稳定出血导致的急性脑功能障碍。治疗要点有:保持安静,防止引起血压、颅内压波动的因素;控制脑水肿、颅内压增高;处理并发症;对有指征者应及时清除血肿、积极降低颅内压、保护血肿周围脑组织。有脑疝危及生命者紧急行去骨板减压术。

2.缺血性卒中的治疗　脑梗死的治疗实施以分型、分期为核心的个体化治疗。在支持治疗的基础上,可,选用改善脑循环、脑保护、抗脑水肿、降颅内压等措施。大、中梗死应积极抗脑水肿、降颅内压,防止脑疝形成。在<6h 的时间窗内有适应证者可行溶栓治疗。

四、护理

1.护理目标

(1)协助院前急救,保存脑功能,挽救生命。

(2)发现早期症状,提供治疗依据,保障治疗顺利实施。

(3)预防并发症,促进功能恢复,减少致残率。

(4)提高病人及家庭的自护能力。

2.护理措施

(1)院外急救时的护理:监测和维持生命体征。保持呼吸道通畅,解开患者衣领,有假牙者应设法取出,必要时吸痰、清除口腔呕吐物或分泌物。昏迷患者应侧卧位,途中保护患者头部免受振动,在旁适当固定。遵医嘱给予甘露醇和降压、止痉药物,抽搐者预防舌咬伤等意外。必要时吸氧及进行心电监护。途中应提前通知急诊室,做好准备及时抢救。

(2)所有急性脑卒中病人,无论病情轻重,都应安置于卒中病房或神经科监护病房。对入院时病情较轻的病人勿麻痹大意,由于再出血、血栓的扩展、复发栓子、病灶周围水肿区的扩展或脑疝等因素,都能使病情恶化、造成危险。

(3)严密观察生命体征的变化,动态观察病人神志、瞳孔、体温、肢体活动情况,及早发现潜在问题,为抢救、治疗赢得宝贵时机,减少病死率和致残率。

1)立即进行心电、血压、呼吸、血氧饱和度监护,观察其变化。出现呼吸、心搏骤停者,立即进行心肺复苏。重症脑卒中死亡原因主要是脑出血和大范围脑梗死引起的颅内压增高,致使脑疝和中枢功能衰竭,若能早期发现,及时处理,可挽救生命。如呼吸次数明显减慢,出现鼾声、叹息、抽泣样呼吸则提示呼吸中枢受到损害,病情危重;病变波及脑干时早期就会出现脉搏、呼吸、血压等异常;血压、脉搏、呼吸也反映了颅内压的改变。颅内压增高时,血压急剧上升,脉搏慢而有力,呼吸深大呈潮式呼吸,意识障碍加重,呕吐频繁,可能为脑疝的前驱症状;血压下降,则可能为延髓功能衰竭。发现异常及时报告医生,并协助抢救、处理。

2)观察意识:部分急性脑卒中病人存在着不同程度的意识障碍,意识的改变提示病情的轻重,也是判断脑水肿和颅内压高低的指征之一,它的改变多较瞳孔变化早。护士可通过简单的问话、呼唤或刺激(如角膜刺激反射、压眶反射、针刺皮肤疼痛觉)、观察病人是否睁眼来判断意识障碍程度。通过对话了解清醒患者的辨识力、记忆力、计算力及抽象思维能力,做出正确估计。

3)观察瞳孔:急性期护士每15～30min观察瞳孔和眼球运动情况1次。应注意瞳孔的大小、形态、对光反射敏感还是迟钝等,双侧同时进行对比性观察,做好记录,前后对比,对确定损害部位和程度有一定帮助。两侧瞳孔缩小呈针尖样,为桥脑出血的体征;双侧瞳孔不等大提示脑疝的可能;脑缺氧时瞳孔可扩大,如持续扩大,提示预后不良。观察眼球有无向外、内、上凝视。双眼球向外凝视,提示脑干病变。

4)观察体温:在发病早期可骤然升高至39℃以上,体温分布不均匀,双侧皮肤温度不对称,病人多无寒战。如体温逐渐升高并呈弛张热型,多伴有感染;如持续低热为出血后吸收热的表现;如体温下降或不升,提示病情危重。

5)观察有无抽搐、强直性痉挛、呕吐、呕血、黑粪、躁动等情况。持续导尿,观察尿量情况。

6)保持呼吸道通畅:对于昏迷的急性脑卒中患者,务必注意保持呼吸道通畅,防止窒息危险。施行气管插管或切开术者,术后加强护理。病人应取侧卧位或头偏向一侧,经常翻身叩背,使呼吸道内分泌物引流通畅。如有呕吐物或痰液阻塞,应及时吸痰,并注意防止舌后坠。

(4)休息和体位护理:脑卒中急性期绝对卧床休息,限制活动。尤其是发病后24～48h尽量减少搬动。一般每2h翻身1次,预防局部皮肤受压,翻身动作要轻、稳。因体位改变可导致颅内压一过性升高,高血压脑出血病人、颅内压较高的病人,应相对固定头部,血压平稳后才适当变换体位,取床头抬高15°～30°体位,降低颅内压。颅内压不高的急性缺血性卒中患者保持平卧或侧卧位,头部平放,将枕头撤下,以保证脑部血液供应。

(5)发热和亚低温治疗的护理:亚低温主要是指轻、中度低温(28～35℃)。在急性脑卒中早期采用亚低温治疗,能降低降低脑细胞代谢和耗氧量,有利于减轻脑水肿,促进神经细胞功能的修复。①方法床上垫冰毯,水温10～20℃;头部置冰帽,水温4～10℃,在2～3h内将患者的体温控制在35～36℃,持续降温5～7d。②护理注意事项严密观察体温变化,患者腋下持续留置体温探头,使腋温保持在35～36℃,以利保护脑细胞;注意降温仪的工作运行情况,根据体温及时调整设置温度。掌握降温幅度,出现寒战时适当提高冰毯温度,盖被保暖;避免患者皮肤直接接触冰帽和冰毯,每30min检查1次水温,观察皮肤颜色,以免冻伤;亚低温治疗时严密监测心电、血压、呼吸、脉搏、意识、瞳孔等。低温可使患者的心率减慢,血压降低。体温降低过多易引起心血管功能紊乱,出现心律失常,严重者可因室颤而死亡。如有变化及时报告医生处理;在亚低温治疗结束前,先撤除冰毯,使腋温逐渐自然回升到36～37℃,连续3d,再撤除冰帽。

(6)药物治疗的护理。①静脉滴注甘露醇的护理:甘露醇能降低颅内高压,预防脑疝形成。静脉滴注要根据病情及医嘱按时应用,保证应有的治疗作用。20%的甘露醇250ml必须在

30min内输完,尽量选择较粗的静脉和注射针头或加压静脉滴注、静脉推注。使用甘露醇期间,要经常更换注射部位,避免在同一条静脉多次滴注,以免刺激局部产生疼痛,或引起静脉炎,静脉滴注过程中要经常观察有无渗出,避免甘露醇大量渗出导致组织坏死。由于甘露醇的高渗作用,静脉快速滴注时使血容量突然增加,血压上升,心脏负荷增加。在用药过程中要密切观察心率、脉搏、呼吸、血压等,出现呼吸困难、憋气、烦躁等急性心衰的表现时,立即减慢滴速,通知医生及时处理。②降压治疗的护理:护士必须明确急性脑缺血性卒中时调控血压的目标值。除了高血压脑病、蛛网膜下隙出血、主动脉夹层分离、心力衰竭、肾功能衰竭等情况外,大多数情况下,除非收缩压＞220mmHg或舒张压＞120mmHg或平均血压＞130mmHg,否则不进行降压治疗。使用降压药物治疗时,护士要密切监护血压和神经功能变化,严格按照医嘱的剂量和速度给药,出现血压波动及时通知医生调整药物和剂量。③静脉溶栓治疗的护理:急性脑梗死应用重组组织型纤溶酶原激活物(rt-PA)溶栓治疗,使血管再通复流,挽救半暗带组织,避免形成坏死。溶栓时间窗为3～6h。

迅速帮助医生完成静脉溶栓前各项准备工作,保障3h的最佳时间窗。检查知情同意书是否签字、完善。

密切观察和管理血压。能够开始溶栓治疗的目标血压为收缩压＜185mmHg和(或)舒张压＜105～110mmHg。遵照医嘱在给予rt-PA前直至应用后的24h,严密管理血压,动态监护,根据血压水平及时调整降压药物的量和速度。

准确注入溶栓药物。rt-PA剂量为0.9mg/kg(最大剂量90mg),先在1min内静脉推注总量的10%,其余剂量连续静脉滴注,60min滴完,使用微量泵,确保均匀无误。

动态评估神经功能,用药物过程中每15min 1次,随后6h内,30min 1次,此后每60min 1次直至24h。

观察出血并发症。溶栓中,患者出现严重的头痛、急性血压增高、恶心或呕吐、急性呼吸衰竭应注意颅内出血的可能。应立即停用溶栓药物,紧急进行头颅CT检查并协助抢救。发现突发的皮下大片瘀斑,创面出血或注射针孔渗血不止,采用压迫止血无效,咳痰带血、咯血,肉眼血尿、呕血、黑粪以及出血的全身症状等,立即报告医生。

(7)吞咽障碍患者的护理:意识尚清楚能进食的患者给予易消化的半流质饮食和软食,食物温度要适中,以清淡为主,可根据病人的饮食习惯搭配饮食,增加病人食欲,保证热量及营养供给。并发吞咽障碍和昏迷病人24～48h内禁食,以静脉补液来维持生命需要。48h后,仍不能进食者,可给予鼻饲饮食。急性脑梗死患者吞咽障碍的发生率在29%～45%,容易发生营养不良、脱水、误吸,误吸引起的肺炎占肺炎死亡的1/3。①轻度吞咽障碍,帮助患者取坐位进食,颈部微前屈以减少食物反流及误吸。不能坐起者取半卧位,偏瘫者患侧肩部垫软枕,进食后保持该体位30min,以减少食物向鼻腔逆流和误吸。给予软食、冻状、糊状的碎食,进食时食团的量要小,以一汤匙为适宜,待食物完全下咽后再给下一次。舌肌运动麻痹不能将食物推向咽部时,将食团送至患者的舌根部,引起吞咽反射将食物吞下。面瘫者由健侧喂食,检查口内无残留食物后再送入食物。②重度吞咽障碍时,为满足营养需求,同时防止吸入性肺炎的发生,需留置胃管鼻饲流质食物。为防止鼻饲时发生吸入性肺炎,可延长胃管插入长度,鼻饲时抬高床头,限制每次鼻饲量(150～250ml)和速度(8～10ml/min),防止发生胃潴留。鼻饲过程中注意观察,病人出现恶心、呕吐、呛咳、呼吸困难等,可能发生反流或误吸,应立即停止鼻饲,取右侧卧位,头部放低,清除气道内异物,并抽吸胃内容物,防止进一步反流造成严重后果。

(8)排尿及尿路感染并发症的护理:如果无尿潴留,尽量不插尿管,使用自制集尿袋,每次便后清洗会阴部。必须留置导尿时,导尿过程和护理导尿系统严格遵守无菌原则,保持系统密闭,每日更换无菌引流袋,会阴部护理每天 1~2 次,保持尿道口及周围皮肤清洁。有感染时遵医嘱给予 0.2%甲硝唑,每日 2 次,膀胱冲洗。

(9)预防肺部感染并发症的护理:急性脑卒中并发肺部感染是导致死亡的主要原因之一。由于呼吸中枢受抑制,咳嗽反射减弱,吞咽障碍易发生呛咳、误吸,卧床致呼吸道分泌物积聚。老年患者因体质弱、抵抗力低下等因素,更增加其易感性,导致肺炎而危及生命。具体措施:采取头高侧卧位,头稍后仰,利于口咽部分泌物引流。每 1~2h 翻身 1 次,同时配合叩背,刺激咳嗽使痰液排出。意识不清者及时吸出口腔、呼吸道内分泌物防止呛咳、痰液坠积。雾化吸入湿化呼吸道、稀化痰液。气管切开患者加强呼吸道的管理,严格无菌操作,每 6h 消毒气管内套管 1 次。必要时根据药敏结果行气管内滴药后及时吸痰。保持口腔清洁,昏迷患者清洁口腔 4 次。

(10)预防皮肤、黏膜感染并发症的护理:预防压疮最重要的是避免同一部位长时间受压,每 2h 翻身 1 次,骨隆起处要加软垫保护,按摩受压部位改善血液循环。定时全身擦浴,每天至少 1 次,保持皮肤清洁,保证床铺及皮肤干燥,眼闭合不全者覆盖无菌湿纱布,涂金霉素眼膏,防止感染及眼球干燥。防止口腔黏膜过分干燥,可用湿棉球沾湿口唇及颊黏膜。呕吐后要及时清除口腔异物,用水清洗使口腔清洁。

(11)消化道出血并发症的护理:急性脑卒中时的应激,常引起胃肠道黏膜急性糜烂、出血和溃疡,导致上消化道出血。应激性溃疡多发生在急性脑卒中的高峰期,出血量有时较大,不易自止,可迅速导致循环衰竭、脑血管病症状恶化,预后不良。注意观察消化道出血征兆,神志清醒患者出现不同程度的腹胀、恶心、腹部隐痛、肠鸣音活跃、躁动、呃逆、尿量减少等,昏迷或有意识障碍病人突发的血压下降、心率增快、脉搏细数、睑结膜、甲床苍白,即使尚未表现出明显的呕血或黑粪,也应考虑为上消化道出血。注意大便颜色及抽出的胃内容物的颜色。发现消化道出血时,密切观察病人意识及生命体征变化,立即报告医生并配合积极抢救。

(12)心脏并发症的护理:常规持续心电监护,病人有胸闷、胸痛症状或发现 ST-T 改变、心律失常,及时向医生报告,及时诊断和治疗。

(13)并发癫痫的护理:脑卒中后癫痫尤其是并发癫痫持续状态,是临床上一种紧急情况,应立即抢救,中止发作。否则导致昏迷加深、高热、脱水、呼吸循环衰竭、甚至死亡。

护士要重视预见性护理。大脑皮质卒中癫痫发生率最高,蛛网膜下隙出血癫痫率高,脑出血次之,脑梗死最低。对高发病人随时注意有无癫痫症状,发现病情变化及时与医生联系,同时准备好抢救物品及药品。

对癫痫大发作者要保护病人,防止外伤。加保护床栏、垫牙垫、取出活动义齿、防止坠床及舌咬伤,确保病人安全。保持呼吸道通畅,应将病人头偏向一侧,痰多者及时吸痰,防止吸入性肺炎。高热病人予物理降温并配合药物治疗。认真执行医嘱,严格掌握给药剂量和途径。抗癫痫药物剂量大时抑制呼吸,一旦出现应立即配合医生抢救。发作时,观察抽搐的部位、次数、持续时间、间隔时间及发作时对光反射是否存在并详细记录。

(14)早期康复护理：对急性脑卒中患者实施早期康复护理干预，目的是防止出现肿胀、肌肉挛缩、关节活动受限等功能恢复的情况，预防并发症，降低致残率，提高患者生活质量。早期床旁康复如患肢保护、被动活动等，简单有效，容易掌握，应充分重视。

1)维持正确的体位摆放和正确的卧姿，保持各关节功能位置，预防关节畸形。

正确的体位即上肢保持肩前伸，伸肘，下肢以保持稍屈髋、屈膝、踝中立位。每次变动体位后，及时将患者肢体置于功能位。

仰卧位时，在患肩后方和膝关节下方各放一软枕，使肩向前、稍外展，伸肘，前壁旋后，手指伸展或握一毛巾卷。腿外侧及足下均放枕相抵，防腿外展、外旋及足下垂、足外翻；健侧卧位时，前屈80°～90°，稍屈肘，前臂旋前，手同上。健侧下肢稍后伸，屈膝。患侧下肢放在健侧前，在其下方放枕，保持屈髋、屈膝、踝中立位；患侧卧位时患肩前伸、前屈，避免受压，其下放软枕，伸肘、前臂旋后，手同上。健侧上肢处于舒适位置即可，患侧下肢稍后伸、屈膝，踝中立位。健侧下肢放在患侧前面，屈髋、膝，其下放软枕。

2)按摩和被动活动肢体，尤其是瘫痪侧肢体。对瘫痪肌肉揉捏按摩，对拮抗肌予以安抚性的按摩，使其放松。按摩后进行关节各方向的被动活动，先大关节，后小关节。活动范围以正常关节活动度为依据，尽可能活动到位，每次30min，每天2次，幅度由小到大，循序渐进。

3)出现自主运动后，鼓励病人以自主运动为主，辅以被动运动，以健侧带动患侧，床上翻身和进行患侧运动，每次30min，每天2次。教病人自力翻身，双手交叉前平举，双足撑床，头转向翻身侧，向两侧摆动并翻身。练习坐起，锻炼躯干肌肉，能在床上稳坐后，可让其使两下肢下垂并练习两下肢活动，准备下地站立和步行。开始时由于肌力差需要由医务人员助力使动作完成，但必须以患者的主动运动为主、助力为辅。当肌力达3级时，每日应多次练习主动运动，逐渐增加抗阻运动练习，进一步发展肌肉力量，促进功能恢复。

4)面、舌、唇肌刺激：张口、鼓腮、叩齿、伸舌、舌顶上腭等，冰冻棉签和(或)冰块含服及味觉刺激，鼓励患者与治疗师交流，在治疗期间进行言语矫治。

5)语言康复训练：运动性失语是脑卒中常见症状，其主要特征为语言的产生困难、说话缓慢、声音失真，有单词遗漏，语言重复、命名异常，朗读困难，并有书写困难。语言康复训练介入越早越好。意识清醒、生命体征基本稳定后即可开始，以达到最大限度的功能恢复。

进行口形及声音训练，教会病人支配控制唇舌发音，先易后难；进行发音肌肉的训练，重点指导病人练习舌及口腔肌肉的协调运动。指导病人尽力将舌向外伸出，然后将舌头从外上到外下、外左，再到外右，由慢到快，每天5～10次，每次练习5～10min。或让病人听命令做口形动作，如鼓腮、吹气、龇牙；口语训练时向其提出简短的问题，说话缓慢清晰，问后给病人一定的时间回答；用直观的方法重新认字、认物，进行理解、识别训练；教会病人用形体语言表达意愿。

6)心理护理：急性脑卒中患者心理问题突出，对功能恢复非常不利，要高度重视心理康复。病人常存在自卑、抑郁、烦躁、悲观失望、淡漠甚至拒绝交流等情况。护士要重视对患者精神情绪变化的监控，应用语言、体态语言等方法与病人沟通交流，对其进行解释、安慰、鼓励、保证，尽量消除存在的顾虑，增强战胜疾病的信心，使其坚信经过持之以恒的康复训练，身体功能得到较好的恢复。抑郁症与焦虑症，均应同时辅以药物治疗及行为治疗。

五、健康教育

1.指导病人及家属了解脑卒中发病的主要危险因素和诱发因素,有关预防、治疗、等基本知识,积极控制可干预的生理学危险因素(如高血压、糖尿病、高脂血症、心脏病、高半胱氨酸血症等)和行为学危险因素(如吸烟、酗酒、肥胖、抑郁等),预防脑卒中再发。

2.强调持续康复的意义,出院不是治疗和康复的结束,而是其继续。指导患者进行各期的康复训练,针对患者存在的功能缺陷及障碍,制定站立、步行等计划,使病人早日回归正常的生活,提高生命质量。

3.让家庭成员充分了解患者的情况,包括功能障碍、心理问题,以便能相互适应,还应使其掌握帮助患者康复的方法,协助患者进行康复训练。

4.定期复查,一旦出现前驱症状,要及早就诊。

第二节　短暂性脑缺血的护理

短暂性脑缺血发作(TIA)是由于脑动脉狭窄、闭塞或血流动力学异常而导致的短暂性、反复发作性脑局部组织的血液供应不足,使该动脉所支配的脑组织发生缺血性损伤,表现出相应的神经功能障碍。典型的临床表现症状可持续数分钟至数小时,可反复发作,但在 24 小时内完全恢复,不遗留任何后遗症。但有部分可发展为完全性卒中。可分为颈内动脉系统及椎-基底动脉系统 TIA。椎-基底动脉系统 TIA 可发生短暂的意识障碍。

【病因与发病机制】

TIA 的病因及发病机制至今尚不安全清楚,目前认为有以下几种学说。

1.微栓塞学说　发现微栓子的来源部位,即入颅动脉存在粥样硬化斑块及附壁血栓;脑动脉血流具有方向性造成反复出现同一部位 TIA。

2.脑动脉痉挛学说　脑动脉硬化、管腔狭窄,血流经过时产生的漩涡刺激动脉壁使动脉痉挛,造成短时的缺血。

3.颈椎学说　椎动脉硬化及横突孔周围骨质增生直接压迫椎动脉,突然过度活动颈部使椎动脉扭曲和受压出现椎基底动脉系统的 TIA;增生的骨质直接刺激颈交感干造成椎基底动脉痉挛。

4.脑血流动力学障碍学说　在脑动脉粥样硬化、管腔狭窄的基础上,血压突然下降,脑分水岭区的灌注压下降,出现相应的脑缺血表现。

5.心脏病变学说　心脏产生的栓子不断进入脑动脉导致阻塞或心功能减退导致脑动脉的供血不足。引起 TIA 最常见的心脏病有心瓣膜病、心律失常、心肌梗死等。

6.血液成分异常学说　红细胞增多症、血小板增多症、骨髓增生性疾病、白血病、避孕药、雌激素、产后、手术后等。

7.脑动脉壁异常学说　动脉粥样硬化病变、系统性红斑狼疮、脑动脉纤维肌肉发育不良、烟雾病及动脉炎等。

【临床表现】

本病多发于中、老年人,大多伴有高血压、高血脂、心脏病、糖尿病病史。典型特点:发病突然;症状和体征数秒钟达高峰,可持续数分钟至数小时;而且24小时内完全恢复;可反复发作,每次发作症状和体征符合脑神经功能定位。

1.椎基底动脉系统TIA临床表现　①复视;②偏盲;③眩晕呕吐;④眼球震颤;⑤声音嘶哑、饮水呛咳、吞咽困难;⑥共济失调,猝倒发作;⑦单侧或双侧口周及舌部麻木,交叉性面部及肢体感觉障碍,单侧或双侧肢体无力及病理反射阳性;⑧一过性遗忘症。

2.颈内动脉系统的TIA临床表现　①大脑中动脉TIA最多见,表现为以上肢和面舌瘫为主的对侧肢体无力,病理反射阳性,可有对侧肢体的感觉障碍、对侧偏盲、记忆理解障碍、情感障碍、失用等。在左侧半球者可有失语、失读、失算、失写等。②大脑前动脉TIA表现为精神障碍、人格障碍、情感障碍等。③颈内动脉主干发生TIA表现除以上症状和体征外,同时还伴同侧眼球失明及对侧上下肢体无力等症状。

【辅助检查】

1.血生化　高血脂、高血糖。

2.脑CT、MRI　检查一般无明显异常,发作期间可发现片状缺血性改变。

3.DSA或MRA　可有脑动脉粥样硬化斑块、溃疡及狭窄。

4.颈动脉超声　可见颈动脉狭窄或动脉粥样斑块。

5.心电图　冠状动脉供血不足。

【治疗原则】

1.进行系统的病因学检查,制订治疗策略。

2.抗血小板聚集治疗　肠溶阿司匹林、氯吡格雷、缓释双嘧达莫与阿司匹林复合制剂。

3.抗凝血治疗　短期内频繁发作,1天发作3次以上或1周发作5次,或有进展性卒中的可能尤其是椎基底动脉系统TIA。药物有肝素钠、双香豆素类药物、低分子肝素等。

4.他汀类药物　用于动脉粥样硬化引起的短暂性脑缺血发作。

5.扩容药物　用于低灌注引起的短暂性脑缺血发作。

6.病因、危险因素、并发症的治疗　针对引起TIA的病因如动脉粥样硬化、高脂血症、高血糖、高血压、颈椎病进行相应的治疗。

7.外科手术治疗　当发现颈动脉粥样硬化狭窄在70%以上时,在患者和家属同意下,可考虑行颈动脉内膜剥离术或颈动脉支架置入术。

8.预后　短暂性脑缺血发作可完全恢复正常,但频繁发作而不积极正规治疗可发生脑梗死。

【护理】

1.评估

(1)健康史:在短暂性脑缺血发作中,男性患病率高于女性,平均发病年龄55岁。在急性脑血管病中,短暂性脑缺血发作占10%。

(2)身心状况:对频繁发作的 TIA 患者应密切观察发作的时间、次数、临床症状等。

2.护理要点及措施

(1)检查患者感觉障碍侧的肢体活动及皮肤情况。

(2)防止烫伤、扭伤、压伤、撞伤等。

(3)对于患者视觉障碍、特别是偏盲者,病房环境应简洁整齐,物品放置规范,生活用品放在病人视觉范围内(训练时除外)。

(4)发作时应做好肢体功能位的护理。

(5)加强饮食护理,选择营养丰富、软食、团状或糊状食物,保证病人的营养摄入,防止误吸。

(6)根据患者 TIA 发作频次、时间等制订保护措施。发作频繁者限制活动,给予卧床。必要时给予陪护,并向陪护人员讲解预防摔伤的相关知识。

(7)发作时的护理:密切观察发作时的临床表现,有无意识障碍等症状,并立即给予吸氧;发作后检查病人有无摔伤,骨折,必要时行 X 线片、CT 等检查。

(8)并发症的护理:当出现饮水呛咳、吞咽困难时应给予相应护理。

(9)密切观察药物的作用与不良反应

3.健康教育

(1)积极治疗基础病如动脉粥样硬化、高脂血症、高血糖、高血压、颈椎病进行相应的治疗。有针对性地采取措施,尽量减少危险因素的损害。血压控制不可太低,以免影响脑组织供血供氧。

(2)做好出院指导,特别是预防再次发作的相关知识,最重要是向患者宣讲 TIA 发作时的各种临床表现,一旦有症状应立即就诊。

(3)药物指导,指导患者正确遵医嘱规律服药,不得擅自增减药物,并注意观察药物的不良反应。当发现皮肤有出血点、牙龈出血等,及时就诊。服用抗凝血药物及抗血小板聚集药物定期复查 PT/INR。

(4)饮食指导:合理饮食,低盐、低脂、高纤维饮食,增加植物蛋白、单纯不饱和脂肪酸的摄入,多食水果和蔬菜,戒除烟酒等不良嗜好。

(5)适当运动:活动中避免劳累,选择适宜运动方式,起坐、转身要慢,防止摔伤。

(6)定期复查:定期到医院复查,复查血压、血脂、血糖情况,根据检查情况医师调整药物剂量。

第三节　开放性颅脑损伤的护理

【概述】

开放性颅脑损伤是指颅骨和硬脑膜破损,脑组织直接或间接地与外界相通。多因锐器、钝器打击和坠伤与跌伤所造成。开放性颅脑损伤按受伤原因可分为如下几种。

1.钝器伤　致伤物为棍棒、砖、锤、斧背等。该类损伤所造成的头皮挫裂伤创缘不整,颅骨呈粉碎性骨折伴凹陷,硬脑膜常被骨折片刺破,脑组织挫裂伤面积较大,可伴有颅内血肿及一定程度的脑对冲伤,常有异物、毛发、泥沙等污染创面,感染发生率高。

2.锐器伤　致伤物有刀、斧、匕首等。该类损伤所致的头皮损伤创缘整齐,颅骨呈槽形裂开或陷入,硬脑膜及脑组织也有裂伤及出血,对冲性脑损伤少见。通常锐器伤污染较轻,颅内异物亦少见,感染发生率较低。

3.坠伤、跌伤　由于快速运动的头颅撞击在有棱角或突起的固定物上所致。常引起头皮裂伤,伴局限性或广泛性颅骨骨折及脑挫裂伤,对冲性脑损伤较多见,颅内出血及感染的机会也较多。

【临床表现】

1.头部伤口　观察伤口大小、形状、有无活动性出血、有无异物及碎骨片、脑组织或脑脊液流出。

2.意识障碍　广泛性脑损伤,脑干或下丘脑损伤,合并颅内血肿或脑水肿引起颅内高压者,可出现不同程度的意识障碍。

3.局灶性症状　依脑损伤部位不同,可出现偏瘫,失语、癫痫、同向偏盲、感觉障碍等。

4.颅内高压症状　出现头痛、呕吐、进行性意识障碍,甚至发生脑疝。

5.全身症状　早期可出现休克及生命体征改变。此外,开放性颅脑损伤可有低热,而伤口或颅内感染可引起高热、脑膜刺激征阳性。

6.脑损害症状　开放性颅脑损伤患者常有不同程度的意识障碍。脑重要功能区损害时可出现局灶症状;脑干或下丘脑等重要结构受损时临床表现危重,预后不良。开放性颅脑损伤癫痫发生率较闭合性脑损伤高。

7.辅助检查

(1)X线平片:了解颅骨骨折范围、凹陷深度、颅内异物、骨碎片分布以及气颅等情况。

(2)CT检查:明确脑损伤的部位和范围,了解有无继发颅内血肿,并能对异物或骨片的位置、分布做出精确的定位。对后期的脑积水、脑脓肿、脑穿通畸形及癫痫病灶均有重要诊断价值。

(3)其他检查:如腰椎穿刺,目的在于了解颅内有无感染;脑血管造影,目的在于了解有无外伤性动脉瘤及动静脉瘘的形成。

【治疗原则】

1.及时清创处理,预防感染　应尽早清除挫碎组织、异物、血肿,修复硬脑膜及头皮创口,变有污染的开放性伤道为清洁的闭合性伤道,为脑损伤的修复创造有利条件。

2.清创手术　尽可能在伤后6～8h行清创。目前应用抗生素的条件下,早期清创缝合时间最晚可延长至48h。清创完毕后应缝好硬脑膜与头皮。伤道与脑室相通时,应清除脑室内积血,留置脑室引流管。如果脑组织膨胀,术后颅内压仍高,可以不缝硬脑膜,并视情况做外减压(颞肌下减压或去骨瓣减压术)。

3.特殊伤的处理 钢钎、钉、锥等刺入颅内形成较窄的伤道,不要贸然将其拔除,以免引起颅内大出血或附加损伤引起不良后果。了解伤道以及致伤物大小、形状、方向、深度、是否带有钩刺,以及伤及的范围。根据检查所获取的资料,分析可能出现的情况,研究取出致伤物方法,做好充分准备后再行手术。

【护理评估】

了解与现患疾病相关的外伤史、受伤时间、致伤物及出血情况;观察意识、瞳孔、生命体征、肢体障碍、语言等神经系统功能,是否有休克表现;观察伤口的形状、深浅、出血量、是否与颅腔相通。

【护理要点及措施】

1.术前护理

(1)观察创面情况,记录出血量对创面和伤口的异物不可贸然取出,以防造成出血和脑损伤。患者有脑膨出时,可用敷料绕其周围,上面用无菌油纱覆盖,或用无菌碗罩于膨出的脑组织,再加包扎,保护脑组织,以免污染和损伤。

(2)饮食视病情而定,神志清醒的患者,应鼓励其食用高蛋白、高热量、多维生素等易消化食物,以满足机体的生理需要,增强抗病能力,促进创伤的修复。病情严重需手术治疗的患者应禁食水。

(3)开放性颅脑损伤要及时注射破伤风抗毒素,为预防二重感染,周围环境要保持清洁,适当限制探视,室内定期空气消毒。

(4)严密观察患者的意识、瞳孔生命体征及神经功能损害程度,特别在伤后 24～48h,每小时观察测量 1 次并记录。对出现休克、颅内血肿、脑疝等前期症状,应立即通知医师,并协助抢救。

(5)合并颅底骨折和颌面创伤时,要及时清除口腔和呼吸道分泌物及血凝块,以防引起窒息和吸入性肺炎。患者伤后昏迷、呼吸不畅,分泌物较多致呼吸困难者,需及时吸痰或及早行气管切开,以保持呼吸道通畅。

(6)做好术前准备工作。

2.术后护理

(1)按神经外科术后护理常规及全身麻醉术后护理。

(2)意识、瞳孔、生命体征的观察。患者术毕 15～30min 应测量血压、脉搏、呼吸各 1 次,同时注意观察意识、瞳孔及肢体活动的变化。

(3)保持呼吸道通畅。在麻醉清醒前患者易发生舌后坠、喉痉挛、呼吸道分泌物多,咳嗽、吞咽反射减弱等,因此术后要保持呼吸道通畅,及时清除呼吸道分泌物,注意有无呼吸困难、烦躁不安等呼吸道梗阻症状。

(4)伤口的观察。严密观察伤口渗血、渗液情况,并严密观察伤口周围组织有无肿胀、"波动"感。保持切口敷料的清洁、干燥;注意体温变化,若体温持续升高,应及时做腰穿及脑脊液常规、生化、细菌培养等;同时术前术后严格遵医嘱使用抗生素。

(5)保持头部引流管的固定可靠,防止脱落及扭曲,发现引流管不畅及时报告医师,引流袋每日更换 1 次,认真观察并记录引流液的色及量,若引流量及色异常及时报告医师。

（6）对躁动患者仔细分析引起躁动的原因，特别要考虑颅内再出血、脑水肿等颅内因素，应及时通知医生，复查 CT 确诊，对躁动患者加强护理，防止坠床，但不宜加强约束，否则患者会因反抗外力消耗能量而衰竭。

（7）并发症护理

①防治应激性溃疡引起的上消化道出血。要密切观察患者的生命体征，鼻饲患者要及时抽吸胃液，动态观察有无应激性溃疡的发生。如有上消化道出血，要通知医生，遵医嘱给予 H 受体拮抗药，暂禁食，给予持续胃肠减压、冰盐水洗胃或胃内注入去甲肾上腺素 2mg 加生理盐水 50ml，避免生、冷、硬食物。

②预防肺部感染。定时给患者翻身、叩背、吸痰。

③防治肾衰竭及尿路感染。严格记录液体出入量，观察尿液色、量、比重，防止血容量不足导致急性肾衰竭。留置导尿管患者每日膀胱冲洗，3d 更换 1 次性尿袋，防止尿路感染。

④防止压疮的发生。每 2 小时翻身 1 次，在搬动患者时注意身体各部分的位置，避免拉、扯、拽患者。

⑤预防下肢深静脉血栓的形成。每天有计划地为患者做被动肢体活动和肢体按摩。给患者静脉输液时尽量选择上肢静脉。

⑥术后肢体偏瘫或活动障碍者，要保持肢体处于功能位，急性期过后要尽早给患者进行瘫痪肢体的功能训练，促进肢体的功能恢复，防止足下垂，肢体僵硬及失用性萎缩。

3.心理护理　开放性颅脑损伤的患者，由于躯体上突然遭到极大的创伤，不少患者可留有某些神经或精神障碍方面后遗症，如失语、肢体瘫痪、智能降低，或表现头晕、记忆力减退、心悸等功能性表现。为促进患者的康复，要关心患者的痛苦，耐心解释伤情。家庭、社会各方面人员都要注意避免夸大伤情，以防造成患者恐慌心理。及时掌握患者的心理活动，有效地给患者心理上的支持，并向其介绍疾病的治疗效果和治疗方法，使患者能够正确地接受现实，与医护人员合作，树立战胜疾病的信心。嘱家属全力配合，共同协助患者康复。

【健康教育】

1.颅脑损伤者，易出现焦虑不安，对生活失去乐趣的病态心理。针对患者的心理特点，针对性地进行疏导、启发、解释和鼓励。帮他们排除病态心理、稳定情绪、提高信心，主动配合康复治疗。并鼓励他们主动参与社交活动和建立良好的人际关系。

2.帮助肢体瘫痪患者拟定功能锻炼计划，嘱患者及家属定期回院复查，评估康复效果。

3.应告知家属营养支持的重要性，指导摄入高热量、高蛋白、高维生素等富有营养的食物，预防感冒，保持个人卫生。

4.癫痫患者应告知不宜单独外出、登高、游泳、驾驶车辆，严格按时服药。

5.颅骨缺损患者注意保护骨窗，外出戴防护帽，术后 6 个月可行颅骨修补术。

6.告知患者及家属出院后 3～6 个月进行复查，有任何不适症状及时就诊。

第四节　硬膜下血肿的护理

【概述】

硬脑膜下血肿是指出血积聚在硬脑膜下腔,是最常见的颅内血肿。约占外伤性颅内血肿的 40%,多属急性(3d 内)或亚急性(4~21d)型。急性或亚急性硬脑膜下血肿的出血来源主要是脑皮质血管,大多由对冲性脑挫裂伤所致,好发于额极;颞极及基底面,可视为脑挫裂伤的一种并发症,称为复合型硬脑膜下血肿。另一种较少见的血肿是由于大脑表面回流到静脉窦的桥静脉或静脉窦本身撕裂所致,范围较广,可不伴有脑挫裂伤,称为单纯性硬脑膜下血肿。慢性硬脑膜下血肿(22d 以上)的出血来源及发病机制尚不完全清楚。好发于老年人,大多有轻微头部外伤史,部分病人无外伤,可能与营养不良、维生素 C 缺乏、血管性或出血性疾病等相关。

【临床表现】

1.典型临床表现　急性或亚急性硬脑膜下血肿的主要表现如下。

(1)意识障碍:伴有脑挫裂伤的急性复合型血肿病人多表现为持续昏迷或昏迷进行性加重,亚急性或单纯性血肿则多有中间清醒期。

(2)颅内压增高:血肿及脑挫裂伤继发的脑水肿均可造成颅内压增高,导致头痛、恶心、呕吐及生命体征改变。

(3)瞳孔改变:复合型血肿的病情进展迅速,容易引起脑疝而出现瞳孔改变,单纯性或亚急性血肿瞳孔变化出现较晚。

(4)神经系统体征:伤后立即出现偏瘫等征象,因脑挫裂伤所致。逐渐出现的体征,则是血肿压迫功能区或脑疝的表现。

慢性硬脑膜下血肿进展缓慢,病程较长,可为数月甚至数年。临床表现差异很大,大致可归纳为三种类型:①以颅压增高症状为主,缺乏定位症状;②以病灶症状为主,如偏瘫、失语、局限性癫痫等;③以智力和精神症状为主,表现为头昏、耳鸣、记忆力减退、精神迟钝或失常。

2.辅助检查　如有较重的头部外伤史,伤后即有意识障碍并逐渐加重,或出现中间清醒期,伴有颅压增高症状,多表明有急性或亚急性硬脑膜下血肿。CT 扫描可以确诊,急性或亚急性硬脑膜下血肿表现为脑表面新月形高密度、混杂密度或等密度,多伴有脑挫裂伤和脑受压。慢性硬脑膜下血肿容易误诊漏诊,应引起注意。凡老年人出现慢性颅压增高症状、智力和精神异常,或病灶症状,特别是曾经有过轻度头部受伤史者,应想到慢性硬脑膜下血肿的可能,及时行 CT 或 MRI 检查可以确诊。CT 显示脑表面新月形或半月形低密度或等密度影,MRI 则为短 T_1、长 T_2 信号影。

【治疗】

急性或亚急性硬脑膜下血肿的治疗原则是一经确诊即应手术。慢性硬脑膜下血肿病人凡有明显症状者,即应手术治疗,且首选钻孔置管引流术,引流 2~3d,多可治愈。

【护理评估】

详细了解受伤过程,如暴力大小、方向、性质、速度,病人当时有无意识障碍,其程度及持续时间,有无中间清醒期、逆行性健忘,受伤当时有无口鼻、外耳道出血或脑脊液漏发生,是否出现头痛、恶心、呕吐等情况,了解现场急救情况,了解病人既往健康状况。全面检查并结合 X 线、CT 以及 MRI 检查结果判断损伤的严重程度及类型,评估病人损伤后的症状及体征,确定是开放或闭合性损伤,了解有无神经系统病症及颅内压增高征象;观察病人生命体征、意识状态、瞳孔及神经系统体征的动态变化,区分脑伤是原发性还是继发性。了解病人的营养状态、自理能力等,了解家属对病人的支持能力和程度,了解病人及家属对颅脑损伤及其功能恢复的心理反应。

【护理要点及措施】

1.术前护理

(1)保持呼吸道通畅:硬脑膜下血肿常有不同程度的意识障碍,丧失正常的咳嗽反射和吞咽功能,呼吸道分泌物不能有效排出,血液、脑脊液及呕吐物等可引起误吸;舌根后坠可引起呼吸道梗阻。因此,应尽快清除口腔和眼部血块或呕吐物,将病人侧卧或放置口咽通气道。禁用吗啡止痛,以防呼吸抑制。

(2)妥善处理伤口:单纯头皮出血,可在清创后加压包扎止血;如果有开放性颅脑损伤应剪短伤口周围头发,消毒时注意勿使乙醇流入伤口;伤口局部不冲洗、不用药;外露的脑组织周围可用消毒纱布保护,外加干纱布适当包扎,避免局部受压。

(3)防止休克:一旦出现休克征象,应协助医师查明有无颅外部位损伤,如多发性骨折、内脏破裂等。病人应平卧,注意保暖,补充血容量。

(4)做好护理记录:准确记录受伤经过、初期检查发现、急救处理经过及生命体征、意识、瞳孔、肢体活动等病情演变。

(5)术前准备:①皮肤准备。术前 ld 剃头,手术日晨再次剃头,用聚维酮碘或 1∶1000 苯扎溴铵纱布消毒头皮,仔细检查手术野有无感染及破溃处,并戴上手术帽或用无菌治疗巾包裹。②有颅内压增高者切忌灌肠,可用轻泻药,如酚酞、开塞露、番泻叶等。③术前 12h 禁食、8h 禁饮。④备齐带进手术室的药物、病历、CT、MRI、取血单等。⑤术日晨按医嘱给药,监测生命体征,如有异常及时汇报医生。⑥做好接手术病人准备:铺麻醉床,垫尿垫,将床摇高,备好床旁用物,如负压吸引器、多功能监护仪、输液架、大别针 2 个、量杯、纸巾、漱口水、吸管、特护记录本、笔、输液盘、适量的药物和无菌物品。

2.术后护理

(1)严密观察病情,及时发现颅内压增高:严密观察病人意识状态、生命体征、瞳孔、神经系统病症等变化,判断颅内血肿清除后效果并及时发现术后血肿复发迹象。通常术后 3d 左右行 CT 检查,证实血肿消失后拔管。

(2)脑水肿的预防:多数患者于术后 12h 即出现脑水肿的变化,24～72h 为脑水肿反应的高峰期。因此,应严密观察并及时采取控制脑水肿的措施,观察有无颅内压增高的发生。遵医嘱及时、准确地使用脱水药,同时控制水、钠摄入。

(3)指导病人有效活动:术后待病情稳定,应制定活动计划,促进康复。轻者术后 24～48h

即可行肢体被动活动、局部按摩,防止肌肉萎缩和关节强直,随着病情的好转可在床上进行肢体的主动活动,根据病情恢复情况,增加活动量,进一步坐起,下床活动,并逐渐增加活动范围和量,以恢复活动能力。

(4)心理护理:对于术后出现后遗症的患者应加强心理护理,鼓励病人正视现实,积极配合治疗,减轻后遗症;主动了解病人的心理状态,有自伤、伤人倾向时,避免让病人独处、接触伤人物品;随时与病人交谈,沟通思想,稳定情绪,使其积极配合治疗。

第七章　精神系统疾病护理

第一节　精神活性物质所致精神障碍

一、护理评估

（一）生理方面

（1）了解患者使用何种精神活性物质、应用的方式、时间、用量及间隔时间等，治疗情况及治疗药物的不良反应。

（2）患者有哪些戒断症状，症状的严重程度如何。

（3）了解患者的一般状况，包括：生命体征是否平稳；是否存在营养不良、极度消瘦；皮肤有无注射痕迹或瘢痕等。

（4）注意患者神经系统状况，有无腱反射改变、周围神经损伤等。

（5）躯体戒断症状，有无打哈欠、流涕、发热、肌肉疼痛、腹痛、恶心呕吐、腹泻、震颤、共济失调、睡眠障碍等。

（6）了解患者有无感染、消化系统疾病、心血管系统疾病、性病等。

（7）了解患者实验室及其他辅助检查结果。

（二）心理方面

1.认知活动　有无知觉障碍，如出现幻觉；有无思维障碍，如酒精中毒出现的妄想；有无智力与记忆障碍，如遗忘、错构、虚构症等；有无注意力和定向力障碍；是否有自知力。

2.情感活动　戒断时有无情绪变化，如出现焦虑、抑郁、紧张、恐惧等不良情绪。急性酒精中毒时，有无兴奋、吵闹、易激惹、情绪不稳等。停药时，患者是否对以往行为感到自责、悲伤、羞愧等。

3.意志行为活动　了解患者的用药动机，如好奇、追求快感、逃避现实等。用药后是否改变了原有的生活方式。在戒断过程中防卫机制的应用情况，如有无抱怨、诉苦、争执等。在脱瘾治疗时是否不惜一切代价持续用药。了解患者是否存在人格缺陷、缺乏自信、缺乏决策能力等。

（三）社会方面

（1）有无社会功能受损，特别是人际交往与沟通能力。

（2）与家庭成员的关系有无受损，有无子女教养不良、婚姻破裂等。

（3）社会支持系统的状况是否正常，家庭成员是否用精神活性物质，家庭成员、朋友、同事对患者的关心及支持程度。

二、护理诊断

（一）生理方面

1.营养失调（低于机体需要量）　与消化系统功能障碍、缺乏食欲等有关。

2.睡眠型态改变　与情绪障碍导致入睡困难或戒断症状有关。

3.有感染的危险　与机体抵抗力下降、卫生习惯不良等有关。

4.急性意识障碍　与酒精或药物过量中毒、戒断反应等有关。

（二）心理方面

1.感知改变　与酒精或药物过量中毒、戒断反应等有关。

2.思维过程改变　与酒精或药物过量中毒、药物依赖导致中枢神经系统受损、戒断反应有关。

3.焦虑　与调适困难、需要未获满足、戒断症状有关。

4.自我概念紊乱　与缺乏正向反馈、家庭关系不良、社会支持缺乏等有关。

5.个人应对无效　与不适当的调适方法、认知歪曲、支持系统缺乏等有关。

（三）社会方面

1.生活自理能力缺陷　与躯体并发症、戒断症状等有关。

2.暴力危险　与酒精或药物中毒、戒断综合征或个人应对机制无效有关。

3.有出走的危险　与认知障碍、自控能力降低有关。

4.社交障碍　与人格改变、行为退缩等有关。

5.自我概念紊乱　有感染的危险等。

三、护理目标

（一）生理方面

（1）患者能够维持正常的营养状态。

（2）患者的睡眠得到改善。

（3）患者未发生躯体感染性疾病。

（4）急性中毒患者生命体征平稳，未出现并发症。

（二）心理方面

（1）患者戒断症状得到控制，感知和思维过程恢复正常。

（2）患者能够控制自己的不良情绪和行为,未发生暴力冲动和出走行为。

（3）患者能纠正不正确的认知,出院后能认真执行戒毒、戒酒计划并主动配合。

（4）患者能够建立正向的自我概念和积极的应对机制。

（三）社会方面

（1）患者的生活自理能力得到提高。

（2）患者未发生暴力冲动行为和出走行为。

（3）患者能够建立正确的行为模式和有效的人际交往关系,主动承担家庭和社会责任。

（4）患者能主动参与各种社会活动,有效利用社会支持资源。

四、护理措施与健康教育

（一）生活护理

1.饮食护理 精神活性物质依赖者饮食无规律,大多食欲下降、厌食,戒断反应重者甚至拒食,护理人员应观察患者进食情况,给予易消化、营养丰富的饮食,食物应色、香、味俱全以便唤起患者的食欲。对进食困难者,由护理人员协助喂食,必要时鼻饲或静脉给予营养支持。

2.睡眠护理 患者在戒断后常常存在失眠,如不及时纠正,患者的注意力会集中在躯体不适感上,易诱发复吸或对镇静催眠药物的依赖,应协助患者改善睡眠状况,如为患者创造舒适、安静的睡眠环境。指导患者建立规律的作息时间,白天参加各种工疗和娱疗活动,睡前避免剧烈运动、避免过度兴奋,睡前不宜过饱或太饿,不宜大量饮水;睡前可听一些轻柔的音乐,用温水洗澡,可做足部按摩促进睡眠,护理人员应密切观察患者的睡眠状况。

3.个人卫生护理 保持床单位清洁、干燥、舒适。加强口腔护理、皮肤护理、排泄护理等。

（二）安全护理

首先为患者提供安全的环境,护理人员应以平静、同情的态度对待患者。对于有人格障碍的患者,注意方式、方法,既要坚持原则,又要正确疏导,避免直接冲突。对于戒断反应严重的患者,难以克制生理上的痛苦和心理上的依赖,会有出走行为,护理人员要注意防范。

（三）对症护理

1.戒断症状护理 脱瘾者出现流泪、流涕、打哈欠后出现全身酸痛、心悸、胸闷、发热、发冷、出汗等全身症状,护理人员需密切观察,尽早发现症状,适时用药,减轻患者痛苦。在戒毒期间患者应卧床休息,避免剧烈活动,站立时应缓慢,不宜突然改变体位。

2.过量中毒护理 首先确定是何种精神活性物质,再给予适当的处理,如洗胃、给予拮抗剂等。同时密切观察患者的生命体征,保持呼吸道通畅,保持水和电解质酸碱平衡,预防各种并发症的发生。

（四）并发症护理

该类患者多伴有其他疾病,如心血管疾病、神经系统损害、肝炎、性病等,对此要进行相应的护理。护士在操作时严格按照无菌规程,防止交叉感染。

（五）用药护理

用药治疗期间,应密切观察患者的不良反应,做好危重患者的抢救和护理。同时病房内备好抢救药品及用品。

（六）心理护理

首先要建立良好的治疗性护患关系,尊重患者,耐心倾听患者的叙述,传递出愿意帮助患者的愿望。矫正患者的不良行为,培养患者采取正确的应对方式来对待和处理心理问题,帮助患者重新认识自己,以积极的态度看待自己,对自己重拾信心,鼓励患者参加各种有益的活动,以转移对精神活性物质的渴求。向患者及家属提供有关精神活性物质滥用和成瘾的知识及复吸的危险,使患者能自觉配合治疗,能够告别以往的生活方式和生活环境。

（七）其他方面护理

精神活性物质的滥用是一个社会问题,对患者的护理需要家庭、社区、社会三方的参与。

五、护理评价

（一）生理方面

(1)患者营养状态、睡眠状况等是否得到改善。

(2)患者有无躯体感染性疾病及其他并发症。

(3)急性中毒患者生命体征是否平稳,是否发生并发症。

（二）心理方面

(1)患者的戒断症状是否得到控制,感知和思维过程是否恢复正常。

(2)患者能否控制不良情绪,纠正不正确的认知,认真执行戒毒、戒酒计划。

(3)患者是否建立正向的自我概念和积极的应对机制。

（三）社会方面

(1)患者的生活自理能力有无提高。

(2)患者有无冲动行为、自杀行为和出走行为。

(3)患者是否可以与他人有效沟通,建立有效的人际关系,并主动承担社会责任。

(4)患者能否主动参与各种活动,利用社会支持资源。

第二节 儿童青少年精神障碍

一、儿童孤独症患者的护理

儿童孤独症又称自闭症,是起病于婴幼儿期的广泛性发育障碍中的一种类型,以男性多,见。该病主要表现为不同程度的社会交往障碍、言语交流障碍、兴趣狭窄以及存在刻板重复的动作行为方式。多数患儿伴有不同程度的智力发育落后,部分患儿在智力普遍低下的背景下,某一方面的智力相对较好或非常好。

【病因及发病机制】

目前病因不明,可能与以下因素有关:遗传、围生期(产伤、宫内窒息)损伤、免疫系统异常、神经内分泌和神经递质功能失调有关。

【临床表现】

社会交往障碍、语言障碍、兴趣范围狭窄和刻板的行为模式是孤独症患儿的典型症状及诊断依据。多数患者合并注意缺陷和多动症状,约20%患者伴有抽动症状。

1.社会交往障碍　社会交往障碍是孤独症的核心病理表现。患儿在婴幼儿时期就表现极度孤独,回避与父母以及他人的目光接触,对父母的拥抱行为和爱抚行为表现无动于衷甚至予以拒绝,给人最突出的印象是孤僻。不依恋父母,不愿与同龄儿童交往,对活动、游戏等缺乏兴趣和主动性,甚至躲避,不能建立伙伴关系,缺乏情感反应,难以与他人培植起感情。

2.语言障碍　表现为言语理解和言语发育障碍,更主要是言语运用能力损害,这也是多数患者就诊的主要原因。一般患儿在两三岁时还不能说出有意义的单词和最简单的句子。孤独症患儿的言语障碍有多种表现形式,包括模仿言语、自语、重复语言、代词使用混乱、不会提问、说话内容与情景脱离、说话无节奏或缺乏抑扬顿挫,有时过度低声细语,有时又大声喊叫,发出怪声或缄默。有些患儿有言语但不会主动与人交谈,不会进行应答式交谈,不会提出问题与维持话题,有些患儿终生无言语。

3.兴趣范围狭窄和刻板的行为模式　孤独症患儿拒绝改变重复刻板的行为,表现每天要吃同样的饭菜数年不变,出门一定走固定的某条路线,每天使用相同的便器,固定的时间和地点大小便。始终用同样的被子和枕头,如果有改变就会哭闹不安甚至出现反抗行为。常有特殊的兴趣或迷恋,对一般儿童所喜欢的玩具、游戏缺乏兴趣,但对某些平素不是作为儿童玩具的物品及游戏活动却有特别的兴趣和迷恋,如瓶盖、车轮、旋转的东西(如电风扇)、门锁等达到着迷的程度。常常表现为刻板重复的行为和特殊的动作姿势,如反复蹦跳、转圈走路、晃手、击掌、跺脚、用舌舔墙壁等。

4.智能障碍　孤独症患者75%～80%伴有不同程度的智力低下。患者的智力损害模式具有特征性,即智力的各方面发展不平衡,操作性智商较言语性智商高。由于代偿作用,某些患者的机械记忆、空间视觉能力发育非常好,例如某些患者对日历、列车时刻表的记忆力相当好。

5.感知觉障碍　患儿表现对外界各种刺激显得非常迟钝或过分敏感,有些患儿对疼痛刺激反应迟钝,但对触痒却不能忍受,对犬吠声、吸尘声等则烦躁不安。有些患儿平衡能力极强,如走在窄窄的床栏上从不摔倒。很多患者喜欢看发光的物体,或旋转的物体或对某些物品能闻到一种特殊臭味。

6.其他精神和神经症状　多数患者合并注意缺陷和多动症状,约20%患者伴有抽动症状。患者可有恐惧,甚至惊恐发作以及幻觉等症状。年龄较长的患者常伴有强迫症状,自伤、冲动、攻击、破坏、违拗等行为也常见,少数有性自慰及拔毛发行为,部分患者还常有偏食、拒食、异食等进食问题或睡眠障碍,约30%患者脑电图异常,约20%的患者有癫痫发作,以大发作类型居多,低智能型患者发生率更高。

【诊断标准】

详细询问患者发育状况和行为特点,若发现患者在 3 岁以前起病,如具有社交障碍、言语发育障碍、兴趣狭窄和行为刻板等三大基本特征,一般不难诊断。该病应注意与精神发育迟滞及精神分裂症患者的鉴别。

【治疗原则】

该病多采取综合治疗的方法,包括教育和训练治疗、心理治疗、药物治疗等。

1.教育和训练 是最有效、最主要的治疗方法。目标是促进患者的语言发育,提高社会交往能力,掌握基本生活技能和学习技能。孤独症患者远期预后较差,无法独立生活,须终生养护,有明确的社会适应不良表现。5 岁时的语言发育状况对预后影响很大,若此时仍缺乏有意义的语言,不能会话,则预后较差。早期进行个性化的教育训练和治疗有助于改善远期预后。

2.心理治疗 从言语和沟通进行训练,对患儿使用简明、具体、容易理解的语言,指导患儿与其他小朋友游戏、交往。强化已经形成的良好行为,干预危害社会和影响自身的异常行为,如对刻板行为、攻击性行为、自伤或自残行为等予以矫正。认知疗法适用于年龄较长、智力损害较轻的患者,目标是帮助患者认识自身存在的问题和与同龄人的差异,激发自己的潜能,发展有效的社会技能。

3.药物治疗 药物治疗主要用于控制某些行为症状及并发症,如消除患者的精神病性症状、情绪不稳、注意缺陷和多动、冲动行为、攻击行为、自伤和自杀行为、抽动、强迫症等问题,但无法改变孤独症的病程,常用药物有如下几种。

(1)中枢兴奋药:适用于合并注意缺陷和多动症患者,常用药物有哌醋甲酯或苯异妥因。

(2)抗精神病药物:小剂量、短期使用,在使用过程中应注意观察药物的副作用。常用药物有氟哌啶醇,其对冲动、多动、刻板等行为症状,同时还对情绪不稳、容易发脾气等情感症状以及精神病性症状有效,氯氮平能减轻多动、自伤、攻击行为,同时还可减轻依恋非生命物体、社交障碍等症状。

(3)抗抑郁药物:能减轻重复刻板行为、强迫症状,改善情绪问题,提高社会交往技能。

(4)其他:苯巴比妥、硝基安定、卡马西平等用于合并癫痫发作者。

【护理评估】

1.主观资料 由于患儿语言发育障碍,主要靠父母及他人的客观观察提供资料。

2.客观资料 生活自理能力,与周围人交往能力以及影响程度,智力发育状况,感知觉反应等。

【护理诊断】

1.社交障碍 与发育障碍有关。

2.语言沟通障碍 与语言发育障碍有关。

3.生活自理缺陷 与智力低下有关。

4.有父母不称职的危险 与对疾病知识缺乏有关。

5.适应能力改变 与智力低下有关。

6.有伤人、自伤行为的危险　与认知功能障碍、情绪不稳有关。

【护理目标】

(1)使患儿能主动注意周围人或事物,能理解和运用姿势语言和动作表情来表达自己的意愿,逐渐提高语言交往能力和社会交往能力。

(2)学会控制情绪。

(3)家长掌握与患儿沟通的技巧。

【护理措施】

1.生活技能训练　将每一种基本的生活技能分成许多小的动作单元,在训练过程中按照这些小的动作单元循序渐进,由简至繁地完成,在具体训练时要手把手地教患儿每一个动作,让患儿直接感受到每个动作的肌肉运动,以后逐步减少帮助,直至患儿独立完成相关动作,其中包括穿脱衣服、饮食、大小便习惯、洗手、洗脸等训练。

2.语言交往训练

(1)简单的交谈　与患儿交谈时尽量使用简单明确的语言。

(2)创造语言训练机会　选择适当的运动项目,使患儿在活动中边说边做,渗透语言训练,把语言的训练融入生活的每个环节,生活中做什么就说什么,有目的地让患儿说出身边的人和事,句子由简到繁,循序渐进地发展。

(3)从视、听、看中感受　利用看电视、听音乐、讲故事等让孩子感受语言,帮助他们将生活中的人和事与语言相联系,加强对语言的理解能力,创造语言环境。另外,还可带孩子到公园、野外等公共场所去大量感知事物,丰富患儿的词汇和生活经验,增强患儿对语言的理解能力。

(4)通过多种形式的训练:呼吸训练、口型和发音训练、对答和模仿训练等提高患儿的言语表达能力和理解能力,训练中反复示范,并及时给予鼓励。

3.行为问题的矫正

(1)根据症状特点矫正:孤独症患儿经常用尖叫和发脾气来表达他的要求,而没有言语表达,为防止这种情况发生,不要在孩子尖叫或发脾气时满足他的要求。

(2)用替代、转移方式矫正:孤独症患儿中有少数儿童有攻击行为,部分儿童有自伤行为,这些行为多数是情绪体验的表达方式。一些自伤行为令儿童愉快,对个体不造成大的伤害(如持续使劲鼓掌、晃手等)的行为则不需过分纠正,否则会加重情绪躁动不安。对身体有害的行为则要以替代或转移注意力的方式制止。

4.社会交往训练

(1)注意的训练:用一些患儿感兴趣的动作吸引孩子注视说话人的脸,主动注视其目光,并逐渐延长注视时间,反复多次,并及时给予强化,使患儿对训练者的存在、言语、目光等有所注意。

(2)表情动作的学习:孤独症患儿理解和表达感情的能力很差,可以利用实际动作、照片、镜子训练患儿理解身体动作及表情,如让他看不同表情照片,并告诉他表情的名称。还可对镜子进行模仿,练习各种表情,对患儿的正确回答及时予以强化、鼓励,逐渐减少提示,直到正确辨别和理解为止。

(3)提高语言交往能力:可利用情景或患儿提出要求时进行,反复训练使患儿在想满足某种要求时,能够用语言来表达自己的愿望。还可以让患儿进行传话训练,传话开始宜短,之后逐渐延长。如此训练将使患儿能主动与他人建立关系,改善交往。

(4)利用游戏改善交往:首先要和患儿建立亲密的关系,观察和关心他的兴趣、爱好,做他喜欢、感兴趣的事给他看。以后逐渐扩大患儿交往的范围,待患儿能够参加集体游戏时,游戏内容要逐渐注入购物、乘车等日常活动。让患儿扮演不同角色,掌握各种角色的行为方式,学习和掌握各种社会规范,使他们逐步学会如何与他人交往,完成日常活动,为成年后的自立打好基础。帮助患儿学习各种姿势性语言,如点头、摇头等。

5.增强安全意识护理 由于孤独症是一种全面发育障碍,患儿对危险不知深浅,因此在训练中应注意保护患儿,随时对患儿强化什么是安全的,什么是不安全的,防止对自己及他人造成伤害。如不玩火、不单独过马路、外出不乱跑等,不断强化患儿安全意识。

【健康教育】

1.针对患儿 根据患儿的心理需求,正确对待患儿并满足合理要求,建立社会支持系统。在专业人员的指导下,组织患儿参加联谊活动或相关社会团体活动,从中得到友谊、同情、支持和帮助。由专门老师负责对患儿制订个别教育计划,除课堂上要给以特别关注外,课下尽可能进行辅导训练,对患儿进行合理、适宜的教育。改善患儿康复教育条件、生存环境和认知水平等,为融入社会创造条件。

2.针对家属 指导家属掌握基本的药物知识,注意患儿服药过程中的不良反应。向患者家属讲明孤独症的疾病知识、病因,了解不同年龄患儿心理卫生的知识,提供指导及训练方法。指导患儿家属掌握特殊教育和训练的基本方法,在患儿的教育训练工作中,家长是重要的环节,要求家长摆正心态,不要隐瞒孩子患病的事实而将孩子与外界隔离,这样会使患儿的病情加重。应给孩子创造更多与外界空间接触的机会,使其逐步融入正常的社会生活。

【护理评价】

(1)患儿的生理需求是否得到满足。

(2)患儿是否发生对他人的伤害,是否出现对自己的伤害。

(3)能否与其他儿童交往,能否参加集体活动。

(4)能否用语言表达自己的需求。

(5)家长是否已掌握基本的训练技巧。

二、多动症患儿的护理

儿童多动症又称注意缺陷与多动障碍(ADHD),主要临床特点是明显的注意力不集中和注意持续时间短暂,活动过多和冲动,常伴有学习困难或品行障碍。一般起病在 4 岁以前,多在 3 岁左右。男性多发,男女比例约为 9:1。

【病因及发病机制】

本病病因至今尚未完全明确,目前认为与以下因素有关。

1.遗传因素 注意缺陷与多动障碍具有家族聚集现象,遗传度为 75%~91%,研究发现,单卵双生子注意缺陷与多动障碍同病率为80%,患儿血缘亲属中患病率明显高于寄养亲属。

2.器质性损害　多动症患儿有轻微脑损伤,神经生理学通过脑电图观察,发现患儿有中枢神经系统成熟延迟或大脑皮层觉醒不足的特点。

3.神经递质的异常　神经生化研究认为本病患儿存在神经递质及酶的异常,如去甲肾上腺素的代谢产物3-甲氧基4-羟基苯乙二醇降低。

4.母亲在妊娠期和围生期受到不良因素的影响,婴幼儿期的发育障碍,家庭环境和心理社会因素,儿童的血铅水平、血锌水平,以上各因素都对诱发和促进多动症也有一定影响。

此外,发现部分患儿血铅水平升高,血锌水平降低,但头发中锌含量高。

【临床表现】

1.注意障碍　是本病的最主要症状,表现为注意时间短暂,注意力不集中,易受外界刺激影响而分散,一件事没有做完,注意就提前离开,频繁地从一种活动转向另一种活动。上课时不能专心听课,不能按时完成作业,经常丢三落四,遗失东西。

2.活动过多和冲动　患者经常显得很不安宁,手足的小动作多,在座位上扭来扭去,在教室或其他要求安静的场所擅自离开座位,到处乱跑或攀爬,难以从事安静的活动或游戏,仿佛精力特别旺盛。做事不计后果,缺乏思考。说话不顾场合,缺乏耐心,情绪不稳定,容易过度兴奋,容易因受挫而情绪低沉或出现反抗或攻击行为,要求必须立即满足,否则就哭闹、发脾气。

3.学习困难　多动症患儿的智力水平大都正常或接近正常,因注意缺陷和多动影响了患者在课堂上的听课效果和完成作业的质量,致使学业成绩差,其学业成绩与患儿的智力水平不相称。部分多动症患儿存在知觉活动障碍,此外还有诵读、拼音、书写或语言表达等方面的困难,多动症患儿未经认真思考就回答,认识欠完整,这也是造成学习困难的原因之一。

4.神经和精神的发育异常　患者的精细动作、协调运动、空间位置觉等发育差,常常导致动作笨拙,如翻掌、对指运动、系鞋带、扣纽扣不灵便,视、听转换困难,听觉综合困难,空间位置感觉障碍等神经系统体征,还可伴有言语发育迟滞、言语异常等。智力测验显示部分患儿的智商偏低。

5.品行障碍　有报道约50%的多动症患者合并品行障碍,表现为攻击性行为,如辱骂、打人、伤人、破坏物品、虐待他人和动物、性攻击、抢劫等,或做一些不符合道德规范和社会准则的行为,如说谎、逃学、流浪不归、纵火、偷盗、欺骗以及对异性的猥亵等。

【诊断标准】

儿童在七岁前开始出现明显的注意缺陷和活动过多,并且在家庭、学校及其他场合都有这些表现,时间持续六个月以上,对社会功能(如学习成绩、人际关系等)产生不良影响,则可诊断本病。学习困难、神经精神发育异常不是诊断依据,但有助于明确诊断。如果患儿同时伴有品行障碍的临床表现,且达到诊断品行障碍的程度,应诊断为多动症合并品行障碍。

【治疗要点】

根据患者及家庭的特点制订综合性的治疗方案,目前以药物治疗为主,临床实践效果较好。

1.药物治疗　药物治疗可降低活动水平,改善注意障碍,在一定程度上提高学习成绩,中枢兴奋剂是治疗多动症首选的药物。其机制目前认为是多动症的功能缺陷为大脑皮层觉醒不足,而中枢兴奋剂能增强中枢儿茶酚胺类神经递质活性,刺激网状激活系统、边缘系统、丘脑以及其他控制注意、觉醒度、抑制过程活动的脑区,从而提高觉醒度。临床常用的药物有哌醋甲酯(利他林)、匹莫林。中枢兴奋剂仅限于 6 岁以上患者使用。本类药物可影响生长发育,通常节假日不上学时可停药。中枢兴奋剂无效时可改用其他药物,如三环类抗抑郁药或小剂量氟哌啶醇等治疗。

2.心理治疗 主要有行为治疗和认知行为治疗两种方式。患者通常缺乏恰当的社会交往技能,与同伴关系不良,不知如何发起、维持和结束人与人之间的交流过程,对别人有攻击性语言和行为,自我控制能力差。行为治疗利用操作性条件反射的原理,及时对患儿的行为予以正性或负性强化,使患者学会适当的社交技能,认知行为治疗主要解决患者的冲动性问题。心理治疗形式有个别治疗或小组治疗,小组治疗的环境对患者提高社交技能更有益。

3.特殊教育 患儿应列入特殊教育的范畴,需针对患儿的特点进行教育,避免歧视、体罚或其他粗暴的教育方式,要恰当运用表扬和鼓励方式提高患儿的自信心和自觉性,通过语言或中断活动等方式否定患儿的不良行为。掌握如何用强化方式鼓励患儿的良好行为,如何用于预方式消除患儿不良行为的技巧。

多动症经治疗预后较好,大多数患儿随着年龄增长症状可逐渐减轻或消失,但也有少数病例持续到成年期,存在一些精神方面的障碍,包括反社会型人格障碍、物质依赖、酒药依赖等问题。导致预后不良的因素有合并品行障碍、阅读困难、情绪障碍、不良的家庭和社会心理因素、智力低下等。

【理评估】

1.主观资料 控制不住自己的行动。

2.客观资料

(1)评估患儿有无活动过多、注意力不集中、丢三落四、情绪不稳、易冲动或破坏物品、人际关系紧张等。

(2)评估患儿家庭和学校的教育态度。

(3)评估既往病史、以往治疗情况。

(4)评估相关的辅助检查结果。

【护理诊断】

1.社交障碍 与注意障碍、多动有关。

2.有暴力行为的危险 与情绪不稳有关。

3.营养失调(低于机体需要量) 与活动过度有关。

4.生活自理缺陷 与活动过度、注意缺陷、年龄过小有关。

【护理目标】

(1)改善社会交往。

(2)满足患儿生理需求。

(3)增强对冲动行为的控制能力。

【护理措施】

1.基础护理

(1)提供舒适安静的环境:规定合理的作息时间,养成生活规律,保证充分的睡眠。注意室内温度及患儿保暖,防止合并症发生。

(2)培养良好习惯:从每件小事培养患儿专心习惯,如吃饭时不要边吃饭边看书,保持患儿的营养摄入量,除协助喂食外,可以固定餐桌进食。协助个人卫生,必要时可在训练和督导下进行。

(3)参加社会活动:组织患儿参加一些需要精力的活动,如登山、打球、跳高等,以消耗患儿多余的精力,训练和帮助患儿人际沟通和应对技巧。

2.安全护理

(1)提供安全的环境:为患儿提供一个安全的环境,病室中的物品应简化,防止患儿粗大的动作或精细协调动作笨拙导致损伤。

(2)防暴力危险防范患儿由于社交障碍和冲动行为而遭到他人的威胁与伤害。

(3)病情观察密切观察,严防病情变化发生意外。

(4)服药的护理督促患儿按时服药,观察药物疗效及副作用。

3.心理护理　护理人员对患儿要具有爱心,与患儿建立良好的护患关系,了解患儿的心理状态,了解有无心理压力及烦恼,争取家长和老师的主动配合。按照医嘱进行心理治疗和行为治疗,帮助患者有效地应对心理压力。

4.教育和训练　适用于伴有品行障碍或其他心理问题、父母不同意接受药物治疗或父母教育方式不恰当的患者。教育和训练可采取单个家庭或小组的形式,内容主要有给父母提供良好的支持性环境,让他们学会解决家庭问题的技巧,学会与孩子共同制订明确的奖惩协定,想办法避免与孩子之间的矛盾冲突,掌握正确引导孩子行为的方法。

【健康教育】

1.针对患者　将有相同问题的儿童集中在一起,充分发挥大家相互之间积极的一面,相互影响和作用,避免和化解消极方面。训练和帮助患儿的人际沟通和应对技巧,如学会善于与小朋友游戏和谦让。

2.针对家属

(1)父母的态度直接影响着患儿的治疗结果,因此应向家长讲解多动症的有关知识,消除家长对多动症的误解和疑虑。患儿的多动不是儿童的过错,而是一种病态。多动症不是儿童故意行为,是一种无法自控的病态。多动症是一种慢性长期的病态过程。多动症患者不容易自然痊愈,但可以用药物及心理疗法治愈。

(2)教育家长要面对事实,要认识多动症的孩子比一般正常儿童难管教,在培养、教育、指导和管理方面,要花费更多的精力和时间,应从实际出发,不要过高要求,否则会给患儿造成心理压力。

(3)与家长一起帮助患儿消除可能的心理压力与烦恼。

(4)指导家长平时与老师保持密切的联系,随时了解孩子在学校的情况,护理人员应指导家长和老师共同参与帮助多动症的孩子。

（5）指导父母学会进行前后一致的正性行为矫正方法。如：注意母孕期与围生期保健，减少脑损伤机会。从出生后要注意对婴儿的训练，如哺乳、睡眠、大小便等均应培养规律化。从小要给儿童充分的爱心，不应粗暴打骂，也不应娇宠。对多动儿童前述教育原则应是早期采用，以防止病情发展。对问题儿童，应尽早咨询儿童精神科医师，以早期得到帮助。

【护理评价】

（1）各项生理需要是否得到满足。

（2）有无发生伤人的行为。

（3）能否参加集体活动，能否与他人交往。

第八章 常见伤口护理

·

第一节 癌性伤口的护理

癌性伤口通常是指恶性肿瘤细胞浸润皮肤,穿透上皮形成突出结节状的损害,或恶性肿瘤细胞浸润皮肤,形成凹陷或腔隙的溃疡性损害,又称恶性皮下伤口、恶性肿瘤伤口,也有文献将其称为癌性皮肤溃疡。癌性伤口象征着癌症患者病情的恶化,会伴随着患者直至死亡,临床上约有 10% 的癌症患者,会因为癌症的转移而出现此种伤口问题,发生的时间常出现在患者死亡前 6 个月。癌性伤口一方面是由癌症细胞局部或远处转移而来,另一方面是随着淋巴、血液癌症细胞浸润皮肤所造成。癌性伤口的护理更需注意患者的个体差异,以舒适的症状护理为方向,以提升患者的生活质量为目标。

一、癌性伤口的临床表现

癌性伤口使皮肤功能受损,导致局部渗液多、易出血、有恶臭气味,伤口周围皮肤易受损,患者疼痛等特性,长期难以愈合,给治疗和护理带来一定的困难,同时也严重影响患者的生活质量。

(一)渗液

癌性伤口内微血管与淋巴管受侵犯,血管通透性增加;癌症细胞分泌血管通透性因子,使血管内血浆胶质通过血管;同时伤口感染的炎症反应,分泌组胺导致血管扩张,血管通透性增加;此外,细菌蛋白酶素分解坏死组织。这些都是癌性伤口出现大量渗液的原因。大量渗液是细菌的培养基,故易导致伤口感染。

(二)出血

出血的主要原因是恶性肿瘤细胞侵蚀至毛细血管或主要血管而引起;或是由于化疗及癌症本身导致血小板计数或功能低下引起;此外,癌细胞不断延伸且增加癌细胞新血管床的结果,亦可造成组织受压,增加组织的易脆性而致出血。出血是癌症伤口的常见问题,若癌细胞侵蚀到主要血管可能会引起大量出血而致贫血或威胁患者的生命。

（三）恶臭

癌性细胞血流供给与细胞灌注减少，造成组织缺氧坏死，是恶臭发生的主要原因，此外，局部坏死组织的存在变成厌氧菌最理想的培养基，厌氧菌会分泌脂肪酸的代谢产物，也是形成恶臭的来源。可产生恶臭的细菌有：金黄色葡萄球菌，大肠杆菌，梭形杆菌、脆弱类杆菌、铜绿假单胞菌、厌氧球菌和产气荚膜梭菌等。患者因伤口的恶臭气味常有自卑心理，不好意思与周围的人交流，导致患者人际圈减小，产生孤独感。另外，伤口的恶臭气味会刺激患者的嗅觉，导致食欲减退、恶心等，致使患者营养补给不足，体质下降。

（四）疼痛

疼痛是疾病本身、外伤或是情绪困扰都可能引发的一种主观的感受，是一种复杂的现象。癌症伤口患者常会出现疼痛不适，主要是肿瘤压迫或侵犯神经与血管，会产生神经痛；肿瘤破坏真皮层，会出现切割痛；或是护理操作等会产生创伤相关疼痛。

二、癌性伤口评估

癌性伤口的评估是护理癌症患者非常重要的一环。癌性伤口的评估要点是伤口的部位、外观、渗液、周围皮肤、气味、疼痛程度、出血情况及患者身心社会功能方面的评估。除此之外还应对患者整体的治疗，如化疗、放疗、手术等情况进行全面的了解，以便制订对应的护理计划。

（一）伤口的部位

癌性伤口可能发生在身体的任何部位。不同原发性癌症所对应癌性伤口好发部位不同，如口腔癌、鼻窦癌所致的伤口好发部位常在面部，鼻咽癌所致的伤口好发部位常在颈部，肺癌或乳腺癌所致的伤口好发部位常在头、颈或前胸，胃肠道癌症所致的伤口好发部位常在上腹壁，泌尿生殖系统癌症所致的伤口好发部位常在下腹部或外生殖器，胃癌所致的伤口好发部位常在肚脐。

（二）伤口的外观

伤口的外观评估包括伤口的大小、深度、基底的颜色等，同时注意评估伤口是否有潜行、窦道和瘘管。伤口基底颜色可采用 RYB 分类的方法将创面分为红、黄、黑及混合型。因癌性伤口有易出血的特点，在测量伤口时避免测量工具直接刺激到创面，以免造成出血。

（三）伤口的渗液及周围皮肤情况

对于伤口渗液量的评估，临床上主要根据 Mulder 提出的标准描述为无渗液、少量渗液、中量渗液及大量渗液。伤口的渗液性状因伤口的时期不同而不同，主要有：血清性、血性、浆液性和脓性。伤口的血清性、血性、浆液性渗液通常无特殊气味，脓性渗液有臭味。

伤口周围皮肤的评估内容包括周围皮肤的颜色、质地、皮肤的温度及完整性。

（四）伤口的气味

在癌性伤口的气味评估中，除了要对气味本身进行描述外，还要评估气味的程度。气味的程度是指"大概是以多少距离可闻到"作为客观的描述方式。2001 年 Grocott 把癌症伤口气味的程度分为0～5个等级进行描述,0级是指一入房间、病房或诊室即闻到,1级是指与患者一个手臂的距离即闻到,2级是指与患者少于一个手臂的距离才闻到,3级是指接近患者手臂可闻到,4级是指只有患者自己可闻到,5级是指没有味道。

（五）伤口的疼痛

疼痛是病理生理、心理、文化修养和生活环境等诸多因素,通过神经中枢对这些信息的调整和处理,最终得出的主观感受。由于疼痛给患者造成多方面的损害和影响,因此有必要掌握正确的疼痛评估方法,选择合适的评估工具进行疼痛评估,从而及时有效对疼痛进行干预和治疗。临床常用的疼痛评估工具有:数字评分法(NRS)、视觉模拟评分法(VAS)、面部表情分级评估表(FRS)、简明疼痛评估量表(BPI)等。

（六）伤口出血

主要评估伤口出血的原因、出血量,以及在伤口处理过程中所选择的清洗方式、敷料等对伤口出血的影响。了解患者的血红蛋白值及凝血功能情况(凝血酶原、血小板等)。

（七）患者的身心社会功能

癌性伤口会直接影响到患者的外观、情绪、沟通等,对家庭经济也会造成很大的负担。在伤口护理时要及时对患者进行身心社会功能评估,并给予对应的护理干预。

三、癌性伤口护理

（一）护理目标

(1)减轻伤口疼痛。

(2)预防和控制伤口出血。

(3)控制伤口异味。

(4)做好渗液管理保护伤口周围皮肤。

(5)做好心理护理。

（二）护理措施

1.减轻疼痛　在对癌性伤口患者进行护理或治疗时,医护人员要减少或避免因操作而产生的创伤相关疼痛。如换药时动作要轻柔,把敷料充分湿润后再取出,不要用力撕除敷料;要选用不粘连伤口基底的敷料;帮助患者变换体位时避免触碰到伤口。

2.预防伤口出血　告之患者和家属保护好伤口,避免摩擦碰撞,衣服要宽松;换药时充分湿润敷料后再移除,避免因用力撕除敷料或其他外力而导致伤口出血;选用具有止血及不粘连伤口的敷料;选择轻柔的方式进行清创和清洗伤口,如选择自溶性清创和低压冲洗伤口。

3.伤口出血处理　轻微出血时可局部先用纱布适当加压,之后可选用藻酸盐敷料或皮肤保护粉,以达到止血及保护周围皮肤的作用;出血严重时紧急情况下可先用纱布或纱垫加压止血,其次在出血点上使用0.1%肾上腺素或其他局部止血药,并配合医生实施其他的止血和补充血容量的措施。

4.伤口异味的控制　恶臭是癌性伤口的主要特征之一,可能来自于坏死组织、感染或饱和的敷料。因此可通过清洗伤口、清创、控制感染、敷料选择等方法来减轻和控制异味。清洗伤口可选用生理盐水低压冲洗,清除坏死组织和分泌物;为避免伤口出血可选用自溶性清创,如使用水凝胶敷料;含碳敷料如伤安素可吸收臭味,含银敷料如藻酸盐银、泡沫银敷料等抑菌效果好。另外,在伤口外用敷料上放干茶包,使用空气清净机或空气清新剂等方法也可帮助减轻臭味。

5.做好渗液管理　做好癌性伤口渗液的管理可避免伤口周围皮肤的损伤,降低恶臭,避免浸湿衣物和床单等。可根据情况选择合适的敷料或用品来进行渗液管理,如渗液少时,可选择水胶体粉剂敷料或超薄型泡沫敷料;大量渗液时,可选用泡沫敷料、藻酸盐敷料或亲水性纤维敷料;极大量渗液时,可选用伤口引流袋或造口袋来收集渗液。

6.心理护理　癌性伤口难以愈合、持续时间长,同时死亡的威胁也伴随着患者的生活,加上经济负担重等各方面的因素,容易使患者产生悲伤、焦虑、抑郁、恐惧等各种负性心理反应。因此,给予患者心理上的支持非常重要。鼓励患者表达自我看法、感受,利于释放其内心的痛苦。

创造良好的环境与气氛,充分尊重患者的权利与需要,为其提供人性化的照顾。同时,配合专业的心理指导,帮助患者缓解不良情绪,减轻心理负担,缓和内心冲突,使其保持心情愉悦,建立健康的生活方式,增强信心。另外,家属的鼓励帮助,可使患者感受到亲人强有力的支持,因而获得心理安慰,使其积极面对治疗,提高其生活质量。

第二节　肛瘘术后伤口的护理

一、肛瘘概述

(一)肛瘘的概念

肛瘘是肛管或直肠下部与肛门周围皮肤相通的感染性管道,其内口位于齿状线附近,外口位于肛周皮肤。肛瘘是常见病,多发病,在我国约占肛肠病发患者数的 1.6%～3.6%,发病高峰年龄为 20～40 岁,但婴幼儿发病亦不少见,男性高于女性,男女之比约为 5:1。

(二)肛瘘的分类

绝大多数肛瘘是由肛管直肠周围脓肿自行破溃或切开引流后,虽然脓肿逐渐缩小,但粪便经常由原发病灶进入脓腔,感染的管道多迂曲,引流不畅,反复流脓。加之脓肿周围的肉芽组织和纤维组织增生组成管壁,形成瘘管,可经久不愈。根据肛瘘部位、外口所在位置和瘘管多少分型。

1.低位肛瘘和高位肛瘘　低位肛瘘:瘘管位于肛管直肠环以下;高位肛瘘:瘘管位于肛管直肠环以上。

2.内瘘与外瘘　内瘘:肛瘘的两个出口都在直肠肛管腔内;外瘘:肛瘘外口在肛周皮肤上。

3.单纯性瘘和复杂性瘘　单纯性瘘：仅有一个内口和一个外口、一个管道者；复杂性瘘：是一个内口，多个外口和多个管道者。

（三）肛瘘的临床表现

肛瘘是慢性疾病，常有疼痛，内裤经常被脓液污染。主要表现是肛周外口反复流脓，脓液刺激肛周皮肤，有瘙痒感。如外口暂时封闭，脓液积聚，局部有红肿、胀痛，全身发热、乏力，待封闭的外口破溃，脓液再次流出，症状才消失。有时脓液从另外处皮肤破溃，形成新的外口，可反复形成脓肿。

肛门检查时可见肛周外口呈乳头状隆起，瘘管内肉芽组织增生，用手挤压时，有少量脓液流出。直肠指诊时可触及一较硬条索状的瘘管。肛瘘不能自愈，必须手术治疗。

二、肛瘘术后伤口护理

术后换药技术操作对伤口修复的速度起着重要的作用。肛门部位换药与其他部位不同，常处于隐蔽皱缩闭合状态，易使伤口引流不畅，而且排便会污染创面。肛瘘手术切口属Ⅱ类切口，创面呈开放性生长，亦即以Ⅱ期愈合的方式修复。根据以上特点，换药时应做到创面暴露良好，清洗彻底，并根据不同情况作相应的处理。

（一）伤口评估

对伤口局部进行全面的评估，以便确定伤口的分期和伤口的特点，有助于选择适合的伤口处理措施和相应的敷料。从切开引流后第一次处理伤口开始，每次处理前均按"五步法"评估伤口，即"一视二嗅三触四量五摄"。

（二）肛瘘术后换药

根据肛瘘术后愈合过程分期换药。由于肛瘘手术的特殊环境及创面的奇特性，传统的清除坏死组织的方法，对对口引流的清除往往不彻底。

1.清创期（炎症期）　为术后3～5d，伤口以炎性渗出为主。此期换药是祛除创面和残腔的异物和坏死组织，使伤口引流通畅，减少细菌的繁殖和分泌的刺激，防止并发感染。传统多选用碘溶液、过氧化氢溶液、苯扎溴铵溶液等冲洗。现已证实：所有表面消毒剂，如聚烯酮碘以及过氧化氢溶液都具有细胞毒性作用。生理盐水因其不含任何防腐添加剂，无毒，符合人体生理性，是最安全的伤口清洗液。对于脓腔大，脓液较多，尤其是坏死组织，早期选用3％双氧水冲洗，使用双氧水后需用生理盐水冲洗干净，当脓性液减少或臭味减轻，即应停止应用双氧水，仅用生理盐水冲洗即可。传统选用黄连水、呋喃西林水纱块湿敷、抗生素引流条填塞创腔或采用1：5000高锰酸钾溶液坐浴，虽然对伤口的感染控制有一定的疗效，因其引流作用小，达不到引流目的，甚至造成堵塞，且容易导致伤口耐药株的产生和变态反应的发生；该换药方法在消炎的同时没有止痛，且对伤口细胞生长、伤口愈合有一定的影响，使伤口愈合缓慢，使用敷料换药的伤口易与敷料粘连，更换敷料时再次机械损伤而增加患者疼痛感。肛瘘手术当天或第1～2d伤口有渗血时可选用藻酸盐填充条填塞引流，可起到引流及止血的作用；脓腔无渗血，感染未控制时可选用抗菌敷料如银离子敷料或美盐（高渗性敷料）填塞引流，不但有良好的引流作用,同时还可控制创面感染,促进伤口的愈合。坏死组织与伤口床粘连松散时,可用刮匙搔刮创腔坏死组织;坏死组织与伤口床粘连紧密时,选择保湿敷料自溶性清创。

2.肉芽生长期 为术后第5~20d,伤口分泌物减少,以肉芽组织增生为主。由于肉芽组织对外界理化因素的刺激抵抗能力较弱,易受损伤,故本期应着重保护肉芽组织以免影响创面的愈合。传统换药以油膏类药物覆盖创面,以保护新生肉芽,免受外界刺激。此期应尽量少用消毒剂,因其不仅有抑菌作用,同样亦可破坏正常组织,不利于创面生长。目前在感染控制后采用现代湿性愈合敷料调理伤口环境,保持适度湿润,利于组织生长。伤口渗出液多时选用藻酸盐或亲水性纤维等吸收性强的敷料,更换频率根据渗液量决定,一般1~2d更换1次。待创腔变浅,渗液减少,改用水胶体糊剂如溃疡糊填充伤口,以水胶体或泡沫敷料覆盖,3~7d更换1次至愈合。对红色肉芽但有水肿的伤口选择50%的硫酸镁湿敷或28%的高渗盐敷料覆盖(美盐),水肿明显消退、肉芽生长良好伤口选择水胶体糊剂。

3.上皮移行期 为术后第8~25d。伤口创腔已被肉芽组织填平。创缘上皮细胞向创面中心迁徙,最后覆盖创面,使创口愈合。此期处理原则应减少对创面刺激,保护上皮生长,并防止肉芽过长。换药时应少清洗或不清洗,保护好创面表层,施行间断换药为宜。传统的换药是创面用油纱敷裹,或珍珠散等,以达到减轻炎性水肿,促进伤口愈合的目的。现代的换药方法是使用水胶体或泡沫敷料覆盖创面,可使伤口密闭,降低感染的机会,保持伤口低氧状态和恒定的温度和湿度,促进肉芽组织生长和加速上皮细胞的移行,利于伤口的愈合。使用水胶体敷料或泡沫类敷料,无脱落或渗漏时可5~7d更换1次。

(三)肛瘘伤口换药注意事项

(1)让患者了解换药的目的和意义,重要性以及换药的操作步骤。

(2)操作轻柔,忌操作粗暴;清洁伤口时动作轻柔,即使创面清洁,又不致新生组织受损;应充分暴露创面,要顺应患者肛门舒缩规律轻柔地探入,使药物到达创面;换药时需沿创底,与切口平行探入。填充物到达创底应自然填入,不松不紧为宜。换药期间一般1周内不作指诊,2周内不作肛镜检查。

(3)伤口的清洗:清洗伤口原则:应按自上而下、先里后外的规律清洗伤口,要把伤口内外分开。术后1~2d,创面污染不严重者,清洗后仅更换敷料即可,创面所覆盖的止血油纱条,不要硬性撕揭,以防损伤出血。对腔道较深较大、分泌物及坏死组织多者,应进行冲洗。冲洗液可用生理盐水、双氧水及呋喃西林液等,可起到清洁创面,消炎杀菌作用。

(4)挂线治疗的伤口:做好伤口的清创,防止创面早愈合和假愈合。创面底部或腔道易积留污物,换药时应用生理盐水或甲硝唑溶液冲洗,将污物从创口内彻底清除,并经常检查有无残留无效腔或引流不畅等,一旦发现,应即时给予相应的处理。换药时暴露创面,冲洗清洁创面及胶线上下,移动胶线,使分泌物尽量排出,并于创底及胶线上方填充藻酸盐填充条或抗菌敷料如银离子敷料或美盐(高渗性敷料)填塞引流,使创面不致过早黏合而成桥形愈合。

(四)全身抗感染治疗

肛瘘患者在瘘管周围均伴有不同程度的红、肿、热、痛等炎性反应。肛瘘切开、切除或挂线的术后换药时,密切观察患者伤口局部红、肿、热、痛及气味情况。由于湿性敷料无抗炎作用,手术初期应根据细菌培养结果,应用抗生素全身治疗,可防止感染扩散,促进炎症的消退,有利于伤口的愈合。

（五）伤口愈合评定标准

伤口由肉芽组织充填，伤口的上皮细胞向中间移动覆盖创面，创面完全愈合，局部炎症症状消失。

（六）伤口的护理记录

记录瘘管的部位、大小、麻醉方式、手术过程和填塞引流条的数量等；记录影响伤口愈合的各种因素及相应的治疗措施；每次换药测量并记录伤口的大小、深度，有无潜行及其深度、伤口渗出液的性质、颜色、量、气味等，伤口基底情况、患者疼痛程度、周围皮肤红肿、硬结、疼痛，周围皮肤红肿消退情况；记录伤口处理过程如清洗溶液、有无清创及应用敷料的种类等。

（七）患者的健康教育

肛瘘术后伤口愈合是一个非常复杂的过程，受到很多因素如心理因素，感染的严重程度，伤口疼痛及营养等因素的影响。慢性感染伤口会给患者的工作和生活带来种种不便与折磨，精神伤害大，使患者产生厌倦心理，抵触换药治疗，不按时来门诊换药，不注意伤口的保护，加重了伤口感染，延迟了伤口的愈合。应此，应根据患者的年龄、营养状况、感染情况、心理状态以及对疼痛的耐受程度分别制定不同的伤口护理措施。同时重视患者的心理状态，及时发现患者的情绪变化并进行针对性心理护理，使其身心愉快，树立继续治疗的信心，积极配合治疗护理。指导患者术后养成定时大便的习惯，以每天 1 次为宜，要积极防止和治疗腹泻或便秘；便后可用温水，或 1∶5000 的 PP 粉溶液，或中药冲洗坐浴，洗净沾在伤口上的粪渣和脓血水；勤换内裤，保持肛门周围干燥、卫生。如果衣裤被水或出汗过多而浸湿，要及时更换；注意被褥温暖适中，保持病床平整、清洁、干燥、无渣屑；注意补充易消化吸收、富有营养的食物，以提高机体的抗病能力，积极预防感冒等疾病的发生，可有效防止细菌乘虚而入，引起伤口感染；鼓励患者经常到室外走动，多晒太阳，多吸新鲜空气，室内要保持空气流通，禁止吸烟。患者应早睡早起，保证充足的睡眠，使机体处于最佳的状态，可帮助伤口的修复和愈合。

第三节　烧伤创面的护理

一、烧伤概述

烧伤（burn）主要指热力、化学物质、电能、放射线等引起的皮肤、黏膜，甚至深部组织的损害。其中，皮肤热力烧伤（如火焰、开水等）最为多见。据统计，每年因意外伤害的死亡人数，烧伤仅次于交通事故，排在第二位，而且在交通事故伤害中也有大量伤员合并烧伤。因为皮肤是身体最大的器官，一旦遭受到严重烧伤，就会使其重要的保护身体内环境稳定的功能受到破坏或丧失，并导致人体发生一系列的"应激"反应，产生全身病理生理、生物化学、免疫、代谢等一系列复杂改变,可造成全身各个内脏和系统不同程度的功能、代谢和形态上的变化,从而引起烧伤患者出现诸如休克、感染、多器官功能不全等危及生命的严重并发症。

(一)烧伤面积估计

烧伤可通过总体表面积占比(TBSA)来进行区分,然后再根据深度进行划分。国外临床通常使用的方法为 Wallace 九分法,此法在临床实践过程中发现与我国人体体表面积不完全相符。目前我国常用的估算法有"中国九分法"和"手掌法"。

1.中国九分法 "中国九分法",可以帮助医生迅速地判断患者受损伤的体表面积,目前应用最为广泛。根据我国成人人体实测的资料研究,将体表各部划分为 11 个 9%,以便计算。方法如下:将人体体表面积分为 9%或 9%的倍数,共计 11 个 9%,再加 1%,即头颈 9%(1 个 9%),双上肢 18%(2 个 9%),躯干(含会阴 1%)27%(3 个 9%),双下肢(含臀部)为 46%(5 个 9%+1%),共为 11×9%+1%=100%。

中国九分法与 Wallace 九分法的主要区别在于躯干和下肢的差异,Wallace 将臀部(5%)划归为躯干,会阴(1%)划归为下肢;而中国九分法将臀部划归下肢,会阴划归为躯干。中国九分法将臀部划归为下肢的优点除更符合解剖部位的划分外,同时女性的臀部较大,足较小,而男性恰好相反,便于加减(表 8-1)。

表 8-1 中国九分法与 Wallace 法

部位		中国九分法		Wallace 法	
头部	头部	3		3	
	面部	3	9×1	3	9×1
	颈部	3		3	
双上肢	手	5		4	
	前臂	6	9×2	6	9×2
	上臂	7		8	
躯干	前躯	13		18	
	后躯	13	9×3	13	9×4
	会阴	1		5(臀部)	
	臀部	5		1(会阴)	
双下肢	足	7		6	
	小腿	13	9×5+1	12	9×4+1
	大腿	21		18	

注:中国九分法中,针对成年女性患者臀部较大、足较小的特点,臀部所占百分比可调整为 6%,双足为 6%。

小儿头大四肢小,所占比例随年龄增长而有所不同,至 12 岁时大致与成人相同,故 12 岁以下儿童的头与下肢所占体表百分比应做适当修正。计算如下:头颈部体表面积(%)=9+(12-年龄),双下肢体表面积(%)=46-(12-年龄)。

2.手掌法　无论成人或小孩,男性或女性,手的面积约占总体表面积的 2.5%,掌侧占 1.25%,如果五指并拢,一掌面积约等于体表面积的 1%。如医务人员与患者的手大小接近时,也可用医务人员的手掌来估计。在小儿,可用一薄纸(板)剪成小儿五指并拢手掌大小进行估测。此法对于小面积烧伤的估算很方便。九分法用于初步估计烧伤患者的大块烧伤面积,而手掌法则可用来估计小块或散在的烧伤面积,两者结合使用更为精确、便捷。

3.估算烧伤面积时的注意事项

(1)计算烧伤总面积时,Ⅰ度烧伤不计算在内。记录时,不仅要包括烧伤总面积,对不同深度烧伤应分别记录,以便治疗时参考。

(2)烧伤面积均为估算,但力求近似,应用整数记录,小数点后面的数字采用四舍五入,不足 1%的面积记为 1%。

(3)大面积烧伤,为计算方便,并可避免反复搬动患者,可估计健康皮肤的面积,然后从百分之百中减去健康皮肤的面积,即为烧伤面积。

(4)吸入性烧伤患者无法计算面积,但在诊断中必须标明其严重程度。

另外,烧伤面积和深度并不是不变的,它会随着烧伤的程度加深。所以,在进行计算时应注意时刻观察,并随时更正。

(二)烧伤深度判断

烧伤深度的分类方法较多,目前普遍采用三度四分法。即根据烧伤的组织学依据及不同的临床表现将深度分为Ⅰ度、浅Ⅱ度、深Ⅱ度和Ⅲ度。

1.三度四分法的组织学划分

(1)Ⅰ度烧伤:病变最轻。一般包括表皮角质层、透明层、颗粒层的损伤。有时虽可伤及棘层,但生发层健在,故再生能力活跃。常在短期内(3～5d)脱屑痊愈,不遗留瘢痕。有时有色素沉着,但绝大多数可在短期内恢复至正常肤色。

(2)Ⅱ度烧伤

1)浅Ⅱ度烧伤:包括整个表皮,直到生发层或真皮乳突层的损伤。由于生发层部分损伤,上皮的再生有赖于残存的生发层及皮肤的附件,如汗腺管及毛囊等的上皮增殖。如果没有继发感染,一般经过 1～2 周后愈合,不遗留瘢痕。有时有较长时间的色素改变(过多或减少)。

2)深Ⅱ度烧伤:包括乳头层以下的真皮损伤,但仍残留有部分真皮。由于人体各部分真皮的厚度不一,烧伤的深浅不一,故深Ⅱ度烧伤的临床变异较多。浅的接近浅Ⅱ度,深的则临界Ⅲ度。但由于有真皮残存,仍可再生上皮,不必植皮,创面可自行愈合。这是因为在真皮的下半部的网织层内,除仍存有毛囊、汗腺管外,尚分布着为数较多的汗腺,有时还有皮脂腺,它们的上皮增殖,就成为修复创面的上皮小岛。也因为如此,创面在未被增殖的上皮小岛被覆以前,已形成一定量的肉芽组织,所以愈合后多遗留有瘢痕,发生瘢痕组织增殖的机会也较多。如果没有感染,愈合时间一般需 3～4 周。如发生感染,不仅愈合时间延长,严重时可将皮肤附件或上皮小岛破坏,创面需植皮才能愈合。

(3)Ⅲ度烧伤:系全层皮肤及更深层组织的损伤。因此,除表皮、真皮及其附件全部被毁外,有时可深及皮下脂肪、肌肉甚至骨骼、内脏器官等。三度四分法中Ⅲ度烧伤的含义较广,代表的严重程度也不一致。因此近年来,烧伤专家们将烧伤深及肌肉、骨骼或内脏器官者定为Ⅳ

度烧伤,形成四度五分法。早期,深在的Ⅳ度损伤往往被烧损而未脱落的皮肤遮盖,临床上不易鉴别。由于皮肤及其附件全部被毁,创面已无上皮再生的来源,创面修复必须有赖于植皮或周围健康皮肤长入。

临床上习惯称Ⅱ度烧伤的坏死组织为"痂皮",Ⅲ度者为"焦痂"。它们与机体分离脱落过程,称为"自溶脱痂"。

2.三度四分法的临床表现

(1)Ⅰ度烧伤:又称红斑性烧伤。局部干燥、疼痛、微肿而红,无水疱,无渗液。3～5d 后,局部由红转淡褐色,表皮皱缩、脱落,露出红嫩光滑的上皮面而愈合。

(2)Ⅱ度烧伤

1)浅Ⅱ度烧伤:又称水疱性烧伤,局部红肿明显,有大小不一的水疱形成,内含淡黄色(有时为淡红色)澄清液体或含有蛋白凝固的胶状物。将水疱剪破后,可见红润而潮湿的创面,质地较软,疼痛敏感,并可见大量扩张、充血的毛细血管网,表现为颗粒状或脉络状,伤后 1～2d 更明显。这是因为在正常皮肤结构中,乳头层与网织层交界处有一血管网,称皮肤浅部血管网,并由此发出分支伸入每个乳头内。浅Ⅱ度烧伤时,它们扩张充血,故临床表现为颗粒状或脉络状血管网。

2)深Ⅱ度烧伤:局部肿胀,表皮较白或棕黄,间或有较小的水疱。将坏死表皮去除后,创面微湿、微红或白中透红、红白相间,质较韧,感觉迟钝,温度降低,拔毛痛。并可见粟粒大小的红色小点,或细小树枝状血管支,伤后 1～2d 更明显。这是因为皮肤浅部血管网已凝固,所见红色小点为汗腺、毛囊周围毛细血管扩张充血所致。因此烧伤越浅,红色小点越明显;越深,则越模糊。少数细小血管支,系真皮血管丛充血或栓塞,常表示深Ⅱ度烧伤较深。

(3)Ⅲ度烧伤:又称焦痂性烧伤。局部苍白、黄褐或焦黄,严重者呈焦灼状或炭化,质韧似皮革状。创面干燥、无水疱、丧失知觉、发凉、针刺无痛觉、拔毛不痛。透过焦痂常可见粗大血管网,与深Ⅱ度细而密的小血管支迥然不同。此系真皮下血管网充血或栓塞凝固所致。多在伤后即可出现,但有时需待 1～2d 或更长,特别是烫伤所致的Ⅲ度,需待焦痂稍干燥后方显出。以四肢内侧皮肤较薄处多见。

3.估计烧伤深度时的注意事项

(1)人体不同部位皮肤厚度是不一样的,因而对同样热力所引起的损伤也是不一样的。如胸部、肩部、背部、腹部、臀部以及大腿外侧的真皮,较其他部位皮肤厚 1～2 倍;手背、足背、关节屈面皮肤较薄,烧伤容易偏深。

(2)同一部位的皮肤厚度,因年龄、性别、职业、工种等不同而不一样。小儿皮肤较成人薄,女性较男性薄。小儿烧伤往往容易估计偏浅,这是由于小儿皮肤较薄所致,如深Ⅱ度烧伤渗出至浅层的液体较多,水疱较大,容易因水疱大而判断为浅Ⅱ度烧伤。

(3)烧伤原因不同,临床表现也不一样,如烫伤和火焰伤不一样;较低而持续的热力作用和闪灼性烧伤不一样;持续的热力烧伤往往很深,酸烧伤表面蛋白凝固变性,容易估计偏深;而碱烧伤往往因有继续加深过程,容易估计偏浅。

(4)皮肤的隔热作用较大,散热也慢。烧伤发生后,虽然脱离热源,但在一段时间内热力仍可继续渗透。由于烧伤后血浆渗出、组织水肿、外周阻力大、血液浓缩,毛细血管容易栓塞,有一个热力加深过程，因而早期估计深度往往偏浅，临床中需要多次估计，最后根据实际深度进行修正。

（5）电烧伤面积虽小，但深度较深，常常发生肢体坏死，应特别注意肢体的血运情况。化学烧伤尤其是酸烧伤，在伤后 24～48h 确定深度比较准确。

（6）目前我们所采用的烧伤深度判定方法，多偏重于静止的方面，较易忽视皮肤生物学改变的动态方面。各种动态变化是受外界条件影响的，如冷而且干燥的环境，没有感染，血管网没有继发性栓塞，是促进烧伤皮肤再生的有利条件；局部温暖潮湿，有进行性栓塞，因感染而形成局部性坏死灶等，则不利于皮肤再生，反而可促进皮肤坏死脱落。因此，即使最初对烧伤深度的判断是正确的，而在以后的治疗过程中，病情仍可向两个相反的方向发展。

（三）烧伤的严重程度分类

烧伤的严重程度主要由烧伤面积和烧伤深度所决定，但还受多种因素影响，有很大的个体差异，难以分类。但是在战时或成批烧伤患者的抢救过程中，对烧伤严重程度进行分类就具有重要意义，不但有利于组织抢救和后送，也便于人力和物力的支配，做到轻重缓急、安排有序。

国内常用的烧伤严重程度分类为轻度、中度、重度和特重度四类

烧伤的严重性和预后尚涉及许多其他因素，具体治疗措施还必须结合患者的具体情况，如年龄、致伤原因、致伤部位、有无复合伤及并发症、伤前健康状态、救治时是否已发生休克等。所以，在估计烧伤严重程度时，应全面考虑，仔细观察，综合分析，争取做到"个体化分析、个体化治疗"。

（四）烧伤的临床过程

当机体遭遇烧伤时，一方面因为皮肤屏障受到破坏，使其部分或全部地丧失了保持内环境稳定的功能，使机体产生相应的病理生理变化。另一方面，机体将动员各种因素对这种破坏进行反应和调节，从而维持机体内环境稳定，并同时开始修复过程。这样就引起一系列复杂而又有一定规律的病理生理变化。

根据烧伤病程的临床病理变化，大多将其分为四期，即体液渗出期（也称休克期），急性感染期，创面修复期，康复期。也有人将其划分为三个期，即创面修复期与康复期合称为修复期。这种划分是人为的，并不是指各期之间截然分开，而是互相交叉，紧密联系的。而且，烧伤越重，它们之间的关系就越密切，比如体液渗出期时可并发急性感染，而急性感染期时，创面修复已经开始，同时机体功能康复的观点贯穿于整个烧伤治疗中。

1.体液渗出期　烧伤后，除了有不同深度的局部表现外，在伤后迅速发生的变化为体液渗出。无论烧伤面积或深浅如何，都会有体液渗出。小面积的浅度烧伤，体液渗出主要表现在局部组织水肿，有时虽然渗出液较多，但人体的代偿功能可以保证重要脏器供血等，可以不明显影响有效循环血量，不发生休克。但当烧伤面积大（一般临床上成人烧伤面积＞15％，小儿＞5％，尤其合并头面部烧伤者），再加上抢救不当或补液不足，人体不能代偿迅速发生的体液丧失时，循环血量则明显下降，患者会出现休克。因此，又可将此期称为休克期，主要发生在烧伤面积较大的患者。也就是说，体液渗出期的患者不一定有休克，而休克期的烧伤患者一定有体液渗出。

烧伤引起的局部体液渗出反应而致的微循环变化，因烧伤深度不同而不同，同一部位的烧

伤,中心区与周围区的微循环变化也是不同的。Ⅰ度烧伤以充血为特征,微动脉和微静脉均呈扩张状态,有时微静脉呈阶段性扩张,毛细血管扩张充盈。Ⅱ度烧伤,局部微动脉短暂收缩,随后扩张;微静脉扩张,红细胞聚集,血流缓慢,微静脉内白细胞贴壁黏附,内皮细胞肿胀,进一步加重血流淤滞,毛细血管扩张充血,也使血流淤滞。Ⅲ度烧伤,局部微血管血流淤滞严重,微动脉、微静脉和毛细血管内广泛血栓形成,24h内局部血管完全阻塞,出现一个"完全无血管期"。

皮肤组织损伤后,在同一部位,烧伤局部也可人为的分为3个区带,以Ⅲ度烧伤为例,中心区为凝固区,组织坏死,微动脉和微静脉有广泛血栓形成,毛细血管完全淤滞;边缘区为充血区,微动脉、微静脉和毛细血管扩张充血,血流缓慢;在中心区和边缘区之间为淤滞区,有广泛的微血管扩张充血,微静脉呈节段性收缩,微静脉和毛细血管内大量红细胞聚集,血流呈节段状,血流缓慢,部分微血管内有血栓形成,尤其是淤滞区内微循环障碍的转归,决定着烧伤局部损伤的程度。如果微循环淤滞加重,血栓形成增多,则可发生全层皮肤坏死;如果微循环改善,阻止血栓形成,则可使局部损伤减轻,范围缩小。

另外,渗出使局部组织水肿,抵抗力降低而易发生感染。水肿形成的张力可以影响局部组织的血液循环,肢体近心端的水肿压迫可以影响远端的血循环甚至导致缺血坏死,需做减张切开。创面渗出还容易造成细菌定植而导致感染。

在烧伤面积较小时,机体丧失的体液较少,较慢,不至于引起明显的全身性血流动力学和流变学方面的变化。烧伤越重时,液体丢失的速度越快,量越多,从而导致机体有效血容量减少,严重时即发生休克。渗出的液体有些自创面丧失,大部分渗至细胞间隙;也有些是脏器水肿,这些液体都不能立即回到循环补充有效循环血量。虽然机体有时间进行一定的代偿作用,包括淋巴液的补充,心率增快,周围血管收缩等,可以暂时保证心、脑、肾等重要器官的血液供应,但总体来讲,机体各组织及脏器都处于缺血缺氧状态。当补液使循环复流后,组织器官的损伤反而加重,即"缺血—再灌注损伤",这种"缺血—再灌注损伤"可以导致全身多个脏器损伤,严重时可导致多脏器功能衰竭。其损伤机制尚不明确,可能和自由基损伤(包括氧自由基、脂性自由基、一氧化氮等)、钙超载和微血管损伤有关。

总之,烧伤体液渗出的结果是组织低灌注、缺氧再灌注损伤以及由此引起的一系列病理生理变化,不仅可加重休克,而且为以后继发全身性感染、内脏并发症埋下恶因。因此,本期的工作重心是尽一切努力使伤员获得有效的补液、防止休克,尽量缩短组织缺氧的时间,减少并发症的发生,为下一步的治疗打下良好的基础。

2.急性感染期　急性感染期是指烧伤后2周内发生的局部和(或)全身性的急性感染。一般来说,烧伤创面感染总是难以避免的,重点是避免全身性感染的发生。近年来,由于有效抗生素的应用及创面处理方法(如创面用药、深度烧伤早期切痂植皮等)的不断改进,严重的全身性感染发病率已大为降低。但一旦发生,病死率仍很高。

烧伤感染的来源有多种渠道,一般说来,感染的主要来源为创面。虽然小面积深度烧伤,早期经切(削)痂植皮,可以一期愈合,而无感染期存在;或者除Ⅰ度烧伤,浅Ⅱ度烧伤经妥善清创后愈合可不发生感染外,烧伤创面感染总是难以避免的,特别是大面积深度烧伤。尽管烧伤局部立即因高热或化学药物作用,创面基本上是无菌的,但伤后不久(6～8h)细菌仍可在创面立足、滋生。细菌的来源主要为伤后接触污染,包括接触外界环境和伤员本身呼吸道、消化道的细菌等。尤其是医务人员、家属在抢救过程中接触的污染,如只顾抗休克补液,而忽视了对创面的保护,导致医务人员、家属身上的细菌污染创面;其次是残留在残存毛囊、皮脂腺和周围健康皮肤皱褶中的细菌。烧伤初期细菌多是一般的非致病菌或条件致病菌,以后即转为金黄色葡萄球菌、铜绿假单胞菌、鲍曼不动杆菌、大肠杆菌等烧伤常见菌。

当机体烧伤后,随着体液渗出,烧伤创面的坏死组织和含大量蛋白质的渗出液构成细菌的良好培养基,导致细菌在创面大量繁殖;另外,在深度烧伤区的周围,还因为血栓形成,导致局部组织发生缺血和代谢障碍,机体的抗感染因素,如白细胞、抗体和抗感染药物难以达到局部,更有利于细菌繁殖。如果患者全身情况较好或烧伤积较小、较浅,局部感染经过适当处理后可被控制,3～5d自行消退。反之,如果患者全身情况差或者烧伤面积大、较深,感染可继续发展。这是因为,一方面烧伤患者经休克打击后,内脏和身体各种功能尚未调整,创面肉芽屏障尚未形成;另一方面,体液渗出期过后,毛细血管通透性大都逐渐恢复正常,水肿液开始回吸收,细菌和毒素可进入血液循环,导致败血症、毒血症或向创面深部健康组织侵袭,形成所谓烧伤创面脓毒症等全身性感染。

烧伤感染的另一个主要来源是肠道,称之为肠源性感染,即肠道细菌或毒素越过肠黏膜屏障移居至肠外组织器官或播散至全身,引起感染。肠道是细菌的"大本营",在早期肠道缺血再灌注损伤、炎性介质等因素的作用下,肠道黏膜屏障受损,发生细菌及毒素的移位。细菌、毒素可以移位至肠黏膜淋巴结进而达肠外其他组织甚至播散及全身。因此,对早期发生感染,而又未发现创面有明确感染的情况下,应考虑肠源性感染。

综上,继休克后或休克的同时,急性感染是对烧伤患者的另一种重要威胁。烧伤越深,面积越大,感染机会也越多,症状也越重。不言而喻,本期救治的重点是感染的防治,以及内脏并发症的防治。

3.创面修复期 随着烧伤病程的进展,创面炎性细胞聚集,基底细胞分裂及皮肤附件上皮细胞开始了创面修复过程。

(1)Ⅰ度烧伤:伤及表皮角质层、透明层、颗粒层以至棘细胞层,基底层(生发层)健存。因此,其临床表现上仅有皮肤发红,无水疱,疼痛轻微,其修复南基底细胞再生替代,坏死层脱落,常于1周内痊愈,无瘢痕形成,肤色恢复正常。

(2)浅Ⅱ度烧伤:表皮全层坏死,伤及真皮乳头层。因乳头层血管通透性升高,液体渗出积聚而成水疱。水疱若疱皮撕脱,可见基底潮红(系未凝固的浅部血管充血所致)。由于丰富的神经末梢受刺激,局部有剧烈疼痛,伤后3～7d创面坏死组织、表皮及血浆样渗出物形成痂皮,在无感染条件下,经7～14d后,由残留基底细胞及皮肤附件(主要是毛囊)上皮再生,形成被覆表皮,使创面愈合。愈合后一般无瘢痕形成,有时,有较长时间的色素改变。因此,浅Ⅱ度烧伤创面,最主要就是预防感染,积极处理创面,以防止创面感染加深,影响愈合。

(3)深Ⅱ度烧伤:伤及真皮网状层,真皮深层及其中的皮肤附件深部结构仍健在,表皮和真皮胶原纤维凝固坏死后形成干痂,可有水疱形成。干痂一般呈半透明,透过痂皮可见散在的细小红点,为残存的皮肤附件周围发生的充血的毛细血管丛。由于神经末梢部分被毁,因此,一般感觉迟钝。深Ⅱ度烧伤创面靠残存皮肤附件上皮再生,长出新生上皮修复,后者开始形成上皮岛,而后扩大、融合。有时干痂未脱落时即发生痂下愈合。愈合后可遗留少量瘢痕组织,如无感染,创面 3～4 周愈合。如发生感染,残存皮肤附件也遭破坏,已属Ⅲ度烧伤创面,需植皮后方能愈合。但是对于功能部位(如双手)的深Ⅱ度烧伤,则需尽早行植皮手术,以免瘢痕挛缩影响局部功能。对深Ⅱ度烧伤的创面治疗,主要是抗感染,防止创面向Ⅲ度烧伤的转归,必要时果断进行手术治疗,以缩短病程,减轻患者痛苦。

(4)Ⅲ度烧伤:包括深达皮下脂肪以及肌肉、骨骼的烧伤。烧伤皮肤坏死凝固变薄,形成半透明的褐色焦痂,硬如皮革,透过焦痂呈现粗大血管网(为皮下淤滞或栓塞的血管)。它们大都在伤后 2～3 周或更长一些时间开始与肉芽组织分离,称为"自溶脱痂"。当溶痂时,大量坏死组织液化,适于细菌繁殖,感染机会增多,且脱痂后,大片创面裸露,成为细菌入侵的门户,体液和营养物质丧失增加,可以再次造成水、电解质平衡失调,低蛋白血症,贫血等,将显著降低机体抵抗力和创面修复能力,细菌也可乘机入侵。此时如不抓紧时间消灭肉芽创面,可能形成全身性感染的又一高峰时期。当然,此时由于肉芽组织的出现,机体已初步形成了一个屏障,细菌自创面入侵的机会较早期减少。然而,只要有创面存在,严重感染的威胁始终不能排除,特别是创面过大时。

所以,本期的治疗重点是加强营养,扶持机体修复功能和抵抗能力,积极消灭创面,并注意感染的防治。近年来,切(削)痂植皮方法已经广泛应用于治疗深Ⅱ度或Ⅲ度烧伤,人为改变了这些创面修复的自然过程,使得这些创面愈合时间大大缩短,但创面修复过程总的趋势仍未改变。

4.康复期 烧伤创面愈合后,并不代表治疗的结束。Ⅰ度烧伤或浅Ⅱ度烧伤创面愈合后,因无瘢痕生成,对机体影响不大,部分患者由于创面有色素沉着,可早期行美容治疗。

而深Ⅱ度和Ⅲ度创面愈合后,则需要一个较长的康复期,具体如下:

(1)瘢痕:深Ⅱ度和Ⅲ度创面愈合后均可产生瘢痕,由瘢痕增生、瘢痕挛缩导致的外观畸形、功能障碍、严重瘙痒、瘢痕恶性变等,给患者的生活、工作带来不便,需要进行功能锻炼、物理治疗、体疗或手术整形。

(2)心理因素:许多大面积烧伤患者因严重烧伤打击、毁容、功能障碍等所产生的心理异常或精神失常,需长期心理辅导,甚至住院治疗。

(3)残余创面:深Ⅱ度和Ⅲ度创面愈合后,新生创面表皮较薄,易反复出现水疱,甚至溃破,并发感染,经久不愈,形成"残余溃疡创面",这种现象的终止往往需要一个较长的时间,严重时还需手术治疗。

(4)排汗:严重大面积深度烧伤创面经植皮愈合后,由于大部分汗腺被破坏,患者不能通过出汗散热,以致机体调节体温的功能发生紊乱,在盛暑季节,这类患者多感不适,一般需经过 2～3 年的适应过程(通过其他部位的汗腺分泌增加来代偿,以及呼吸道蒸发水分增加等),症状才会逐步减轻。

(5)多脏器功能障碍:大面积烧伤患者创面愈合后,某些内脏器官,如心脏、胃肠道等,会存在不同程度的器质性病变或功能障碍,需要较长时间的恢复。

康复期的长短时间不一,依病情而异,有的需数月或数年。在本期的治疗重点关键在于早期预防,要用整形的观点来治疗烧伤。烧伤早期治疗的宗旨不仅在于挽救生命,而且还要尽可能预防和减轻后遗畸形,恢复功能。

二、烧伤创面的非手术处理和护理

创面处理和护理贯穿烧伤治疗的整个病程,烧伤创面处理的好坏,是关系烧伤预后的重要因素。因此,正确处理和护理创面,可加速创面修复,缩短疗程,预防内脏并发症的发生,达到减少残废、畸形和提高治愈率的目的。在创面护理过程中,要辨证的认识创面局部和全身病情变化的关系,了解其变化规律,认真仔细地观察创面变化,及时发现问题,有助于临床判断病情和确定治疗方案。

(一)创面处理原则

1.Ⅰ度烧伤 保持烧伤局部清洁,减轻疼痛,防止再损伤。

2.Ⅱ度烧伤创面 浅Ⅱ度烧伤主要为防止创面感染,减轻疼痛,促进其尽早愈合;深Ⅱ度烧伤要防止创面感染,保护残留的上皮组织,清除坏死组织,促进愈合,防止和减少瘢痕形成。

3.Ⅲ度烧伤创面 防止感染,尽早去除坏死组织,早日封闭创面。

(二)早期创面的护理

1.Ⅰ度烧伤 Ⅰ度烧伤主要为表皮角质层、透明层、颗粒层以及棘细胞层发生损伤。局部轻度红肿,干燥无水泡,灼烧感、疼痛,2～3d红斑消失,3～5d痊愈。脱屑后不留瘢痕。

护理措施如下:

(1)迅速脱离致伤因素,尽可能地保护好损伤的表皮,以免加深创面。

(2)立即用冷疗法处理创面(除生石灰烧伤外)。冷疗法是烧伤后用冷水对创面淋洗、浸泡或冷敷,达到减轻创面疼痛、阻止热力的继续损害、减少渗出和水肿的目的。水温多数认为以10～20℃为宜,在可以耐受的前提下,温度愈低,效果愈好。冷疗持续时间应以冷源去除后不痛为准,一般应在0.5～1h,甚至数小时。

(3)保持创面清洁、无污物,防止表皮脱落,保护烧伤部位。

(4)Ⅰ度创面患者疼痛剧烈,做好与患者的沟通,嘱患者保护局部,防止再损伤,以利于伤口早日恢复。

2.Ⅱ度烧伤 Ⅱ度烧伤分为浅Ⅱ度和深Ⅱ度。浅Ⅱ度创面的特点是肿胀明显,有水疱,渗液多;深Ⅱ度创面特点是局部肿胀,表皮较白或棕黄,间或有较小的水疱。若水疱已破,疱皮皱缩,应剪除皱缩的水疱皮;小水疱予以保留;大水疱应表面消毒后,在低位剪小口引流或用注射器将疱液吸出。完整的水疱皮不要撕掉,疱皮对创面有良好的保护作用,能减少水分蒸发,减轻疼痛,创面不会因干燥使其加深,保护创面不易被污染,也减少了细菌感染的机会。

护理措施如下:

(1)患者可能会出现伤口疼痛,尤其是浅Ⅱ度烧伤患者,要做好心理护理,必要时根据情况按医嘱予以止痛药。

(2)处理前先剃除创面及周围的毛发,手足烧伤的应剪除指(趾)甲。

(3)取掉黏在创面上的异物,用大量的清水冲洗,污染较重时,用肥皂水加适量的双氧水,以利于去污清洗。

(4)将患者妥善安置,创面下铺好无菌单及消毒的防水布,用生理盐水清洁创面。

(5)清创后根据情况采取暴露或包扎疗法。

(6)肢体烧伤者应注意抬高肢体,以促进静脉及淋巴回流,减轻肿胀。及时观察末梢血液循环情况,一旦出现指(趾)端青紫、发凉、麻木感、淤血等,应拆开包扎绷带看是否缓解,如仍不能缓解,立即报告主管医生,及时处理。

(7)手和脚的包扎应注意固定于功能位,各指(趾)应以敷料分隔包扎,防止粘连,手心垫纱布块,保持手的功能位和舒适度。

(8)表皮脱落者,可用人工皮或新鲜猪皮覆盖,以减少创面水分蒸发和保护残余上皮,以利于早期愈合。

3.Ⅲ度烧伤　Ⅲ度烧伤又称焦痂性烧伤,创面特点是局部苍白、黄褐或焦黄,严重者呈焦灼状或炭化,质韧似皮革状。创面干燥、无水疱、丧失知觉、发凉、针刺无痛觉、拔毛不痛。保持焦痂完整、干燥、控制创面感染,为早期切、削痂,植皮或自然脱痂等处理创造有利条件。

护理措施如下:

(1)按时进行换药,保持焦痂干燥,防止感染。

(2)一切接触创面物品均应消毒,如纱布、纱布垫、换药用品等,被褥如被浸湿应及时更换,患者物品应专柜放置,以防交叉感染。

(3)观察痂下有无积脓,如有溶痂、积脓,应消毒后及时剪开引流,清除脓液,防止创面感染。

(三)包扎疗法的护理

包扎疗法是用敷料包扎创面,使之与外界隔离,以保护创面,减轻疼痛;同时创面渗液可被敷料吸收,引流较充分。包扎可使创面保持湿润,利于创面修复;利于肢体固定、制动和保暖。主要适用于肢体烧伤、小儿或躁动不合作患者,四肢供皮区和受皮区皮片的固定。

1.操作方法　在清创后,根据创面情况选择合适的内存敷料,外层用干纱布和绷带均匀加压包扎。创面包扎时敷料要平展,压力要均匀,应从远端向近端缠绕绷带。包扎范围应超出创缘5cm左右。

2.护理

(1)包扎应从远端到近端,以防止肢体远端肿胀;应注意把各关节保持在对抗挛缩的功能位,指(趾)间应用纱布隔开,以防止粘连,指(趾)末节应外露,以便观察肢体末梢血液循环。

(2)肢体包扎后应在肢体下放置软枕或海绵垫抬高患肢,以促进静脉与淋巴流,减轻局部肿胀。注意观察肢端血液循环情况,当出现肢端发凉、青紫、麻木或肿胀疼痛等症状时,应及时报告医生。

(3)保持包扎外敷料清洁、干燥,防止污染。注意观察敷料有无松动脱落,有无渗出,包扎过紧等,如渗出较多,应及时报告医生,予以换药或做出相应处理。做好患者大小便护理,如被大小便污染,应立即重新换药。小儿可用一次性尿袋或使用小儿尿不湿接取尿液,防止尿液污染敷料。

(4)定时翻身或协助患者更换体位,使包扎创面交替受压,防止局部受压潮湿或发生压疮。

(5)观察患者的体温变化、伤口有无异味等。如患者出现高热或创面渗出至外层敷料、有异味时,应通知医生,及时检查创面。

(6)敷料更换时机。首次更换敷料的时间根据不同情况(敷料的浸湿程度、污染情况及气味等)而定。如创面污染较重,应每日或隔日更换一次。较清洁的浅Ⅱ度创面,如敷料干燥无渗出,7d左右更换1次;较清洁的深Ⅱ度和Ⅲ度创面,如敷料干燥无渗出,3~5d更换。包扎过程中患者若出现体温和白细胞升高,疼痛加重或通过敷料可闻到创面有恶臭,表明创面出现感染,需立即更换敷料,以后可根据创面分泌物的多少决定换药时间。

(四)暴露疗法的护理

暴露疗法是将烧伤创面暴露于干热空气中,不用敷料覆盖或包扎,使创面渗液及坏死组织干燥成痂,以暂时保护创面。暴露疗法主要适用于大面积烧伤患者及头面、颈、躯干、会阴、臀部烧伤者。

1.操作方法 根据患者的伤情准备好对应的病室,病室要清洁、温暖。中小面积烧伤患者要做好床边隔离;大面积烧伤患者须单间隔离,以减少交叉感染。患者清创后,将患者置于铺有无菌纱垫的病床上,用红外线治疗仪烘烤,同时可根据情况选择创面外用药,使创面保持干燥,防止感染。对于腋下、耳后、会阴等不易烘烤处,可使用热风机吹干。

2.护理

(1)维持病室相对恒定的温度和湿度。室温保持在28~32℃(根据伤员的个体差异可调整),相对湿度40%左右。

(2)做好消毒隔离,防止交叉感染。每日对病室进行紫外线消毒,每日开窗通风至少2次以上,保持室内空气新鲜;护理操作前后均应洗手,接触创面要戴无菌手套、口罩、帽子,注意无菌操作;病室内减少人员流动,如果条件允许取消陪护,如留陪护必须穿隔离衣;一切接触创面的物品均应消毒,纱布垫、床单、被褥如被浸湿应及时更换。

(3)充分暴露创面,按时翻身,保持创面干燥。为了防止受压部位创面潮湿及压疮的发生,应定时变换体位,每1~2h翻身一次,使创面交替暴露,同时可用红外线治疗仪、烤灯及吹风机等使创面保持干燥。大面积烧伤病情稳定后及有背、臀部烧伤者为防止创面受压时间过长,可应用翻身床对患者进行定时翻身,也可根据患者情况选择悬浮床。另外,特殊部位的烧伤创面要做好对应的护理,如颈部烧伤应垫高肩部,头尽可能向后仰;腋部烧伤,上肢应充分外展;会阴部烧伤,充分外展下肢,同时要做好大小便的护理,保持会阴部清洁干燥,避免大小便污染创面。

(4)做好创面的护理。按时换药,促进创面干燥结痂。及时清除创面的渗液及污物,保持痂皮或焦痂的干燥、完整。做好五官护理,要及时清除眼、鼻、口周创面的分泌物,以免造成创面糜烂感染。保持创面周围健康皮肤的清洁。

(5)观察创面,发现问题及时进行对应处理。注意观察创面有无痂下积脓,如有,要及时剪开引流清除脓液,用油纱或对应的敷料保护创面。肢体的深度环形烧伤要注意末梢血液循环的观察,躯干部、颈部的深度环形烧伤,要注意观察患者的呼吸情况,发现异常及时给予相应处理。关节部位如有暴露的创面应避免过度活动,防止痂皮破裂出血引起感染。

(五)半暴露疗法的护理

半暴露疗法是用单层油纱布或含有抗生素的纱布覆盖创面,任其暴露变干,用以保护创面,固定皮片,控制感染等。适用于深Ⅱ度创面脱痂后,经清洗、浸浴及湿敷等控制感染且有较多的上皮岛的创面。此法还适用于供皮区及不便包扎的植皮区,如头、面、颈、躯干、肩、腋、腹股沟等。

1.操作方法　以单层油纱布或各种抗生素纱布,按创面形状剪成相应大小,紧密贴敷于创面。

2.护理

(1)采用半暴露疗法时,纱布必须紧贴于创面,其间不能有空隙,以免脓液积聚于间隙中。

(2)经常检查半暴露纱布下有无积液、积脓,需注意有时外观良好,但其下有较多脓液积存,此时应剪开纱布,及时清除分泌物,并更换纱布。

(3)与深Ⅱ度及供皮区创面黏附紧密的纱布,在换药时如无感染,无须强行揭除,待创面愈合后即可自行脱落。

(六)湿敷的护理

湿敷可使创面上的脓液、脓痂、坏死组织等得以引流与清除,多用于肉芽创面植皮前的准备,加速创面清洁。同时也可加速脱痂,促进焦痂(痂皮)分离。

1.操作方法　用吸水性好的无菌纱布,浸入外用生理盐水或其他抗菌溶液中,取出拧干、抖散,均匀松散地填塞于创面上,外层用干纱布覆盖,绷带包扎。

2.护理

(1)湿敷纱布不宜太湿,以防创面及其周围皮肤浸渍。湿敷时,敷料外禁用油纸、塑料布之类不透气的物品包扎,以免影响水分蒸发,创面发生浸渍,影响效果。

(2)对脓液较多的创面进行湿敷时,应更换的勤一些,每日4～6次,随着感染逐渐控制后,可适当减少更换湿敷的次数,每日1～2次即可。对感染创面湿敷,应鉴别是侵袭性还是非侵袭性感染创面,如是侵袭性感染创面,湿敷时应慎重。

(3)湿敷时,一次面积不宜过大,以免引起高热、寒战等中毒症状。面积大而持久的湿敷有发生全身性感染的可能。一般一次湿敷面积应掌握在15%以下。坏死组织过多而又不易脱落的创面,应暂缓湿敷,以免湿敷时间过长,引起全身中毒反应。

(4)外用抗菌溶液湿敷时,仅内层用抗菌溶液,其外均用等渗盐水纱布。水肿的肉芽创面可用2%～3%高渗盐水湿敷,并加压包扎。

(七)浸浴、浸泡疗法的护理

浸浴或浸泡是将患者身体的全部或一部分浸于温热盐水或药液中一定时间,使创面充分引流,减少创面的细菌及毒素,促进焦痂分离,引流痂下积脓和促进血液循环,改善功能。适用于焦痂分离期,以促进焦痂软化分离;严重烧伤伤员后期,残留小创面有严重感染者;创面感染较重为植皮做准备者及更换敷料困难者。用于全身的称"浸浴",用于局部的称"浸泡"。已出现创面脓毒症或败血症、月经期、有严重心肺合并症及全身情况差者,不宜浸浴。

1.操作方法

(1)浸浴或浸泡前器具准备:浸泡只需消毒好的盆或桶及配制好的浸泡用液即可。小儿全身浸浴可用消毒好的小儿专用浴盆;成人浸浴需用固定在浸浴室的消毒好的不锈钢或瓷质浴盆,此类浴盆应配备升降吊床。

(2)浸浴液的准备:根据医嘱配制好浸浴液(等渗盐水或药液),水温保持在38～40℃,也可依个人耐受程度而定,一般应高于患者体温1～2℃。所用浴液量以浸没创面为度。

(3)患者的准备:向患者及家属说明浸浴的目的和过程,交代注意事项等,取得他们的配合。浸浴前测量患者的血压、脉搏、呼吸、体温,嘱患者排空大小便。对留置管道的患者,保护好各种管道。揭除创面外层敷料。浸浴时间尽量安排在饭后1h进行,以免浸浴时不适。

(4)浸浴操作:先将吊床置于推车上,将患者移至吊床上,再将吊床一起推往浸浴缸旁,挂上悬吊杆挂钩,按下升降按钮,将吊床移至盛好温水的浴盆中心,将患者慢慢浸入水中进行浸浴。浸浴时间视创面及患者耐受情况而定,初次浸浴不宜超过30min,以后可逐渐延长至1～1.5h。结束后,用吊车将患者吊出浴盆水面,再用温热清洁水冲洗全身,拭干水分将患者轻轻摆放在已消毒好的烧伤纱垫上推回病房,给予保暖。

2.护理

(1)浸浴前做好患者的宣教:特别是初次浸浴,应向患者说明浸浴的目的、方法和注意事项,取得患者的配合,减轻或消除焦虑和紧张。

(2)做好安全检查:给患者浸浴前,要调节好室温在28～30℃、检查浸浴盆是否消毒、吊床及升降架各部件是否完好、浸浴室的氧气、负压装置是否通畅等,确认无误后方可让患者入浴。患者入浴时,至少有两人操作,以保证患者的安全。

(3)做好各管道的护理:有静脉输液管道的患者,浸浴前先用贴膜保护好针眼处,再行浸浴,浸浴时要保持静脉穿刺处干燥、勿打折、进水,保证液体输入顺利;留置尿管的患者,膀胱排空后夹闭尿管,防止反流,尿袋位置固定妥当,防止牵拉损伤膀胱及尿道;有气管切开的患者,要抬高患者头部,水位线控制在患者锁骨下水平,以防污水流入气管引起呛咳及肺部感染。

(4)浸浴中密切观察病情变化:注意倾听患者有无不适主诉,观察患者的面色、口唇、甲床颜色等,监测生命体征。如患者出现面色苍白、心悸、出冷汗、脉搏细速等虚脱症状时,应立即停止浸浴,给予相应处理,如口服10%的葡萄糖溶液缓解症状。

(5)浸浴中医护人员要做好消毒隔离措施,注意保护好患者:给患者助浴时,医护人员戴无菌手套,用无菌纱垫或无菌纱布给患者洗浴,防止感染或交叉感染。有头面部烧伤的患者,应先清洗颜面部和头部,再清洗躯干、肢体、会阴、肛周,以免污染颜面部。洗浴时注意采用沾、淋等方法,避免推、擦,防止损伤新生上皮。

(6)浸浴后注意保暖:出浴时应迅速用无菌纱垫拭干,覆盖无菌纱垫推回病室,打开红外线烤灯照射保暖,防止受凉感冒,保护创面清洁。

(7)浸浴后及时监测患者生命体征,观察病情:患者浸浴后可能会出现体温升高、脉搏加快、畏寒、寒战等烧伤毒素吸收的中毒症状,给予保暖、物理降温等对症处理,一般24h后可恢复,若继续加重,应严密观察病情变化,遵医嘱及时处理。

三、手术后创面的护理

皮肤移植在深度烧伤治疗中是消灭创面最有效的方法。皮肤移植分为皮片和皮瓣两种。皮肤移植成活与否直接影响到患者的预后。为使手术达到满意效果,必须认真细致地做好术前各种准备及术后创面的护理。

（一）皮片移植后创面的护理

1.供皮区创面的护理

（1）供皮区一般采用包扎或半暴露疗法，术后观察有无渗血，保持包扎敷料的清洁干燥。如有大量新鲜血液渗出，要及时检查出血的原因，给予对应处理。如外层无菌纱布或无菌敷料受到污染，要及时更换，并再次进行加压包扎。

（2）躯干、四肢中厚取皮区术后如无特殊，2周更换敷料，如取皮厚度不超过0.2mm，局部无感染时，2周左右会完全愈合。如出现渗血、异味、疼痛剧烈等，应及时打开敷料进行检查有无创面感染。

（3）取半暴露时，可用烧伤红外线照射以促进创面干燥，但温度不宜超过50℃，应该距离创面35～45cm。

（4）供皮区愈合后会有不同程度的瘢痕增生，须在创面愈合后尽早给予对应的抗瘢痕治疗，如使用弹力衣及抗瘢痕药物。

2.植皮区创面的护理

（1）术后一般采用包扎疗法，压力均匀，不使皮片移动。包扎的肢体应固定、制动、抬高，注意观察肢体远端的血液循环。

（2）保持外敷料的清洁干燥，勿被渗液或大小便污染。大腿内侧及肛周会阴处可用贴膜、胶布粘贴保护，防止大小便污染。

（3）半暴露植皮区者，将患者取适当体位，固定皮片的纱布要粘贴牢固，防止移位影响皮片生长。

（4）及时剪除坏死皮片，若创基良好者应立即补充植皮。

（5）禁止在术区做任何治疗，如输血、输液、测血压等，以免影响术区血运，产生皮下血肿。

（6）下肢植皮的患者，应卧床休息10～14d，待皮片完全生长愈合后，方可活动进行功能锻炼，开始下床时手术部位应用弹力绷带包扎，以免下肢充血。

（7）躯干手术者应注意有无因包扎过紧而影响呼吸。

（8）下颏及颈部手术，应保持过伸位，注意预防枕后发生压疮。

（9）单侧耳部手术者，头应偏向手术对侧，防止受压和影响血运。

（二）皮瓣移植后的护理

烧伤创面较深，有筋膜和（或）骨组织的暴露时，常常需要皮瓣手术来修复。皮瓣是具有自带血液供应的一块皮肤和皮下组织。皮瓣又可分为带蒂皮瓣（或带血管袢皮瓣）和游离皮瓣两种。皮瓣手术的成功，除了精湛的外科技巧外，严密的术后护理，及时发现并妥善处理并发症也是十分重要的。

1.密切观察皮瓣和全身情况的变化　严密观察皮瓣的血运情况。皮瓣移植术后血液循环障碍主要发生在第一个24h内以及术后3～5d，因此，观察的重点是在术后的前几日内。术后1～2d可遵医嘱每30min至1h观察皮瓣的血液循环1次，以后每1～2h观察1次。一般情况下，如果术后5日内血液循环一直良好，则可改为每日观察4～6次，至1周或10d为止。主要观察皮瓣颜色、温度、质地及毛细血管充盈度和有无肿胀等情况，做好详细记录。皮瓣与供皮区建立血液循环后，皮瓣的颜色如由蜡黄变为红润饱满，且有一定的张力及弹性，温度与正常皮肤接近或稍高 0.5~1℃,皮瓣毛细血管充盈良好,皮瓣边缘渗出不多,此情况均属正常;如皮瓣呈暗灰色,质地柔软,皮温低,无张力,无弹性,则说明有动脉缺血或动脉血栓形成;如皮瓣颜色青紫,与正常皮温相比皮温下降 2~3℃,肿胀明显,水疱形成,皮瓣创缘渗出较多,则说明静脉回流受阻或静脉血栓形成。如发现异常应立即报告医生。术后要密切观察患者全身情况及生命体征变化,每 4h 测 1 次体温、脉搏、呼吸、血压,做好记录,保持静脉输液通畅,按时输入各种药物,密切观察患者精神和食欲的变化。保持水、电解质平衡,使机体不发生代谢紊乱,也是保证皮瓣成活的基本条件,绝不可只注意局部而忽略全身。

2.病室温度和环境要求 小血管易受低室温影响而痉挛,也易因疼痛、情绪不佳而收缩,因此要求室内温暖、安静、舒适,温度维持在 28℃左右,冬季室内温度不易维持,可采用红外线烤灯或红外热疗仪作局部照射,一般采用的烤灯功率为 40~60W,距离 35~45cm,局部照射时要做好巡视和观察,以免烫伤。睡眠不足、休息不好、疼痛刺激、吸烟等都可使患者精神处于紧张状态或血管发生痉挛,不利于组织移植后的血液循环重建。

3.体位 术后体位要有利于皮瓣的动脉充盈及静脉回流通畅,同时体位舒适,患者才能得到较好的休息。并随时注意防止皮瓣受压、扭曲和皮瓣张力过大,一般使受皮区部位略高于心脏 15%左右,有利于静脉回流,减少组织水肿。但勿过高,以免影响血液供应。同时根据不同手术部位和手术方式,适当调整合适的体位,如四肢手术者,抬高肢体稍高于心脏;带蒂转移的皮瓣以皮瓣不被扭曲、折叠、牵拉及受压为宜。同时,还要做好全身经常受压部位的皮肤保护,防止压疮的发生。

第九章　妇产科疾病护理

第一节　宫颈炎的护理

宫颈炎是女性常见的下生殖道炎症。包括宫颈阴道部炎症及宫颈管黏膜炎症,有急性和慢性两种。临床以慢性宫颈炎为多见。

【临床表现】

(1)大部分患者无症状。

(2)有症状者表现为白带增多,呈黏液脓性。

(3)外阴瘙痒及灼热感。

(4)经间期出血、性生活后出血。

(5)合并尿路感染者出现尿路刺激征。

(6)妇科检查可见宫颈充血、水肿、黏膜外翻,有黏液脓性分泌物附着甚至从宫颈管流出,宫颈管黏膜质脆,易出血。

【护理要点】

告知患者物理治疗注意事项。

(1)治疗前常规做宫颈细胞学检查。

(2)有急性生殖器炎症者注意休息,禁忌物理治疗。

(3)治疗时间宜选择在月经干净后3~7d内进行。

(4)保持外阴清洁,每日清洗外阴2次,禁止性生活及盆浴2个月。

(5)术后阴道分泌物增多需及时就诊。

(6)治疗结束,于两次月经干净后3~7d复查,未愈者择期作第2次治疗。

(7)健康教育。

1)指导妇女定期进行妇科检查,发现宫颈炎积极治疗。

2)注意个人卫生,勤换内衣裤,保持外阴清洁、干燥。

3)出现血性白带或性生活后出血,早日就诊。

4)治疗前做宫颈刮片细胞学检查,以除外癌变。

5)避免分娩时器械损伤宫颈,发现宫颈裂伤及时缝合。

6)做好心理护理,保护患者的隐私,给予心理支持与安慰。

第二节　阴道炎的护理

一、细菌性阴道炎

细菌性阴道炎发病年龄多在 15～44 岁,多发生于生育年龄的妇女。但在不同人群中发病率也不同,多与性经历有关。细菌性阴道炎实际上是一种以 Gardner 菌、各种厌氧菌及支原体引起的混合感染,因本病与一般淋菌、滴虫、真菌引起的阴道炎不同,局部炎症不明显而且有 10%～50% 的患者无任何症状体征。细菌性阴道炎的致病原因是正常寄生在阴道内的细菌生态平衡(菌群)失调。

【临床表现】

1.白带异常　多数患者主诉带有鱼腥臭味的灰白色白带。

2.阴道瘙痒　阴道有灼热感、瘙痒,在阴道壁上的分泌物易于擦掉。

3.体征　阴道黏膜无充血、无红肿,阴道分泌物 pH>4.5,盐水涂片上见细菌性阴道炎(BV)特征的线索细胞,也可见活动的 Mobiluncus 菌。

【辅助检查】

1.细胞学检查　在湿的生理盐水涂片尚见成熟的阴道上皮细胞表面,呈点状或颗粒状细胞边缘呈锯齿形的线索细胞。

2.分泌物呈碱性　阴道分泌物 pH>4.5,多为 5～5.5。

3.细菌培养　阴道分泌物细菌培养,用血琼脂混合特殊培养基培养。

4.氢氧化钾试验　阴道分泌物氢氧化钾试验阳性。

【治疗原则】

治疗细菌性阴道炎以口服药为主,可口服甲硝唑、氯林可霉素、氨苄西林、匹氨西林等。亦可用 1% 过氧化氢液冲洗阴道。

【护理】

1.护理评估　了解患者年龄、月经史、性生活史及生育史。了解白带性状、量、气味,有无外阴瘙痒及灼热。有无因外阴、阴道瘙痒致睡眠障碍,患者痛苦万分又因难以启齿而产生矛盾心理。

2.护理要点与措施

(1)口服药物护理:督促患者按时用药。甲硝唑,每次 0.2g,每日 3 次,连服 7d。也可用氨苄西林,每次 0.5g,每日 4 次,连服 7d。

(2)阴道用药护理:可用 1% 乳酸或醋酸溶液进行阴道灌洗,每日 1～2 次。口服甲硝唑,同时每晚睡前可用甲硝唑栓剂 0.2g 塞入阴道,以杀灭病菌。

(3)疾病健康知识宣传教育:指导夫妻共治疗,患病期间、未治愈之前,严禁性生活。

(4)心理护理:给予患者讲解治疗措施及预后情况,减轻患者心理压力。

3.健康教育

(1)指导患者增强自我保健知识,提高预防意识,注意及时检查。

(2)指导患者口服抗感染药物及其方法。

(3)指导患者保持个人卫生,注意每日清洗外阴,必要时行阴道灌洗和阴道置药。

二、老年性阴道炎

老年性阴道炎常见于绝经前、后的妇女。

【致病原因】

(1)卵巢功能衰退,体内雌激素水平低落或缺乏,阴道上皮细胞糖原减少,阴道内 pH 呈碱性,杀灭病原菌能力降低。

(2)阴道黏膜萎缩,上皮菲薄,血循环不足,使阴道抵抗力降低,便于细菌侵入繁殖引起炎症病变。

(3)个人卫生习惯不良,营养缺乏,尤其是 B 族维生素缺乏,可能与发病有关。

(4)不注意外阴的清洁卫生,性生活频繁。

【临床表现】

1.分泌物异常 绝经前、后阴道分泌物增多,分泌物常呈水样、脓性、泡沫状,也可带血性伴外阴瘙痒。

2.泌尿系统症状 若侵犯尿道会有尿频、排尿痛等泌尿系统的症状。

3.体征 阴道黏膜上有出血点或出血瘀,严重者可形成溃疡,分泌物异常,若不及早治疗,溃疡部可有瘢痕收缩致使阴道狭窄或部分阴道闭锁致分泌物引流不畅,形成阴道积脓。

【辅助检查】

1.病理检查 妇科检查阴道红肿、溃烂者需与阴道癌鉴别,做刮片或活体组织检查,可确诊。

2.涂片鉴别 在涂片中找滴虫、真菌以作鉴别诊断,有针对性的治疗。

【治疗原则】

原则上应是提高机体及阴道的抵抗力,抑制细菌的生长。可行阴道冲洗、阴道局部用药、口服用药治疗。此外应加强营养,有助于阴道炎的消退。

【护理】

1.护理评估 了解患者年龄、月经史以及是否闭经、闭经时间、有无手术切除卵巢或盆腔治疗史。了解白带性状、量、气味,有无外阴瘙痒、灼热及膀胱刺激症状。观察阴道黏膜皱襞的弹性,有无出血点、溃疡或粘连。

2.护理要点与措施

(1)口服药物护理:指导患者口服雌激素制剂,剂量宜小,服用 4 周后应休息一阶段,患有静脉血栓、肝脏疾病或雌激素依赖性肿瘤病史者禁用。

（2）外阴护理：指导患者温水坐浴或给予外阴冲洗，不宜用热水烫洗外阴。

（3）阴道上药护理：给予患者每晚涂抹一次雌激素膏，连用3～4周。

（4）疾病健康知识宣教：指导患者保持卫生，勤换洗内裤，自己的清洗盆具、毛巾不要与他人混用。

3.健康教育

（1）指导更年期、老年妇女掌握老年性阴道炎的预防措施和技巧。

（2）指导患者和家属阴道灌洗、上药方法，注意操作前先洗净双手、消毒器具，以免感染。

（3）嘱患者保持外阴清洁，勤换内裤。穿棉织衣，减少刺激。

（4）护士给予卵巢切除、放疗患者雌激素替代治疗指导。

三、念珠菌阴道炎

80％～90％的念珠菌性阴道炎是白色念珠菌引起的，约10％的健康妇女无症状而阴道带有念珠菌，一旦抵抗力降低或阴道局部环境改变时，念珠菌会大量繁殖危害人体健康，所以念珠菌是一种条件致病菌，

【致病原因】

（1）阴道糖原增加、酸度升高时，或在机体抵抗力降低的情况下，便可成为致病的原因。

（2）长期应用广谱抗生素和肾上腺皮质激素，可使真菌感染大为增加。

（3）维生素缺乏（复合维生素 B）、严重的传染性疾病，和其他消耗性疾病均可成为白色念珠菌繁殖的有利条件。

（4）妊娠期阴道上皮细胞糖原含量增加，阴道酸性增强，加之孕妇的肾糖阈降低，常有营养性糖尿，尿中糖含量升高而促进白色念珠菌的生长繁殖。

【临床表现】

1.阴道瘙痒　外阴及阴道奇痒，坐卧不宁，痛苦异常。

2.泌尿系统症状　外阴唇肿胀，伴有烧灼感、尿痛、排尿困难。

3.体征　典型的白带为白色、凝乳块和豆渣样，略带臭味。小阴唇内侧面及阴道黏膜附有白色薄膜，擦去后，可见阴道黏膜红肿或糜烂面积表浅溃疡。

【辅助检查】

1.涂片检查　一般采用悬滴法、染色法、培养法，可找到芽孢和假菌丝。

2.尿糖及血糖筛查　主要针对年老肥胖或久治不愈患者，应查尿糖及血糖值，并询问用药史，以寻找病因。

【治疗原则】

可将制霉菌素片剂、克霉唑栓剂、达克宁栓剂至于阴道内，顽固者口服制霉菌素。积极改变阴道酸碱度，定时性阴道灌洗或坐浴。积极治疗糖尿病，长期应用广谱抗生素、雌激素者应停药。

【护理】

1.护理评估　了解患者有无糖尿病,使用抗生素、雌激素的种类、时间是否在妊娠期。了解患者阴道分泌物的量、性状、气味。了解阴道黏膜受损程度,有无糜烂、溃疡及白色块状薄膜覆盖。分析判断悬滴法的结果,检验真菌动态变化情况。

2.护理要点与措施

(1)药物治疗护理:可根据医嘱给予患者口服药或阴道置药治疗。

(2)局部治疗护理:给予患者2%~4%碳酸氢钠阴道灌洗或坐浴,每日1次,10次为1个疗程。

(3)心理护理:阴道及外阴瘙痒致使患者痛苦万分,有些患者不愿表达,内心充满矛盾,护士应多与患者交流,解答疑惑,疏导患者情绪,减轻压力,使患者积极配合治疗。

3.健康教育

(1)指导患者积极治疗糖尿病,正确使用抗生素、雌激素,避免诱发念珠菌阴道炎。

(2)嘱患者养成良好的卫生习惯,每天清洗外阴、换内裤。切忌搔抓。

(3)指导患者如自行阴道灌洗应注意药液浓度和治疗时间,灌洗药物要充分融化,温度一般为40℃,切忌过烫,以免皮肤烫伤。

(4)指导孕妇要积极治疗,否则阴道分娩时新生儿易传染为鹅口疮。

四、滴虫性阴道炎护理

滴虫性阴道炎由阴道毛滴虫引起。是阴道炎症中最常见的一种疾病,pH为5.5~6.0的环境最适合滴虫生长,月经前后,隐藏在腺体及阴道皱襞中的滴虫常得以繁殖,造成滴虫阴道炎。

【致病原因】

1.直接传染　经性交传播。

2.间接传染　经公共浴池、浴盆、浴中、游泳池、厕所、衣物、器械及敷料等途径。

【临床表现】

1.外阴症状　外阴瘙痒、烧灼或疼痛。

2.白带异常　白带量增多,脓样、有泡沫、腥臭味。

3.体征　阴道宫颈黏膜充血,严重时有散在出血点。有时可见阴道后穹有液性泡沫状或脓性泡沫状分泌物。

【辅助检查】

1.悬滴法　在玻片上加1滴盐水,自阴道穹处取少许分泌物在生理盐水中,低倍镜下,如有滴虫活动,阳性率可达80%~90%。

2.培养法　适于症状典型而悬滴法未见滴虫者,可用培养基培养,准确率达98%。

3.尿液检查　屡次复发者,需在尿液中查滴虫,必要时在男方前列腺液内查滴虫。

【治疗原则】

杀灭阴道滴虫,恢复阴道正常状态,防止复发。此症常在月经期后复发,治疗后应在每次月经干净后复查 1 次,3 次均为阴性称治愈。夫妻双方要同时治疗,切断直径传染途径。可行局部治疗,冲洗阴道后,在阴道内放置药片或栓剂;可行全身用药,口服相应的药物治疗。

【护理】

1.护理评估　询问患者既往阴道炎病史,发作与月经周期的关系,治疗经过,了解个人卫生习惯,分析感染途径。要了解滴虫阴道炎的典型症状。了解是否有治疗效果不佳致反复发作造成的烦恼,接受盆腔检查的顾虑,丈夫同时治疗的障碍。

2.护理措施

(1)外阴卫生护理:在经期、孕期、产褥期,每天清洗外阴,保持外阴清洁、干燥,并更换内裤。

(2)治疗药物护理:口服相应药物治疗,注意不良反应。

(3)心理护理:由于反复治疗而复发产生的不良情绪,护士应给予患者心理疏导,调节好积极治疗的信心。

3.健康教育

(1)指导感染滴虫患者、不要进入游泳池,或洗浴场所。

(2)指导患者做好自我护理,保持外阴清洁、干燥,避免搔抓外阴以免皮肤破损,每天换内裤,擦洗外阴,擦洗外阴的毛巾用后应煮沸消毒 5～10min,保证治疗效果。便盆和外阴用盆应隔离,用后要消毒。

(3)指导患者服药的方法,口服甲硝唑可有食欲缺乏、恶心、呕吐、头痛、皮疹、白细胞减少等不良反应,如自行阴道灌洗要注意温度、浓度、方法。

(4)嘱患者月经干净后要复查滴虫,连续 3 个月阴性为治愈标准。

第三节　急性盆腔炎的护理

急性盆腔炎是指女性上生殖道的一组感染性疾病,主要包括子宫内膜炎、输卵管炎、输卵管卵巢脓肿、盆腔腹膜炎。炎症可局限于一个部位,也可同时累及几个部位,以输卵管炎、输卵管卵巢炎最常见。盆腔炎性疾病多发生在性活跃期、有月经的妇女,初潮前、绝经后或未婚妇女很少发生盆腔炎性疾病,若发生盆腔炎性疾病也往往是邻近器官炎症的扩散。盆腔炎性疾病若未能得到及时、彻底治疗,可导致不孕、输卵管妊娠、慢性盆腔痛以及炎症反复发作,从而严重影响妇女的生殖健康,且增加家庭与社会经济负担。

【临床表现】

1.急性子宫内膜炎及急性子宫肌炎　多见于流产、分娩后。

2.急性输卵管炎、输卵管积脓、输卵管卵巢脓肿　急性输卵管炎主要由化脓菌引起,轻者输卵管仅有轻度充血、肿胀、略增粗;重者输卵管明显增粗、弯曲,纤维素性脓性渗出物增多,造成与周围组织粘连。急性输卵管炎因传播途径不同而有不同的病变特点。

3.急性盆腔腹膜炎 盆腔内器官发生严重感染时,往往蔓延到盆腔腹膜,发炎的腹膜充血、水肿,并有少量含纤维素的渗出液,形成盆腔脏器粘连。当有大量脓性渗出液积聚于粘连的间隙内,可形成散在小脓肿;积聚于直肠子宫陷凹处则形成盆腔脓肿,较多见。脓肿的前面为子宫,后方为直肠,顶部为粘连的肠管及大网膜,脓肿可破入直肠而使症状突然减轻,也可破入腹腔引起弥漫性腹膜炎。

4.急性盆腔结缔组织炎 内生殖器急性炎症时,或阴道、宫颈有创伤时,病原体经淋巴管进入盆腔结缔组织而引起结缔组织充血、水肿及中性粒细胞浸润。以宫旁结缔组织炎最常见,开始局部增厚,质地较软,边界不清,以后向两侧盆壁呈扇形浸润,若组织化脓则形成盆腔腹膜外脓肿,可自发破入直肠或阴道。

5.败血症及脓毒血症 当病原体毒性强、数量多、患者抵抗力降低时,常发生败血症。多见于严重的产褥感染、感染性流产及播散性淋病。

6.Fitz-Hugh-Curtis综合征 是指肝包膜炎症而无肝实质损害的肝周围炎。淋病奈瑟菌及衣原体感染均可引起。由于肝包膜水肿,吸气时右上腹疼痛。肝包膜上有脓性或纤维渗出物,早期在肝包膜与前腹壁腹膜之间形成松软粘连,晚期形成琴弦样粘连。5%～10%输卵管炎可出现此综合征,临床表现为继发腹痛后出现右上腹痛,或下腹疼痛与右上腹疼痛同时出现。

7.症状

(1)起病时下腹疼痛,呈持续性,活动后加重,发热,阴道分泌物增多。

(2)腹膜炎时可出现恶心、呕吐、腹胀、腹泻。

(3)月经期发病可使经量增多、经期延长。

(4)膀胱刺激症状如尿痛、尿频、排尿困难,直肠刺激症状如腹泻、里急后重、排便困难,腹膜刺激症状如压痛、反跳痛、肌紧张。

8.体征 典型体征呈急性病容,体温升高,下腹部压痛、反跳痛、肌紧张。妇科检查:阴道黏膜充血,脓性分泌物自子宫颈口外流。子宫颈举痛,子宫体略大、压痛、活动受限,输卵管增粗并有压痛,如为输卵管卵巢囊肿可触及包块。

【辅助检查】

1.血常规 白细胞或中性粒细胞增高提示有炎症。

2.腹腔穿刺 若穿刺液为脓性液体,则提示盆腔感染,应进一步将穿刺液行细菌培养及药物敏感性试验,为治疗提供帮助。

3.B超检查 有助于盆腔病变的诊断。

【治疗原则】

急性盆腔炎疾病应用抗生素为主,清除病原体,改善症状与体征,减少后遗症。手术治疗指征:输卵管积脓或输卵管卵巢脓肿,经药物治疗无效或脓肿破裂者。

【护理】

1.护理评估

(1)心理评估:患者常因突发的疾病、未知的诊断及治疗,特别是需要手术治疗而感到紧张和恐惧,若其配偶或主要家属不在身边,多感到无助和绝望。未婚女性可能担心疾病对婚姻、性生活及生育的影响,已婚尚无子女的患者可能担心影响正常生育。

(2)身体评估:患者一般状况呈急性病容,可有体温升高。妇科检查宫口可见脓性分泌物流出,若盆腔积液或积脓,双合诊检查发现阴道后穹饱满、有触痛,宫颈有举痛,子宫可正常大小或稍大。

2.护理要点及措施

(1)根据细菌培养及药物敏感性实验结果选用抗生素。

(2)遵医嘱及时、准确给予抗生素治疗,保证用药时间、给药途径及药量准确。

(3)合理安排药物输入的先后顺序。

(4)减轻疼痛,改善呼吸,患者应绝对卧床休息,取半卧位,以利于盆腔内的炎性渗出物积聚在直肠子宫陷凹而使炎症局限化及宫腔内脓性分泌物的排出,因为半卧位时腹肌放松、膈肌下降,有助于改善呼吸。

(5)给予高热量、高维生素、高蛋白饮食,注意纠正电解质紊乱和酸碱失衡状况。

(6)患者高热时宜采用物理降温,若腹胀应行胃肠减压。遵医嘱输液并给予足量有效抗生素,注意配伍禁忌及毒性反应。

(7)注意加强经期、孕期及产褥期卫生,经期禁止性交。

(8)需要手术治疗时,做好术前准备。

(9)患者因起病急,症状重或需要手术而感到紧张、恐惧,护士应态度和蔼,简洁易懂地向患者讲解急性盆腔炎的可能原因,协助患者做各项检查,取得患者的信任,缓解其紧张心情和恐惧感。

3.健康教育

(1)向患者及家属讲解急性盆腔炎的诱因,重点是加强预防。

(2)指导患者积极治疗生殖道炎症,定期开展妇科检查。

(3)指导患者做好经期及产褥期保健,养成良好的卫生习惯。

(4)指导患者保证均衡饮食营养,坚持身体锻炼,以增强体质。

(5)指导患者遵医嘱按时服药,向患者讲解急性盆腔炎治疗的疗效、用法、疗程、不良反应,防止患者自行停药或减量。

(6)指导患者积极治疗原有慢性疾病,定期随访。

第四节　月经失调的护理

一、闭经

闭经是妇科疾病中的常见症状,并非一种独立疾病,根据月经是否来潮,将闭经分为原发性和继发性两类。年龄超过16岁(有地域性差异),第二性征已发育,或年龄超过14岁,第二性征尚未发育,且无月经来潮者称为原发性闭经,约占 5%;以往曾建立正常月经,但以后因某种病理性原因而月经停止 6 个月以上者,或按自身原来月经周期计算停经 3 个周期以上者称为继发性闭经,占 95%。根据闭经发生的原因分为生理性闭经和病理性闭经两类,病理性闭经按病变部位可分为 4 种:①中枢神经-下丘脑性闭经。②卵巢性闭经。③垂体性闭经。④子宫性闭经;按促腺激素水平又可分为高促性腺激素闭经和低促性腺激素闭经;按闭经严重程度,可将闭经分为 I 度闭经和 II 度闭经。闭经的病因复杂,影响身心健康,应确定病变部位和疾病种类,对因治疗。青春期前、妊娠期、哺乳期及绝经后的月经不来潮均属生理性闭经,不属本节范畴。

【病因及发病机制】

原发性闭经较少见,往往由于遗传学原因或先天性发育缺陷引起,如米勒管发育不全综合征、雄激素不敏感综合征、对抗性卵巢综合征、低促性腺激素性腺功能减退和高促性腺激素性腺功能减退。继发性闭经发生率明显高于原发性闭经,经常是由继发的器官功能障碍或肿瘤引起。

(一)下丘脑性闭经

下丘脑性闭经是最常见的一类闭经,其病因最复杂。包括精神应激性、体重下降、神经性厌食、过度运动、药物等引起的下丘脑分泌垂体促性腺素释放激素(GnRH)功能失调或抑制;另外,还有先天性疾病或脑发育畸形及肿瘤引起的下丘脑 GnRH 分泌缺陷。

1.精神应激性　精神打击、环境改变、过度劳累、情感变化等强烈的精神因素可引发机体应激反应,使促肾上腺皮质激素释放激素(CRH)和皮质素的分泌增加,扰乱内分泌的调节功能而发生闭经。闭经多为一时性,通常很快自行恢复,也有持续时间较长者。

2.下丘脑多巴胺分泌下降　引起垂体催乳素病理性分泌增加,对生殖轴产生抑制。

3.神经性厌食　是一种精神神经内分泌紊乱性疾病。病因尚不清楚,起病于强烈惧怕肥胖而有意节制饮食,体重骤然下降导致促性腺激素低下。当体重下降到正常体重的 15% 以上时即可发生闭经。多发生于 25 岁以下年轻女性,病死率高达 9%。

4.运动性闭经　竞争性的体育运动以及强运动和其他形式的训练,引发闭经称运动性闭经。原因是多方面的。初潮发生和月经的维持有赖于一定比例(17%～20%)的机体脂肪,若运动员机体肌肉/脂肪比率增加或总体脂肪减少,而脂肪是合成甾体激素的原料,故可使月经异常。另外,运动加剧后 GnRH 释放受到抑制而引起闭经。

5.Kallmann 综合征　是一组以低促性腺素、低性激素为主,伴有嗅觉减退或缺失的症候群。临床表现为原发性闭经,性发育缺如,伴嗅觉减退或丧失。

6.药物性闭经　除垂体腺瘤可引起闭经溢乳综合征外,长期应用某些药物如吩噻嗪及其衍生物(奋乃静、氯丙嗪)、利舍平以及甾体类避孕药,也可出现继发性闭经和异常乳汁分泌,其机制是药物抑制了下丘脑分泌 GnRH 或通过抑制下丘脑多巴胺使垂体分泌催乳素增加。药物性闭经常常是可逆的,一般在停药后 3～6 个月月经自然恢复。如未恢复月经者,应注意排除其他疾病。

7.颅咽管瘤　是垂体、下丘脑性闭经的罕见原因,瘤体增大压迫下丘脑和垂体柄时,可引起闭经、生殖器官萎缩、肥胖、颅压增高、视力障碍等症状,称为肥胖生殖无能营养不良症。

(二)垂体性闭经

指垂体病变使促性腺激素降低引起的闭经。有先天性和获得性两大类,先天性很少见。常见的获得性垂体病变有垂体肿瘤、空蝶鞍综合征、希恩综合征。

(三)卵巢性闭经

指卵巢功能异常,不能对促性腺激素发生反应并合成性激素,造成卵巢性激素水平低落,子宫内膜不发生周期性变化而导致闭经。如:特纳综合征、单纯性腺发育不全、卵巢早衰及多囊卵巢综合征等。

(四)子宫性闭经

由先天性子宫畸形或获得性子宫内膜破坏所致闭经。闭经的原因在子宫。如先天性无子宫缺陷、Asherman综合征、子宫内膜结核等。

(五)先天性下生殖道发育异常

包括无孔处女膜、阴道下 1/3 段缺如,均可引起经血引流障碍而发生闭经。

(六)其他内分泌功能异常

肾上腺、甲状腺、胰腺等功能异常也可引起闭经。常见的疾病为甲状腺功能减退或亢进、肾上腺皮质功能亢进、肾上腺皮质肿瘤、糖尿病等均可通过下丘脑影响垂体功能而造成闭经。

【**辅助检查**】

育龄妇女首先应查尿或血 hCG 除外妊娠。

(一)评估雌激素水平以确定闭经程度

1.宫颈评分法　根据宫颈黏液量、拉丝度、结晶及宫颈口开张程度评分,每项 3 分,共 12 分。

2.阴道上皮脱落细胞检查　根据阴道上皮脱落细胞中伊红染色或角化细胞所占比例了解雌激素影响程度。

3.孕激素试验　可用黄体酮肌内注射或甲羟孕酮口服。

(二)雌激素试验

如病史及妇科检查已排除子宫性闭经及下生殖道发育异常,此步骤可省略。

(三)激素测定

主要有催乳素(PRL)测定、促性腺激素测定、垂体兴奋试验。

(四)其他激素测定

肥胖或临床上存在多毛、痤疮等高雄激素体征时须测定胰岛素、雄激素和 17 羟孕酮。

(五)基础体温测定

了解卵巢排卵功能。

(六)子宫内膜活检

了解子宫内膜有无增生性病变。

(七)子宫输卵管造影

了解有无子宫腔病变和宫腔粘连。

（八）染色体检查

对怀疑有先天畸形者需做染色体核型分析及分带检查。

【治疗要点】

明确病因，对因治疗并根据患者有无生育要求制定具体治疗方案。

（一）全身治疗

1.疏导神经精神应激引起的精神心理　以消除患者精神紧张、焦虑及应激状态。

2.低体重或节制饮食消瘦至闭经者　应调整饮食，加强营养，恢复标准体重。

3.运动性闭经者　应适当减少运动量及训练强度，必须维持运动强度的，应供给足够营养及纠正激素失衡。

（二）内分泌药物治疗

根据闭经的病因极其病理生理机制，采用天然激素及其类似物或其拮抗药，补充机体激素不足或拮抗其过多，以恢复自身的平衡而达到治疗目的。主要有抑制垂体催乳素过多分泌治疗、诱发排卵药物治疗、雌孕激素替代治疗。

（三）手术治疗

闭经若由器质性病变引起，应针对病因治疗。如宫颈-宫腔粘连者可行宫腔镜宫颈-宫腔粘连分离后放置避孕环。先天性畸形如处女膜闭锁、阴道横膈或阴道闭锁均可手术切开或成形术，使经血畅流。结核性子宫内膜炎者应积极接受抗结核治疗。卵巢或垂体肿瘤者应按所制订的相应治疗方案。

（四）辅助生育

辅助生育是指采用超促排卵法即采用促性腺激素刺激多卵泡发育后直接从卵巢取卵的所有技术，包括体外受精、配子输卵管内移植术、合子输卵管内移植术、胚胎输卵管移植术。

【护理评估】

1.一般资料评估　回顾患者婴幼儿期生长发育过程，有无先天性缺陷或其他疾病。询问家族中有无相同疾病者。详细询问月经史，包括初潮年龄、第二性征发育情况、月经周期、经期、经量、有无痛经，了解闭经前月经情况。已婚妇女询问其生育史及产后并发症。此外特别注意询问闭经期限及伴随症状，发病前有无引起闭经的诱因如精神因素、环境改变、体重增减、剧烈运动、各种疾病及用药影响等。

2.身体评估　评估患者营养情况、全身发育状况，测量身高、体重、智力情况、躯干和四肢的比例，五官生长特征，检查有无多毛，患者第二性征发育情况，如音调、乳房发育、阴毛及腋毛情况、骨盆及是否具有女性体态，并挤双乳观察有无乳汁分泌。

3.心理-社会评估　评估患者的心理顾虑、焦虑程度，了解患者及家属的压力原因及对治疗的信心。

【护理问题】

1.自我形象紊乱　与较长时间的闭经有关。

2.功能障碍性悲哀　与治疗效果反复，亲人不理解有关。

3.营养失调　与不合理的节食有关。

【护理措施】

1.心理护理 注意观察患者精神状态,闭经对患者的自我概念有较大的影响,患者担心闭经对自己的健康、性生活和生育能力的影响。病程过长及反复治疗效果不佳时会加重患者和家属的心理压力,表现为情绪低落,对治疗和护理丧失信心,反过来又会加重闭经。因此,要加强心理护理,多做解释工作,消除患者思想顾虑,保持心情舒畅,使患者配合治疗。

2.疾病护理

(1)对症护理:劳逸结合,注意休息,不可过于劳累,加重病情。加强营养,多食鱼、肉、蛋、奶类食品,多食新鲜蔬菜。加强体育锻炼,增强体质。

(2)专科护理:指导合理用药,说明性激素的作用、不良反应、剂量、具体用药方法、时间等问题。鼓励患者加强锻炼,供给足够的营养,保持标准体重,增强体质。行宫腔镜检查、腹腔镜检查、阴道成形术者,按各种手术术前后护理常规给予护理措施。

(3)健康教育:加强身体锻炼,合理摄取营养。指导基础体温测定方法。向患者讲解引起闭经原因多,诊断周期长,因此,要耐心地按时按规定接受有关检查,获取正确检查结果,才能有满意的治疗。

二、痛经

痛经是指月经期发生在下腹部的一种痉挛性的疼痛,为妇科最常见的症状之一,可在行经前后或月经期出现下腹疼痛坠胀、腰酸或合并头痛、乏力、头晕、恶心等其他不适,影响生活和工作。常发生在年轻女性,其发生率约为 50%,其中 15% 的严重痛经限制了患者的日常活动。痛经分原发性和继发性两类,原发性痛经是无盆腔器质性病变的痛经患者,又称功能性痛经,多发生初潮的几年内;继发性痛经通常是器质性盆腔疾病的后果,又称器质性痛经,如子宫内膜异位症、生殖道畸形、盆腔炎或宫颈狭窄等引起的痛经。

【病因及发病机制】

原发性痛经多见于青少年期,病因和病理生理并未完全明了,其疼痛与子宫肌肉活动增强所导致的子宫张力增加和过度痉挛性收缩有关。主要有以下几种解释。

(一)前列腺素合成与释放异常

许多研究表明,子宫合成和释放前列腺素增加,是原发性痛经的主要原因。其中 $PGF_{2\alpha}$ 使子宫肌层及小血管过强收缩,甚至痉挛而出现痛经,因此原发性痛经仅发生在有排卵的月经期。$PGF_{2\alpha}$ 进入血循环引起胃肠道、泌尿道等处的平滑肌收缩,从而引发相应的全身症状。

(二)子宫收缩异常

正常月经周期子宫的基础张力小,收缩协调,痛经时,子宫平滑肌不协调收缩,子宫张力升高,造成子宫血流量减少,供血不足,导致厌氧代谢物积蓄,刺激 C 类疼痛神经元,发生痛经。

(三)血管加压素及缩宫素的作用

月经期妇女体内血管加压素的水平升高造成子宫过度收缩及缺血,引发痛经。

（四）精神、神经因素

内在或外来的应激可使机体痛阈降低，精神紧张、焦虑、恐惧、寒冷刺激、经期剧烈运动以及生化代谢产物均可通过中枢神经系统刺激盆腔疼痛纤维。

（五）遗传因素

女儿与母亲发生痛经有相关关系。

（六）其他因素

白细胞介素被认为会增加子宫纤维对疼痛的敏感性；垂体后叶加压素可能导致子宫肌层的高敏感性，减少子宫血流，引发痛经。

【临床表现】

原发性痛经经常发生在年轻女性，初潮后 6～12 个月开始，30 岁后发生率下降。患者于月经来潮前数小时即感疼痛，经期疼痛逐步或迅速加剧，持续数小时至 2～3d，疼痛多数位于下腹中线或放射至腰骶部、外阴与肛门，少数人的疼痛可放射至大腿内侧。疼痛的性质以胀坠痛为主，重者呈痉挛性。可伴随恶心、呕吐、腹泻、头晕、乏力等症状，严重时面色发白、四肢厥冷、出冷汗。妇科检查无异常发现，偶有触及子宫过度前倾、前屈或过度的后倾、后屈位。

【治疗要点】

主要目的是缓解疼痛及其伴随症状。

（一）一般治疗

应重视精神心理治疗，阐明月经期轻度不适是生理反应。必要时给予镇痛、镇静、解痉治疗。低脂的素食和鱼油可以减少一些妇女的痛经。

（二）药物治疗

1.抑制排卵药物　适用于要求避孕的患者，其原理可能是通过抑制下丘脑-垂体-卵巢轴，抑制排卵，从而预防痛经。约有 50% 的原发性痛经可完全缓解，90% 明显减轻。

2.前列腺素合成酶抑制药　适用于不要求避孕或对口服避孕药效果不好的原发性痛经患者。其原理是通过阻断环氧化酶通路抑制 PG 合成，达到治疗痛经的效果。有效率 60%～90%。

3.钙拮抗药　可干扰钙离子通过细胞膜，并阻止钙离子由细胞释放，从而抑制子宫收缩。

（三）手术治疗

1.宫颈管扩张术　适用于已婚宫颈管狭窄的患者。

2.骶前神经切断术　对于顽固性痛经患者，最后可选骶前神经切断术，33% 的痛经可减轻。

【护理评估】

1.一般资料评估　了解患者的年龄、月经史与婚育史，询问与诱发痛经相关的因素，疼痛与月经的关系，疼痛发生的时间、部位、性质及程度，是否服用镇痛药缓解疼痛，用药量及持续时间，疼痛时伴随的症状以及自觉最能缓解疼痛的方法和体位。

2.身心评估　一般妇女对痛经不适都能耐受，但对此不适的反应因人而异，个性不同的人对事物的看法不同，痛阈和耐痛阈也有差异，而且对痛的表达方式或行为反应也不相同。情绪不稳定与精神质的人，对事物可能有过强的、偏激的反应，对月经期出现的轻微下腹部不适应强烈,缺乏足够的认识,夸大疼痛、紧张、焦虑和抑郁。较长时间的焦虑和身体上的不适,刺激内分泌轴,通过肾上腺皮质释放皮质激素,垂体后叶分泌加压素、催产素增多,引起子宫过度收缩,局部缺血,疼痛加重。痛经患者不仅收缩压力高于正常妇女,而且收缩后不能完全松弛,造成痛经-消极情绪反应的恶性循环。

【护理问题】

1.疼痛　与痛经有关。

2.恐惧　与长期痛经造成的精神紧张有关。

【护理措施】

1.心理护理　关心并理解患者的不适和恐惧心理,阐明月经期可能有一些生理反应如小腹坠胀和轻度腰酸,讲解有关痛经的生理知识,疼痛不能忍受时提供非麻醉性镇痛治疗。

2.对症护理　可进行腹部热敷和进食热的饮料如热汤或热茶。遵医嘱给予镇痛药物,必要时,还可配合中医中药治疗。

3.专科护理　应用生物反馈法:增加患者的自我控制感,使身体放松,以解除痛经。纠正不良的饮食习惯,按时吃早餐,不吃冷饮、零食,少吃有刺激性的食物特别是经期尤为重要。注意保暖,患者在经期应保持身体暖和,可以多喝热水,也可在腹部放置热水袋。这样会加速体内的血液循环并松弛肌肉,尤其是可使痉挛、充血的骨盆部位得到放松,从而收到缓解痛经的效果。可服用镇痛药,痛经患者在疼痛发作时可对症处理,可服用阿司匹林及对乙酰氨基酚来缓解疼痛。适当进行体育锻炼女性在月经期间可进行适宜的运动,同时应注意缩短运动的时间,在运动时应放慢速度、减少重动量,一般以不感到特别劳累为宜。

4.健康教育

(1)饮食指导:注意经期的营养应以清淡、易消化的食物为主,应尽量少食多餐,多吃蔬菜、水果、鸡肉、鱼肉等食物,避免食用辣椒、生葱、生蒜、胡椒、烈性酒等生冷、刺激性食物。

(2)避免摄入咖啡因:咖啡因可使女性神经紧张、加重痛经的症状。患有痛经的女性应尽量少食含有咖啡因的食物,如咖啡、茶、巧克力等。

(3)经期避免过劳:经期避免参加过重体力劳动和剧烈的体育活动。

(4)注意经期卫生:保持外阴部清洁,预防感染。注意保暖,避免受凉。保证足够的睡眠,生活有规律,可消除恐惧焦虑和各种心理负担。

三、经前期综合征

经前期综合征(PMS)是指在月经前,周期性发生的影响妇女日常生活和工作、涉及躯体精神及行为的症候群,月经来潮后,症状自然消失。伴有严重情绪不稳定的经前期综合征称为经前焦虑性障碍。80%的 PMS 发生在生育年龄的妇女,发病率为 2.5%～5%。

【病因及发病机制】

PMS的病因尚不清楚,推测与环境压力、个人的精神心理特征、中枢神经递质与卵巢类固醇激素的相互作用以及前列腺素水平的变化有关。

1.脑神经递质学说 研究发现，一些与应激反应及控制情感有关的神经递质如 5-羟色胺、阿片肽、单胺类等在月经周期中对性激素的变化敏感。

2.卵巢激素学说 PMS 症状与月经周期黄体期孕酮的撤退变化相平行，因而认为中、晚黄体期，孕酮水平的下降或雌/孕激素比值的改变可能诱发 PMS。但近年的研究并未发现 PMS 患者卵巢激素的产生与代谢存在异常。

3.精神社会因素 临床上 PMS 患者对安慰剂的治愈反应高达30%～50%，接受精神心理治疗者也有较好疗效，表明患者精神心理因素与 PMS 的发生有关。

4.前列腺素作用 前列腺素可影响钠潴留、精神行为、体温调节及许多 PMS 的有关症状，前列腺素合成抑制药能改善 PMS 躯体症状，但对精神症状的影响尚不肯定。

5.维生素 B_6 缺乏 维生素 B_6 是合成多巴胺和 5-羟色胺的辅酶，对减轻抑郁症状有效。

【临床表现】

典型 PMS 症状出现于经前 1～2 周，逐渐加重，至月经前 2～3d 最为严重，月经来潮后迅速减轻直至消失，有周期性和自止性的特点。多见于 25-45 岁妇女，主要表现为周期性出现的易怒、抑郁和疲劳，伴有腹部胀满、四肢水肿、乳房触痛。主要症状有三方面。

1.精神症状 可有焦虑型和抑郁型两种类型，表现为：易怒、焦虑、抑郁、情绪不稳定、疲乏以及饮食、睡眠、性欲改变。

2.生理症状 主要表现为：头痛、乳房胀痛、腹部胀满、肢体水肿、体重增加、运动协调功能减退。

3.行为改变 主要表现为：思想不集中，工作效率低，意外事故倾向，易有犯罪行为或自杀意图。

【治疗要点】

先采用心理疏导及饮食治疗，若无效可给予药物治疗。

1.心理疏导 帮助患者调整心理状态，保持良好的精神状态，认识疾病并建立勇气及自信心，可以缓解一部分人的病情。

2.饮食治疗 选择高糖类低蛋白饮食，限制盐及咖啡的摄入量，补充维生素 E、维生素 B_6 和微量元素镁。

3.药物治疗 以解除症状为主，如利尿、镇静、镇痛等。常用药物有镇静药（艾司唑仑）、抗抑郁药（氟西汀）、利尿药（螺内酯）、激素（孕激素）、溴隐亭及维生素 B_6。

【护理评估】

1.一般资料评估 询问患者既往生理、心理方面的疾病史，既往妇科、产科等病史，排除精神痛及心、肝、肾等疾病引起的水肿。

2.身体评估 了解患者经前是否有乳房胀痛不适、水肿、体重增加、腹胀、疲劳、腰背疼痛、头痛等经前期综合征的症状。

3.心理-社会评估 PMS 的发生、发展与心理-社会因素有着密切联系，经历较多负性心理应激和较少的社会支持，PMS 妇女心理健康状况较差，并存在着一定的人格缺陷，即情绪不稳定、不良个性和适应不良性应付方式。

【护理问题】

1.焦虑　与对疾病的担心有关。

2.体液过多　与体内激素失调有关。

【护理措施】

1.心理护理　月经期的疼痛或羞耻感使得一些妇女对月经出血异常反感,由此产生的恐惧、担心、害怕心理,又增加了她们对经前主诉和适应不良性逃避习性的易感性。这是由于这些妇女把月经看成一种持久的反复发作的不良事件有关。实际上,PMS患者的多数症状是其固有心理特征的表现,是她们不能有效地适应环境和控制自我的表现。

2.疾病护理

(1)心理指导:配合医师指导患者进行应付技巧训练、生物反馈、放松训练及合理化情绪疗法等。采取积极的社会心理干预措施,有效开展 PMS 妇女心理咨询及其干预,提高 PMS 妇女生活及其生存质量,心理健康。

(2)饮食指导:减少盐、糖、酒精和咖啡因的摄入,增加糖类的摄入。在黄体后期给予糖类与低蛋白质饮食,可改善抑郁、紧张、易怒、悲伤、全身乏力、敏感及迟钝症状。

(3)活动指导:进行有氧运动,例如舞蹈、慢跑、游泳等。有氧运动可致内啡肽增高,可能改善情绪症状。

(4)药物指导:遵医嘱指导患者正确使用药物。

3.健康教育　向患者和家属讲解可能造成经前期综合征的原因、识别诱发因素和目前处理措施,指导患者记录月经周期,帮助患者获得家人的支持,增加女性自我控制的能力。

四、围绝经期综合征

围绝经期是指妇女自生殖年龄过渡到无生殖年龄的生命阶段,包括从出现与绝经有关的内分泌、生物学和临床特征起,至最后 1 次月经后 1 年。绝经综合征(MPS)是指妇女绝经前后出现性激素波动或减少所致的一系列躯体及心理症状。是每一个妇女生命进程中必然发生的生理过程。

绝经可分为自然绝经和人工绝经两种。自然绝经是由于卵巢卵泡活动的丧失引起月经永久停止,无明显病理或其他生理原因。实践中将 40 岁或以后自然绝经归为生理性,40 岁以前月经自动停止为过早绝经,视为病理性。人工绝经是指手术切除双侧卵巢(切除或保留子宫)或因其他方法停止卵巢功能(如化学治疗或放射治疗)。单独切除子宫而保留一侧或双侧卵巢者,不作为人工绝经,判断绝经,主要根据临床表现和激素的测定。人工绝经较自然绝经更易发生围绝经期综合征。

【病因及发病机制】

绝经年龄的早晚与卵泡的储备数量、卵泡消耗量、营养、地区、环境、吸烟等因素有关,而与教育程度、体形、初潮年龄、妊娠次数、末次妊娠年龄、长期服用避孕药等因素无关。

1.内分泌因素　卵巢功能减退,血中雌-孕激素水平降低,使正常的下丘脑-垂体-卵巢轴之间平衡失调,影响了自主神经中枢及其支配下的各脏器功能,从而出现一系列自主神经功能失调的症状。在卵巢切除或放疗后雌激素急剧下降,症状更为明显,而雌激素补充后可迅速改善。

2.神经递质 血β-内啡肽及其自身抗体含量明显降低,引起神经内分泌调节功能紊乱。神经递质 5-羟色胺(5-HT)水平异常,与情绪变化密切相关。

3.种族、遗传因素 个体人格特征、神经类型,以及职业、文化水平均与绝经期综合征的发病及症状严重程度可能有关。围绝经期综合征患者大多神经类型不稳定,且有精神压抑或精神上受过较强烈刺激的病史。另外,经常从事体力劳动的人发生围绝经期综合征的较少,即使发生症状也较轻,消退较快。

【临床表现】

约 2/3 的围绝经期妇女出现临床症状。

1.月经紊乱 月经周期改变是围绝经期出现最早的临床症状,多数妇女经历不同类型和时期的月经改变后,逐渐进入闭经,而少数妇女可能突然绝经。月经改变的形式取决于卵巢功能的变化。

2.血管舒缩症状 主要表现为潮热、出汗,是围绝经期最常见且典型的症状。约 3/4 的自然绝经或人工绝经妇女可出现。患者感到起自胸部的,向颈及面部扩散的阵阵上涌的热浪,同时上述部位皮肤有弥散性或片状发红,伴有出汗,汗后又有畏寒。持续时间短者 30s,长则 5min,一般潮红与潮热同时出现,多在凌晨乍醒时、黄昏或夜间,活动进食、穿衣、盖被过多等热量增加的情况下或情绪激动时容易发作,影响情绪、工作、睡眠,患者感到异常痛苦。此种血管舒缩症状可历时 1 年,有时长达 5 年或更长。自然绝经者潮热发生率超过 50%,人工绝经者发生率更高。

3.精神神经症状 焦虑、抑郁、多疑、缺乏自信、注意力难以集中、烦躁易怒、恐怖感均可发生于围绝经期女性。围绝经期是抑郁症高发的一个时期,卵巢激素低落是造成这一现象的主要原因,社会经济状况、家庭生活和自身健康状况也对这些心理症状产生了重要影响。

4.心血管系统症状 一些绝经后妇女血压升高或血压波动;心悸时心率不快,心律失常,常为期前收缩,心电图表现为房性期前收缩,或伴有轻度供血不足的表现。绝经后妇女冠心病发生率及心肌梗死的病死率也随年龄增长而增加。

5.泌尿生殖系统症状 主要表现为泌尿生殖道萎缩,外阴瘙痒、阴道干燥疼痛、性交困难,子宫脱垂;膀胱、直肠膨出;排尿困难,尿急,压力性尿失禁,反复发作的尿路感染。

6.骨质疏松 妇女从围绝经期开始,骨质吸收速度大于骨质生成,促使骨质丢失而骨质疏松。骨质疏松出现在绝经后 9～13 年,约 1/4 的绝经后妇女患有骨质疏松。患者主诉为不同程度、不同部位的骨骼和关节疼痛,常伴有腰腿乏力、下肢抽筋、翻身、行走、弯腰、下蹲等活动受到限制或困难。骨质疏松严重时,反复发生骨折,甚至轻微外力即可导致骨折,出现剧烈骨痛和肢体活动受限。

7.皮肤和毛发的变化 皮肤皱纹增多,毛发脱落,面部和手臂色素沉着;上皮菲薄,皮肤干燥、瘙痒,易受损伤。

8.视力下降 绝经后视力下降,眼睛干、红、反复出现干性眼炎。

9.老年性痴呆　一种神经退行性疾病,表现在脑功能逐渐衰退,造成记忆力受损并严重影响日常生活。

【辅助检查】

1.促卵泡激素(FSH)测定、LH、E_2　绝经过渡期 FSH＞10U/L,提示卵巢储备功能下降,FSH＞40U/L 提示卵巢功能衰竭。

2.B 型超声检查　排除子宫、卵巢肿瘤,了解子宫内膜厚度。

3.影像学检查　测定骨密度等,确诊有无骨质疏松。

4.子宫内膜病理检查　除外子宫内膜肿瘤。

【治疗要点】

2/3 的围绝经期妇女出现症候群,但由于精神状态、生活环境各不相同,其轻重差异很大,有些妇女不需任何治疗,有些只需要一般性治疗,就能使症状消失,少数妇女需要激素替代治疗才能控制症状。

(一)一般治疗

围绝经期精神症状可因神经类型不稳定或精神状态不健全而加剧,故应进行心理治疗。心理治疗是围绝经期治疗的重要组成部分,它使围绝经期妇女了解围绝经期是自然的生理过程,以积极的心态适应这一变化。必要时可辅助使用适量的镇静药以助睡眠,谷维素调节自主神经功能,治疗潮热症状。为预防骨质疏松,应坚持体育锻炼,增加日晒时间,饮食注意摄取足量蛋白质及含钙丰富食物,并补充钙剂。

(二)激素替代治疗(HRT)

绝经综合征主要是卵巢功能衰退,雌激素减少引起,HRT 是为解决这一问题而采取的临床医疗措施。在有适应证,无禁忌证的情况下科学、合理、规范的用药并定期监测。

1.适应证

(1)绝经相关症状。

(2)泌尿生殖萎缩的问题。

(3)低骨量及绝经后骨质疏松症。

2.禁忌证

(1)已知或怀疑妊娠。

(2)原因不明的阴道出血或子宫内膜增生。

(3)已知或怀疑患有乳腺癌。

(4)已知或怀疑患有与性激素相关的恶性肿瘤。

(5)6 个月内患有活动性静脉或动脉血栓栓塞性疾病。

(6)严重肝肾功能障碍。

(7)血卟啉症、耳硬化症、系统性红斑狼疮。

(8)与孕激素相关的脑膜瘤。

3.用药时机　在卵巢功能开始减退及出现相关症状后即可应用。

4.药物种类

(1)雌激素:如雌二醇、戊酸雌二醇、雌三醇等。

（2）孕激素：如炔诺酮、安宫黄体酮等。

（3）雌、孕、雄激素复方药物：如利维爱等。

5.用药途径　有经肠道和非肠道两种，各有优缺点，可根据病情及患者意愿选用。

【护理评估】

1.一般资料评估　详细询问并记录病史，包括月经史、生育史、肝病、高血压、其他内分泌腺体疾病等。了解患者的年龄职业和文化程度等；了解患者的家庭状况，如患者在家庭中的地位、家庭成员关系及经济收入等。

2.身体评估　进行全身状况的体格检查，包括精神状态、贫血程度、出血倾向、高血压程度及症状、肺部及泌尿系统检查，皮肤、毛发改变，乳房萎缩、下垂等。

3.心理评估　患者的心态千差万别，复杂多变，通过观察了解患者病情，掌握患者的心理需要，满足其合理部分，对不合理部分子以正确引导。

【护理问题】

1.自我形象紊乱　与围绝经期综合征的症状有关。

2.有感染的危险　与围绝经期内分泌及局部组织结构改变，抵抗力下降有关。

3.焦虑　与内分泌改变引起的精神神经症状有关。

【护理措施】

1.心理护理提供精神心理支持　解除患者的思想顾虑。向患者讲解清楚更年期是一个生理现象，更年期综合征是一过性的病理现象，经过一段时期，通过神经内分泌的自我调节，达到新的平衡，症状就会消失。应与患者建立良好的护患关系，倾听她们的诉说，并给予充分的理解和支持。同时向周围人特别是家属讲解更年期综合征的有关知识，对患者出现的不良情绪应予谅解，避免冲突，帮助患者安全度过更年期。

2.疾病护理

（1）血管舒缩失调症状的护理：鼓励患者参加有益身心健康的活动，以转移注意力、消除心理症状。提醒患者衣被冷暖要适度，发热出汗时不可过度地减少衣服，适当进食冷饮，症状消失后要立即增加衣被。病室宜清静，空气要新鲜，光线勿过强。饮食在避免辛辣油腻刺激、不易消化的前提下，提倡增加食物的花样品种，强调食物的色、香、味，以增进患者食欲，顺从患者的心意。

（2）泌尿生殖系统症状的护理：注意个人卫生，保持皮肤、阴部清洁，温水洗浴，内裤勤换洗并于阳光下暴晒。鼓励患者多饮水以冲洗尿道，减轻炎症反应，症状严重者应卧床休息。此外，应保持和谐的性生活，注意避孕。饮食应富于营养易于消化，勿食生冷隔餐饭菜及辛辣刺激食物。

（3）心血管系统症状的护理：合理安排工作，劳逸结合；清淡饮食，少食高脂、高糖食物，绝对禁烟忌酒，以保护心血管的功能。

（4）皮肤症状的护理：避免皮肤冻伤、烧伤；外出行动小心谨慎，以免造成创伤难愈合；常食新鲜易消化的蔬菜、瓜果，多进含钙、蛋白质、维生素丰富的食物。

（5）保证充足睡眠：指导患者注意安排好工作、生活与休息，睡眠时间要充足。对于心悸、失眠者应保持周围环境的安静舒适,光线柔和,避免声、光、寒冷等刺激,睡前避免喝浓茶、咖啡,看紧张、刺激的小说或电视等。

(6)指导正确用药:近年来,国内外多项研究成果表明补充雌激素类药物治疗是针对病因的预防性措施。因此应让患者了解雌激素替补治疗的机制、药物剂量,用药途径及不良反应,告诫患者严格按医嘱用药。并定期随访指导用药。调整用药量以适合个体的最佳用药量,防止不良反应的发生。

(7)注意补充营养:饮食上注意荤素搭配、粗细搭配,多食蔬菜和水果。由于更年期妇女易发生骨质疏松,应给予蛋白质饮食,如豆类、鱼、牛奶、瘦肉等,必要时补充钙剂,应让其到户外活动。晒太阳等,以补充骨钙的丢失。

(8)积极参加体育活动:指导患者参加适当的体育活动,如:跑步,打太极拳,羽毛球、散步等,并选择适合自己的运动方式。研究表明适度的运动可减轻思想压力,消除紧张情绪。也可以听音乐,跳舞等分散注意力,以缓解身体的不适。

(9)情绪疗法:可培养患者做各种适合自己的工作,从而取得心理平衡。

第五节　妇科肿瘤的护理

一、输卵管癌

原发性输卵管癌是少见的女性生殖道恶性肿瘤,其发病率仅占妇科恶性肿瘤的 0.5%,多发于绝经期。输卵管癌致病原因至今尚未能阐明,可能与下列因素有关:①临床上约 70% 的患者伴有慢性输卵管炎,50% 有不孕史,因此认为炎症为原发性输卵管癌的发病诱因。②输卵管结核有时与输卵管癌并存。

【临床表现】

输卵管癌早期无症状,体征常不典型,易被忽视或延误诊断。临床上常表现为阴道排液、腹痛、盆腔包块,称为输卵管癌"三联征"。

1.阴道排液　为最常见的症状。间歇性排液为其特点。为浆液性黄水,量或多或少,有时为血性,一般无臭味。当癌灶坏死或浸润血管时,可出现阴道出血。

2.腹痛　多发于患侧,为钝痛,以后逐渐加剧,呈痉挛性绞痛。排水样或血性液体后,疼痛常随之缓解。

3.腹块　部分患者可扪及下腹肿块,大小不一,表面光滑,妇科检查可扪及肿块,位于子宫一侧或后方,活动受限或固定不动。

4.腹水　较少见,呈黄色,有时呈血性。

5.体征　增大的肿瘤压迫或累及周围器官可致腹胀、尿频、尿急等,晚期可出现恶病质表现。

【辅助检查】

1.阴道细胞学检查　涂片中见不典型腺细胞上皮纤毛细胞,提示有输卵管癌的可能。

2.分段刮宫　排除宫颈癌和子宫内膜癌后,应高度怀疑为输卵管癌。

3.腹腔镜检查　见输卵管增粗,外观如输卵管积水呈茄子形态,有时可见到赘生物。

4.B型超声检查　可确定肿块部位、大小、性质及有无腹水等。

5.CT检查　可确定肿块性质、部位、大小、形状以及种植和转移在腹膜上的肿瘤,能探出1cm大小肿块。

6.CA_{125}检测　输卵管上皮表面有CA_{125}抗原,故检测CA_{125}水平能及时发现病情、观察疗效、提示早期复发的预兆。据文献报道在出现症状及临床诊断前3～6个月即有CA_{125}水平的升高。因此,CA_{125}可能成为早期诊断的线索或指标。

【治疗原则】

原则以手术为主,辅助化疗、放疗的综合治疗。应强调首次治疗的彻底性和计划性。术后辅助化疗和放疗。由于原发性输卵管癌术前诊断率极低,故放射治疗主要用于术后的辅助治疗。一般多采用术后体外照射。化学治疗多作为术后的辅助治疗。PAC方案是目前治疗输卵管癌最有效的方案。紫杉醇为基础的联合化疗药物对晚期输卵管癌的疗效显著。激素治疗可用长效孕激素治疗,但目前尚难评估孕激素的治疗作用。术后在化疗的同时加用激素治疗,可能会提高综合治疗的效果。

【护理】

1.护理评估　了解患者的月经史和生育史,有无慢性输卵管炎病史及不孕史。有无阴道排液以及阴道排液的性状及量。有无阴道出血,尤其注意绝经期的妇女出现不规则的阴道出血且诊断性刮宫阴性者。

2.护理要点及措施

(1)阴道排液的护理:严密观察阴道排液的性质、量及气味,保持会阴部清洁,给予会阴冲洗每天1次。

(2)阴道出血的护理:出血多的患者应严密观察并记录其生命体征变化情况。注意收集会阴垫,评估出血量。按医嘱给予止血药,必要时输血、补液、行抗感染治疗,维持正常血压并纠正贫血状态。保持会阴部清洁,给予会阴冲洗每天1次。

(3)生命体征的观察:严密观察患者生命体征及神志变化情况,尤其是血压和脉搏的变化情况。

(4)基础护理:对卧床及营养状况差的患者做好生活护理,保持皮肤、床铺清洁干燥,协助患者勤翻身,必要时加用辅助用具如棉圈、防压疮床垫等。鼓励患者进食高蛋白质,高维生素饮食。全身营养状况极差且胃肠道症状明显者,应遵医嘱从静脉补充营养。

(5)管道护理:有阴道引流管和腹腔引流管者,应注意引流液的颜色和量,及时更换敷料,妥善固定导管,防止脱出、折叠、堵塞或腹水渗出;如有胃肠减压,观察引流液的颜色和量,做好口腔护理。

(6)心理护理:向患者讲解手术及放化疗对癌症的效果,介绍相同疾病治疗成功的病例,使其对疾病治疗、护理及预后充满信心。提供可利用的支持系统,鼓励患者克服化疗不良反应,帮助患者度过心理危机。

3.健康教育

(1)向患者和家属讲述术后活动的重要性,鼓励患者主动参与制订术后康复计划,逐日增加活动量。运用个性化的自我调适方法保持身心健康,如听音乐、聊天等。注意卫生,保持皮肤清洁,防止感冒等,禁性生活 3 个月、盆浴 1 个月。

(2)向患者讲解化疗的常识,教给患者化疗时的自我护理技能。包括进食前后用生理盐水漱口,用软毛牙刷刷牙,不宜吃易损伤口腔黏膜的坚果类和油炸类食品;为减少患者恶心呕吐,避免吃油腻的、甜的食品,鼓励患者少食多餐;根据患者的口味提供营养丰富,易消化饮食,保证所需营养及液体摄入。

(3)告知患者要注意预防感染。由于化疗引起免疫力下降,特别容易引起感染,指导患者应经常擦身更衣,加强保暖,避免去公共场所。如白细胞低于 $1.0 \times 10^9 / L$,则需进行保护性隔离,告知患者和家属保护性隔离的重要性,使其理解并能配合治疗。

(4)告知患者随访的目的、时间及联系方式。嘱患者不可忽视定期检查,出院后 3 个月到门诊复查。

二、外阴癌

外阴恶性肿瘤包括许多不同组织结构的恶性肿瘤,外阴鳞状细胞癌是最常见的外阴癌,常见于 60 岁以上妇女。绝大多数肿瘤生长在外阴皮肤表面,容易被发现,但仍有很多患者未能获得早期诊断和治疗。

外阴癌致病原因尚不完全清楚:①外阴癌患者常并发有外阴上皮内瘤变,其中仅 5%～10%伴不典型增生者有可能发展为外阴癌,②其他如外阴长期慢性刺激如乳头瘤、尖锐湿疣、慢性溃疡等也可发生癌变。③外阴癌可与宫颈癌、阴道癌合并存在。现公认单纯疱疹病毒Ⅱ型、人乳头状瘤病毒、巨细胞病毒等与外阴癌发生可能有关。

【临床表现】

1.外阴瘙痒　近 50%的患者有 5 年以上的外阴瘙痒病史,以夜间为重。

2.各种不同形态的肿物　如结节状、菜花状、溃疡状。

3.疼痛、渗液和出血　肿物合并感染或较晚期癌可出现。

4.体征　癌灶可生长在外阴任何部位,大阴唇最多见,其次为小阴唇、阴蒂、会阴、尿道口、肛门周围等。早期局部丘疹、结节或小溃疡;晚期见不规则肿块,伴或不伴破溃或呈乳头样肿瘤,若癌灶已转移至腹股沟淋巴结,可扪及一侧或双侧腹股沟增大、质硬、固定的淋巴结。

【辅助检查】

1.细胞学检查　对可疑病灶行涂片细胞学检查,常可见到癌细胞,由于外阴病灶常合并感染,其阳性率仅 50%左右。

2.病理活检　多数病灶周围伴有白色病变或可能有糜烂和溃疡。镜下,多数外阴鳞状细胞癌是分化好的,具有角化珠和细胞间桥。前庭和阴蒂的病灶倾向于分化差或未分化,常有淋巴管和神经周围的侵犯。

3.影像学检查 为确定临床分期,可行盆髂、腹主动脉旁淋巴的 B 超、CT、磁共振和淋巴造影等检查。

【治疗原则】

手术治疗为主,根据临床分期不同采取不同范围的手术,辅以放射治疗与化学药物治疗。放射治疗的指征为:不能手术的病例,晚期病例先采用放疗,待癌灶缩小后行手术的患者,复发可能性大的病例。

【护理】

1.护理评估 了解患者既往是否有不明原因的外阴瘙痒、小伤口、局部刺激或出血等症状,有无疼痛,疼痛的程度与病变的深度、范围及发生部位,有无外阴赘生物史等。有关了解患者有无慢性病如高血压、冠心病、糖尿病等病史。

2.护理要点措施

(1)外阴溃疡护理:癌灶有破溃合并感染者,除全身使用抗生素外,每日用 0.5%碘伏擦洗外阴,0.5%高锰酸钾坐浴,每天 2 次,每次 10～20min。保持外阴部清洁卫生,每天更换内衣。擦洗时动作要轻柔,同时告诉患者勿搔抓,注意保护局部皮肤,卧床休息,控制局部感染。

(2)皮肤护理:卧床患者保持床单位的清洁、平整和卧位的舒适,对营养不良、老年患者及长期卧床的患者应做好皮肤护理,防止发生压疮。

(3)腹股沟引流管护理:保持负压引流通畅,防止引流管堵塞。负压引流能及时吸出切口内积血、积液达到清除彻底,防止皮下血肿,预防皮肤坏死,促进伤口愈合。重点观察引流物的量、颜色、气味,通常术后引流量为 300～500ml。协助患者翻身时避免出现拖、拉、拽等动作,应保持腹股沟引流管固定好、通畅,防止脱落。

(4)尿管护理:留置尿管持续开放 3～5d,注意会阴部清洁干燥,排便后给予会阴冲洗。

(5)疼痛护理:为减轻会阴部切口疼痛,必要时遵医嘱给予镇痛药。

(6)排便护理:术后过早排便,使腹压增加,导致创口压力增大,容易使创面造成污染。因此,待肠功能恢复后,给予高营养少渣半流质饮食,选择适量高纤维素性食物配以果汁等保持排便通畅,以利于排便,减轻腹压,降低切口张力。每次排便后用碘伏棉球擦洗会阴部,保持清洁,防止污染外阴部切口。

(7)心理护理:评估患者的心理状态,针对患者的心态,应主动与患者交流沟通,给予心理支持,及时解答患者的疑问,耐心地向患者及家属介绍相关手术目的、方法、医生的技术水平和能力、术中术后的注意事项,并告知患者如果手术中发现有意外情况,以取得患者的信任与合作。同时帮助患者学会自我调节,使其正确认识疾病,消除其恐惧与担忧,使之以良好的心理状态接受手术。

(8)功能锻炼及康复指导:因手术切除大量组织及阴道下段易致切口形成瘢痕或挛缩,引起阴道口狭窄,因此术后 1 周开始功能锻炼,如双腿合拢、分开、前屈、后伸、外展、内收等,指导患者进行外阴肌肉锻炼,动作轻慢,活动范围由小到大。

3.健康教育

(1)嘱患者注意外阴部清洁卫生,每日清洗外阴部。积极治疗外阴瘙痒,外阴出现结节、溃疡或白色病变,应及时就医,确诊后再对症治疗。

(2)告诉患者及家属性生活应逐渐恢复。必要时可请性学方面的专家做心理治疗。

(3)指导出院后继续温水坐浴,以软化瘢痕组织,增加皮肤弹性。

(4)嘱患者及家属外阴癌术后应按时进行随访。第1年前6个月每月1次,后6个月每两个月1次;第2年每3个月1次;第3~4年每6个月1次,以后每年1次。

三、宫颈肿瘤

宫颈肿瘤分为宫颈良性肿瘤和子宫颈癌,良性肿瘤较恶性肿瘤少见,以宫颈息肉和宫颈平滑肌瘤为常见。宫颈癌是全球女性恶性肿瘤中仅次于乳腺癌的第2位最常见的恶性肿瘤,全世界每年有20多万妇女死于宫颈癌,在发展中国家妇女中发病率居第一位,严重影响着妇女的身体健康。

宫颈良性肿瘤的致病原因:①慢性炎症导致宫颈管有局限性增生过长。②宫颈管组织对激素刺激的异常反应,或宫颈血管局部充血。

宫颈癌的致病原因:①人乳头瘤病毒(HPV)感染。②性行为,如初次性交过早(15岁以前)、多个性伴侣(>6个)与宫颈癌密切相关。③月经及分娩因素,如月经期延长、经期及产褥期卫生不良。④配偶的性伴侣数、性病史,男性生殖器HPV感染。⑤吸烟。⑥口服避孕药。⑦生活环境、经济、文化、卫生水平较低的地区发病率较高。⑧疱疹病毒Ⅱ型(HSV-Ⅱ)感染。

【临床表现】

1.阴道出血 由于癌肿血管破裂所致,常表现为性交后或妇科检查后的接触性出血。

2.阴道排液 为宫颈癌的主要症状。常出现在流血后,最初量不多,无味,随着癌肿组织的生长,癌肿坏死、破溃,阴道分泌物增多,呈稀薄如水样,有腥臭味。晚期继发感染后则呈大量脓性或米汤样恶臭白带。

3.疼痛 为晚期癌的主要症状。由于癌肿侵犯盆壁,压迫闭孔神经、腰骶神经、坐骨神经等所致。也可以出现持续性腰骶部或坐骨神经痛。如肿瘤压迫输尿管,导致肾盂积水,表现为一侧腰痛;侵犯淋巴使淋巴管阻塞,回流受阻出现下肢水肿和疼痛。由于长期疾病消瘦、贫血等恶病质,有转移者在转移部位出现转移结节。

4.体征 早期宫颈癌局部无明显表现,随着疾病的发展,外生型可见子宫颈上向外生长的呈息肉状或乳头状的突起,向阴道突出形成菜花状的赘生物,表面不规则。并发感染时表面有灰白色的渗出物,触之易出血。内生型则见子宫颈肥大、质硬,宫颈管如桶状。由于癌组织坏死、脱落,有恶臭。妇科检查可扪及两侧盆腔组织增厚呈结节状,有时形成冰冻盆腔。

【辅助检查】

1.宫颈液积薄层细胞学检查(TCT)+人类乳头瘤病毒检查(HPV) TCT检查是采用液基薄层细胞检测系统检测宫颈细胞并进行细胞学分类诊断,它是目前国际上较先进的一种宫颈癌细胞学检查技术,与传统的宫颈刮片巴氏涂片检查相比明显提高了标本的满意度及宫颈异常细胞检出率。TCT宫颈防癌细胞学检查对宫颈癌细胞的检出率为100%,同时还能发现部分癌前病变,微.生物感染如真菌、滴虫、病毒、衣原体等。所以TCT技术是应用于妇女宫颈癌筛查的一项先进的技术。

2.碘试验　正常宫颈或阴道鳞状上皮含有丰富的糖原,可被碘液染为棕色,而宫颈管柱状上皮、宫颈糜烂及异常鳞状上皮区(包括鳞状上皮化生、不典型增生、原位癌及浸润癌区)均无糖原存在,故不着色。临床上用阴道窥器暴露宫颈后,擦去表面黏液,以碘液涂抹宫颈及阴道穹,如发现不正常碘阴性区即可在此区处取活检送病理检查。

3.宫颈和宫颈管活体组织检查　在宫颈刮片细胞学检查为Ⅲ～Ⅳ级涂片,但宫颈洁检为阴性时,应在宫颈鳞状上皮-柱交界部的 6 点、9 点、12 点和 3 点处取 4 处活检,或在碘试验不着色区及可疑癌变部位,取多处组织,并进行切片检查,或应用小刮匙搔刮宫颈管,将刮出物送病理检查。

4.阴道镜检查　阴道镜不能直接诊断癌瘤,但可协助选择活检的部位进行宫颈活检。据统计,如能在阴道镜检查的协助下取活检,早期宫颈癌的诊断准确率可达到 98% 左右。但阴道镜检查不能代替刮片细胞学检查及活体组织检查,也不能发现宫颈管内病变。

【治疗原则】

宫颈良性肿瘤以手术治疗为主。宫颈癌主要是手术及放射治疗、化学治疗。可在手术或放疗前先化疗,待癌灶萎缩或部分萎缩后再行手术或放疗,或者手术或放疗后再加用化疗,以便提高疗效。

【护理】

1.护理评估　了解患者妇科检查后及性交后是否有出血,如有出血,量多少;了解患者阴道分泌物是否有增多,是否稀薄如水样,是否有腥臭味,是否出现大量脓性或米泔样恶臭白带。了解患者是否有压迫闭孔神经、腰骶神经、坐骨神经导致出现疼痛症状。

2.护理要点及措施

(1)阴道出血的护理:出血多的患者,应严密观察并记录其生命体征变化情况。注意收集会阴垫,评估出血量。按医嘱给予止血药,必要时输血、补液、行抗感染治疗;保持会阴部清洁,给予会阴冲洗。

(2)阴道排液的护理:严密观察阴道排液的性质、量及气味,保持会阴部清洁,给予会阴冲洗。

(3)疼痛护理:晚期癌患者疼痛明显,使用 0～10 数字量表评估患者疼痛的程度,若疼痛评分连续 2 次评估＞5,立即通知医生,及时使用镇痛药。

(4)引流管护理:术后患者留置的管道可包括腹腔引流管、阴道 T 形引流管等,应分别标明,避免混淆,并详细记录各种引流管中引流液的颜色、性质及量。协助患者翻身时避免出现拖、拉、拽等动作,防止各种引流管脱落。有盆腹腔引流患者术后给予半卧位,以利于引流。防止引流管发生打折、扭曲,如发现有堵塞、脱落等现象,术后根据患者各引流管中引流液的状况,拔除引流管,一般在术后 3～5d 当腹腔引流管、阴道 T 形引流管内引流液颜色逐渐变浅,为粉红色,引流量＜20ml 时可拔除。

(5)病情观察:术后 24h 内应密切观察出血情况,包括腹部切口处敷料渗出情况、阴道出血情况、引流管引流情况、生命体征及神志的变化,以便及早发现并及时处理出血。如患者血压下降,心率加快,切口敷料渗血增多,色泽鲜红,应考虑有术后出血的可能。

(6)膀胱功能恢复护理：宫颈癌根治术时，可能损伤或切除支配膀胱的神经，导致膀胱麻痹或膀胱功能障碍，故术后留置尿管时间较长一般为10d。留置尿管期间，1∶5000呋喃西林液500ml冲洗膀胱，1次/d，以防泌尿系感染。术后第7d，定时夹闭尿管，白天每2h开放1次，夜间长时间开放以训练膀胱功能，持续至尿管拔除为止。患者拔除尿管后测定残余尿量，若残余尿量＜100ml，说明膀胱功能恢复；如残余尿量＞100ml，则继续保留尿管至残余尿量正常。

(7)皮肤护理：患者卧床期间，保持床单位的清洁、平整和卧位的舒适，对营养不良、老年患者及长期卧床的患者应做好皮肤护理，防止发生压疮。做好晨、晚间护理工作，会阴擦洗，2次/d，会阴擦洗持续至各种引流管拔除为止，并保持外阴清洁、干燥。

3.健康教育

(1)嘱患者保持室内清洁卫生、舒适、定时通风换气，室温保持在18～20℃。

(2)指导患者注意多食营养均衡的食品，如肉类、蛋类、新鲜的蔬菜和水果。

(3)嘱患者避免重体力劳动，多注意休息，适当参加户外活动，但需劳逸结合，以保持良好的精神状态。

(4)嘱患者注意个人卫生，可洗淋浴，3个月后可洗盆浴，3个月内禁止性生活。

(5)指导患者出院后注意观察膀胱功能恢复情况，如出现排尿困难，尿潴留应立即就诊。

(6)留置尿管出院患者，指导其每日用温水冲洗会阴部，每3日更换尿袋1次，防止泌尿系感染。

(7)嘱患者注意观察有无下腹部疼痛及超过月经量的阴道出血，如出现下腹部疼痛及阴道出血过多应及时到医院就诊。

(8)告知患者随访的目的、时间、联系方式，嘱其定期检查，子宫颈良性肿瘤手术患者出院后1个月、子宫颈癌手术患者出院后3个月到门诊复查。

四、子宫肌瘤

子宫肌瘤，又称子宫平滑肌瘤，是子宫平滑肌组织增生而形成的良性肿瘤，其间含有少量的纤维结缔组织，是女性生殖器最常见的一种良性肿瘤。由于子宫肌瘤生长较快，当供血不良时，可以发生不同变性，使肌瘤失去原有结构，包括玻璃样变、囊性变、红色变、肉瘤变、钙化，肌瘤愈大，缺血愈严重，则继发变性愈多。

子宫肌瘤确切病因不明，可能有：①体内雌激素水平过高，长期受雌激素刺激有关。雌激素能使子宫肌细胞增生肥大，肌层变厚，子宫增大。雌激素还通过子宫肌组织内的雌激素受体起作用。②近年来发现，孕激素也可以刺激子宫肌瘤细胞核分裂，促进肌瘤生长。③由于卵巢功能、激素代谢均受高级神经中枢的调节控制，故有人认为神经中枢活动对肌瘤的发病也可能起作用。

【临床表现】

1.月经改变 为最常见的症状。可出现月经周期缩短、经量增多、经期延长、不规则阴道出血等。肌瘤一旦发生坏死、溃疡、感染时，则有持续性或不规则阴道出血或脓血性排液等。

2.腹部肿块 腹部胀大，下腹扪及肿物，伴有下坠感，尤其是膀胱充盈将子宫推向上方时更容易扪及。

3.白带增多　肌壁间肌瘤使宫腔内膜面积增大内膜腺体分泌增加,并伴盆腔充血致白带增多,脱出于阴道内的黏膜下肌瘤表面极易感染、坏死,产生大量脓血性排液及腐肉样组织排出伴臭味。

4.腹痛、腰酸、下腹坠胀　一般患者无腹痛,当肌瘤压迫盆腔器官、神经、血管时,常有下腹坠胀、腰背酸痛等,月经期加重。当浆膜下肌瘤蒂扭转时,可出现急性腹痛;肌瘤红色变时,腹痛剧烈且伴发热。

5.压迫症状　肌瘤向前或向后生长,可压迫膀胱、尿道或直肠,引起尿频、排尿困难、尿潴留或便秘。当肌瘤向两侧生长,则形成阔韧带肌瘤,其压迫输尿管时,可引起输尿管或肾盂积水;如压迫盆腔血管及淋巴管,可引起下肢水肿。

6.不孕或流产　肌瘤压迫输卵管使之扭曲,或使宫腔变形,影响精子运行、妨碍受精卵着床,导致不孕或流产。

7.继发性贫血　若患者长期月经过多可导致继发性贫血,出现全身乏力、面色苍白、气短、心慌等症状。

(8)低血糖症　子宫肌瘤伴发低血糖症亦属罕见。主要表现为空腹血糖低,意识丧失以致休克,经葡萄糖注射后症状可以完全消失。肿瘤切除后低血糖症状即完全消失。

9.体征　肌瘤较大时,腹部检查可触及形状不规则、质硬的结节状肿物。妇科检查有时可见宫口扩张,肌瘤位于宫口内或脱出宫颈外口,呈粉红色,表面光滑,伴感染时,表面有坏死、出血及脓性分泌物。双合诊检查子宫增大,表面有单个或多个结节状突起,形状不规则;浆膜下肌瘤可扪及单个实质性球形肿物与子宫有蒂相连;黏膜下肌瘤在宫腔内时,子宫呈均匀性增大。

【辅助检查】

1.B超　B超能较准确地显示肌瘤数目、大小和部位,为更好确定肌瘤的位置,最好在分泌期子宫增厚,内膜回声清楚时检查。表现为:

(1)子宫增大:增大的程度视肌瘤的大小和部位而定,微小的肌瘤子宫增大可不明显。

(2)子宫形态改变:大的子宫肌瘤引起子宫形态失常,局部突起或凹凸不平。

(3)瘤体样回声:肌瘤回声一般表现为较均匀的圆形低回声光团,边界清楚,可见包膜回声;当肌瘤含纤维的成分多、细胞的成分少时,也可表现为近似漩涡状结构的不规则较强回声光团;如肌瘤变性或为几个肌瘤融合的大肌瘤可表现为混合性回声,囊性变时可见液性暗区并可有分隔。

(4)子宫内膜线移位或受压中断:黏膜下肌瘤或肌壁间肌瘤可导致内膜线移位,肌瘤占据宫腔可使内膜受压而内膜线中断。

(5)子宫肌壁不对称增厚:由于生长部位的子宫壁明显增厚引起。

2.子宫输卵管碘油造影　现已少用于子宫肌瘤的诊断,主要用于不孕症患者,可以显示宫腔是否变形,有无占位性病变,输卵管是否通畅及阻塞的部位。

3.宫腔镜检查　宫腔镜可直视观察宫腔内情况,有助于黏膜下肌瘤及内突型肌壁间肌瘤的诊断。此外,可在直视下确定病变部位,准确取材活检,并能同时切除黏膜下肌瘤。在宫腔镜下,可见瘤体位于宫腔内或部分在宫腔内,呈圆形或半球形隆起,表面有被膜包裹且光滑,较规则,基底部较宽或有蒂,不随宫液移动,表面浅粉或苍白,有溃疡或出血者呈紫红色,有时可见粗大血管,血管走向规则,大肌瘤可致宫腔狭窄变形,呈芽形裂隙状。

4.腹腔镜检查　子宫旁发现的实质性肿块难以确定其来源和性质,尤其在 B 超检查也难以确定时,可行腹腔镜检查并可在直视下进行穿刺活检以明确诊断。

5.宫腔探查及诊断性刮宫　通过宫腔探针探测宫腔的大小,感觉宫腔形态(有肌瘤的宫腔一般较深或有变形),尤其应注意宫腔底部有无突起,有无肿瘤悬吊的感觉,并将刮出的子宫内膜送病理检查,以除外子宫内膜增生过长或其他内膜疾病。对小的黏膜下肌瘤的诊断有帮助,但常有 10%～35%宫腔内病变被漏诊。

【治疗原则】

根据患者年龄、症状、肌瘤大小、数目、生长部位及对生育功能的要求等情况进行全面分析后选择处理方案。

1.随访观察　肌瘤小,症状不明显或已近绝经期的妇女,可每 3～6 个月定期复查,加强随访观察,必要时再考虑进一步治疗措施。

2.药物治疗　子宫小于 2 个月妊娠大小,症状不明显或较轻者,尤其已近绝经期或全身情况不能手术者,在排除子宫内膜癌的情况下,可采用药物对症治疗。常用雄激素对抗雌激素,促使子宫内膜萎缩;直接作用于平滑肌,使其收缩而减少出血。也可用抗雌激素制剂他莫昔芬治疗。月经量明显增多者,用药后月经量明显减少,肌瘤也能缩小,但停药后又逐渐增大;不良反应为出现潮热、急躁、出汗、阴道干燥等围绝经期综合征的症状。也可用米非司酮,是受体水平的孕激素拮抗药,达到控制症状和抑制肌瘤生长的目的。还可以选用促性腺激素释放激素激动药,通过抑制垂体、卵巢功能,降低体内性激素水平,达到治疗目的。

3.手术治疗

(1)肌瘤切(剔)除术:年轻又希望生育的患者,术前排除子宫及宫颈的癌前病变后可考虑经腹或经腹腔镜切(剔)除肌瘤,保留子宫。突出于子宫颈口或阴道内的黏膜下肌瘤可经阴道或宫腔镜切除。

(2)子宫切除术:子宫大于 2.5 个月妊娠子宫大小,或临床症状明显者,或经非手术治疗效果不明显,又无需保留生育功能的患者可行子宫切除术。年龄 50 岁以下,或虽 50 岁以上但未绝经,卵巢外观正常者应考虑保留。

【护理】

1.护理评估　详细了解患者月经、婚育史,是否有(因子宫肌瘤所致的)不孕或自然流产史;了解患者是否存在长期使用雌激素,了解患者病发后月经变化情况及伴随情况;肌瘤大到可腹部扪及包块时,患者是否有"压迫"感;是否有尿频、尿急、排尿障碍及里急后重、排便不畅等;是否有继发性贫血,并伴有倦怠、虚弱和思睡等症状;是否有腹痛,腹痛的性质、程度及持续时间;是否有持续性或不规则阴道出血或脓血性排液。

2.护理要点及措施

(1)阴道出血的护理:出血多的患者,应严密观察并记录其生命体征变化情况。注意收集会阴垫,评估出血量。按医嘱给予止血药,必要时输血、补液、行抗感染治疗,维持正常血压并纠正贫血状态。

(2)压迫症状的护理:巨大肌瘤患者出现局部压迫致尿、便不畅时,应予导尿或用缓泻药软化粪便,以缓解尿潴留、便秘症状。

(3)合并妊娠的护理:应定期接受产前检查,多能自然分娩,不需急于干预,但要预防产后出血;若肌瘤阻碍胎先露下降,或致产程异常发生难产时,应按医嘱做好剖宫产术前准备及术后护理。

(4)尿管的护理。

(5)腹胀护理。

(6)病情观察:注意观察阴道纱布有无渗血、渗液情况;减轻会阴部切口疼痛,必要时遵医嘱给予镇痛药;术后48h内禁止半卧位及下床活动,防止因重力向下导致阴道纱布脱出,影响阴部切口的愈合,床上翻身时动作勿过大,防止阴道纱布、尿管脱出;防止各种原因引起的咳嗽,因咳嗽时腹压增高及会阴部用力而影响切口的愈合;防治各种原因引起的便秘,如患者出现便秘,请勿用力排便及长时间蹲站,防止腹压增加影响切口愈合。必要时遵医嘱给予缓泻药。

(7)心理护理:与患者建立良好的护患关系,讲解有关疾病知识,使患者确信子宫肌瘤属于良性肿瘤,并非恶性肿瘤的先兆,消除其不必要的顾虑,增强康复信心,说明手术不会对患者自身形象和夫妻生活带来大的影响,消除患者的顾虑,使其愉快地接受手术。

3.健康教育

(1)嘱患者如出现超过月经量的阴道出血、异常分泌物、下腹疼痛及时到医院就诊。

(2)指导患者注意个人卫生,可洗淋浴,3个月后可洗盆浴,全子宫切除患者3个月内禁止性生活,子宫肌瘤剔除者1个月内禁止性生活。

(3)嘱患者避免重体力劳动,多注意休息,适当参加户外活动,劳逸结合,但应避免从事会增加盆腔充血的活动,如跳舞、久站等,因盆腔组织的愈合需要良好的血液循环。

(4)阴式手术患者指导其出院后不要做剧烈运动,避免负重过久、如久坐、久蹲、久站,要保持排便通畅,必要时可口服泻药。

(5)告知患者随访的目的、时间、联系方式。手术患者出院后1~3个月应到门诊复查。

五、子宫内膜癌

子宫内膜癌又称子宫体癌,是指子宫内膜发生的癌变,绝大多数为腺癌。为女性生殖道常见三大恶性肿瘤之一,高发年龄为58~61岁,约占女性全身恶性肿瘤7%,占女性生殖道恶性肿瘤的20%~30%,近年发病率有上升趋势,与宫颈癌比较,已趋于接近甚至超过。子宫内膜癌主要以直接蔓延、淋巴转移为主,晚期可经血行转移。

【病因及发病机制】

确切病因仍不清楚,可能与下列因素有关。

(1)雌激素对子宫内膜的长期持续刺激,常与内源性雌激素增高疾病如无排卵性功能失调性子宫出血、多囊卵巢综合征、功能性卵巢肿瘤等并存,故认为长期受雌激素的影响而无黄体酮拮抗有关。

（2）与子宫内膜增生过长有关，将子宫内膜增生过长分为单纯型、复杂型与不典型增生过长。单纯型增生过长发展为子宫内膜癌约为 1％；复杂型增生过长发展为子宫内膜癌约为3％；而不典型增生过长发展为子宫内膜癌约为 30％。

（3）体质因素：肥胖、高血压、糖尿病、不孕及其他心血管疾病是内膜癌的高危因素。

（4）绝经后延：绝经后延妇女发生内膜癌的危险性增加 4 倍。内膜癌患者的绝经年龄比一般妇女平均晚 6 年。

（5）遗传因素：约 20％内膜癌患者有家族史。内膜癌患者近亲有家族肿瘤史者比宫颈癌患者高 2 倍。

【临床表现】

1.症状　早期无明显症状，仅在普查或因其他原因检查时偶然发现，一旦出现症状则多表现如下。

（1）阴道出血：主要表现绝经后阴道出血，量一般不多，大量出血者少见，为持续性或间歇性；围绝经期妇女可表现为经量增多、经期延长或不规则出血。

（2）阴道排液：早期有水样、浆液样或浆液血性排液，晚期合并感染则呈脓性或脓血性伴恶臭。

（3）疼痛：通常不引起疼痛。晚期癌肿扩散压迫组织或浸润周围神经引起下腹及腰骶部疼痛。癌灶侵犯宫颈，堵塞宫颈管导致宫腔积脓时，出现下腹胀痛及痉挛性疼痛。

（4）全身症状：晚期患者常伴全身症状。如贫血、消瘦、恶病质、发热及全身衰竭等。

2.体征　早期妇科检查无明显异常，子宫正常大小、活动，双侧附件软、无块物。当病情逐渐发展，子宫增大、稍软；晚期偶见癌组织自宫口脱出，质地糟脆，触之易出血。若合并宫腔积脓，子宫明显增大、极软。癌灶向周围浸润致子宫固定或在宫旁可触及不规则结节、肿块。

【辅助检查】

1.细胞学检查　从阴道后穹或宫颈管吸取分泌物做涂片寻找癌细胞，阳性率不高。采用特制的宫腔吸管或宫腔刷放入宫腔，吸取分泌物做涂片，阳性率达 90％。此法仅作为筛查，最后确诊仍须根据病理检查结果。

2.分段诊断性刮宫　是确诊子宫内膜癌的常用方法。分别刮取宫颈管及宫腔内膜，分瓶标记，送病理检查。

3.宫腔镜检查　可直接观察宫腔内子宫内膜癌病灶大小、生长部位、形态，并可取活组织送病理检查，提高诊断率。

4.B 型超声检查　极早期时见子宫正常大，仅见宫腔线紊乱、中断。典型内膜癌声像图为子宫增大或绝经后子宫相对增大。宫腔内见实质不均回声区，形态不规则，宫腔线消失，有时见肌层内不规则回声紊乱区，边界不清，可做出肌层浸润程度的诊断。

5.MRI、CT、淋巴造影等检查　有条件者可选用 MRI、CT 和淋巴造影检查及血清检测。

【治疗原则】

治疗应根据子宫大小、肌层是否被癌浸润、宫颈管是否累及、癌细胞分化程度及患者全身情况等而定。主要的治疗为手术,辅以放疗、化疗及其他药物治疗,可单用或联合应用。

1.手术治疗　为首选的治疗方法,尤其对早期子宫内膜癌。Ⅰ期患者应行子宫次根治术及双侧附件切除术,具有以下情况之一者,应行盆腔及腹主动脉旁淋巴结取样和(或)清扫术。

(1)病理类型为透明细胞癌,浆液性癌、鳞状细胞癌。

(2)肌层浸润深度≥1/2。

(3)肿瘤直径>2cm。Ⅱ期应行广泛子宫切除术及双侧盆腔淋巴结清扫与腹主动脉旁淋巴结清扫术。当进入腹腔后应立即取腹水,若无腹水则注入生理盐水 200ml 冲洗腹腔,取腹水或腹腔冲洗液离心沉淀后寻找癌细胞。

2.手术加放射治疗　Ⅰ期患者腹水中找到癌细胞或深肌层已有癌浸润,淋巴结可疑或已有转移,手术后均需加用放射治疗,直线加速器外照射。Ⅱ、Ⅲ期患者根据病灶大小,可在术前加用腔内照射或体外照射。腔内放疗结束后 1～2 周进行手术。体外照射结束 4 周后进行手术。

3.放射治疗　腺癌虽对放射线不敏感,但在老年患者或有严重合并症不能耐受手术与Ⅲ、Ⅳ期病例不宜手术者均可考虑放射治疗,仍有一定效果。

4.孕激素治疗　对晚期或复发癌患者、不能手术切除或年轻、早期、要求保留生育功能者,均可考虑孕激素治疗。各种人工合成的孕激素制剂如甲羟孕酮、己酸孕酮等均可应用。孕激素治疗用量较大,甲羟孕酮 200～400mg/d;己酸孕酮 500mg,每周 2 次,至少用 10～12 周才能评价治疗效果。其作用机制是直接作用于癌细胞,延缓 DNA 和 RNA 的复制,从而抑制癌细胞的生长。对分化好、生长缓慢,雌、孕激素受体含量高的内膜癌,黄体酮治疗效果较好。不良反应较轻,可引起水钠潴留、水肿、药物性肝炎等,停药后逐渐好转。

5.抗雌激素制剂　他莫昔芬为一种非甾体类抗雌激素药物,并有微弱的雌激素作用。也可用以治疗内膜癌。其适应证与孕激素治疗相同。一般剂量为 10～20mg,每日 2 次,长期或分疗程应用。他莫昔芬有促使孕激素受体水平升高的作用,受体水平低的患者可先服他莫昔芬使孕激素受体水平上升后,再用孕激素治疗或两者同时应用可望提高疗效。不良反应有潮热,畏寒、急躁等类似围绝经期综合征的表现;骨髓抑制表现为白细胞、血小板计数下降;其他不良反应可有头晕、恶心、呕吐、不规则阴道少量出血、闭经等。

6.化疗　晚期不能手术或治疗后复发者可考虑使用化疗,常用的化疗药物有顺铂、多柔比星、氟尿嘧啶、环磷酰胺、丝裂霉素等。可以单独应用,也可几种药物联合应用,也可与孕激素合用。

【护理】

1.护理评估

(1)病史:护理查体问诊时应注意以下几点。①详细询问月经、婚育史,是否有不孕或自然流产史,有无家族肿瘤病史。②注意患者年龄、肥胖、糖尿病、少育、不育、绝经推迟以及是否用过激素替代治疗。③是否存在长期使用雌激素的诱发因素,病发后月经变化情况及伴随情况。④评估患者是否有异常阴道出血、排液、疼痛等。应从经期、经量以及间隔的时间进行评估,判断是否异常,并重视绝经后的异常阴道出血;同时了解阴道流液的性质、颜色、量等。⑤注意排除因内分泌失调所致的子宫出血现象。

(2)心理状况：当患者得知患有子宫内膜病变时，首先害怕患了恶性肿瘤；其次会为如何选择处理方案而显得无助，或因接受手术治疗而恐惧、不安，迫切需要咨询指导；再次如果手术方式选择子宫切除术患者又会担心影响自身形象和夫妻关系。

2.护理要点及措施

(1)提供疾病知识，缓解焦虑：告诉患者子宫内膜癌转移较晚，并且预后较好，增强战胜疾病的信心。针对老年患者的心理特点，护士应多与患者及家属沟通，尤其是在做各种检查前应耐心解释，使其得到更多的心理支持，消除内心恐惧。为患者提供安静、舒适睡眠环境；教会患者应用放松等技巧促进睡眠，保证夜间连续睡眠 7～8h。

(2)相关治疗的护理：需要手术治疗者，严格执行腹部及阴道手术患者的护理措施；术后 6～7d 阴道残端缝合线吸收或感染可致残端出血，需严密观察并记录出血情况，此期间患者应减少活动。晚期病历及考虑放疗、化疗者，按有关内容护理。接受盆腔放疗者，事先灌肠并留置导尿管，以保持直肠膀胱的空虚状态，避免放射性损伤。盆内置入放射源期间，保证患者绝对卧床，但应学会床上肢体运动的方法，以免出现长期卧床的并发症。出血多的患者，应严密观察并记录其生命体征变化情况。协助医生完成术前准备工作。注意收集会阴垫，评估出血量。按医嘱给予止血药，必要时输血、补液、行抗感染治疗；维持正常血压并纠正贫血状态。

(3)压迫症状的护理：患者出现局部压迫致排尿、排便不畅时，应给予导尿，或用缓泻剂软化粪便，以缓解尿潴留、便秘症状。

3.健康教育

(1)嘱患者如出现超过月经量的阴道出血、异常分泌物、下腹疼痛时，要及时到医院就诊。定期随访。随访时间：术后 2 年内，每 3～6 个月 1 次；术后 3～5 年每 6～12 个月 1 次。

(2)指导患者注意个人卫生，可洗淋浴，3 个月后可洗盆浴，全子宫切除患者 3 个月内禁止性生活。

(3)嘱使用他莫昔芬治疗的患者应定时复查血常规，了解白细胞、血小板计数，有异常应及时报告医生进行对症处理。

(4)嘱患者避免重体力劳动，多注意休息，适当参加户外活动，劳逸结合，但应避免从事会增加盆腔充血的活动，如跳舞、久站等，因盆腔组织的愈合需要良好的血液循环。

(5)阴式手术患者指导其出院后不要做剧烈运动，避免负重过久，如久坐、久蹲、久站，要保持排便通畅，必要时可口服泻药。

(6)嘱患者合理膳食，进食高营养易消化饮食。

(7)大力宣传定期进行防癌检查的重要性，中年妇女每年接受一次妇科检查，尤其注意子宫内膜癌的高危因素和人群。严格掌握雌激素的用药指征，加强用药期间的监护、随访措施。

六、子宫肉瘤

子宫肉瘤少见，是恶性程度高的女性生殖器肿瘤，来源于子宫肌层、肌层内结缔组织和内膜间质，占子宫恶性肿瘤的 2%～4%。好发于围绝经期妇女，多发年龄为 50 岁左右。

【病因及发病机制】

根据不同的组织发生来源,主要有以下几种。

(1)子宫平滑肌肉瘤最多见,来自子宫肌壁或子宫肌间血管壁平滑肌组织,也可由子宫肌瘤肉瘤变而成。局检见肉瘤呈弥漫性生长,与子宫壁之间无明显界限,无包膜。若为肌瘤肉瘤变常自中心开始向周围扩展直到整个肌瘤发展为肉瘤。剖面失去漩涡状结构,常呈鱼肉状或豆渣样,色灰黄或黄红相间,50%以上见出血坏死。镜下见平滑肌细胞增生,细胞大小不一,排列紊乱,核异型,染色质多、深染且分布不均,核仁明显,有多核巨细胞,核分裂象>5/10HP。许多学者认为核分裂象越多者预后越差(生存率:5~10/10HP 为 42%;>10/10HP 为 15%)。

(2)子宫内膜间质肉瘤来自子宫内膜间质细胞,分两类:

(1)低度恶性子宫内膜间质肉瘤曾称淋巴管内间质肉瘤,少见。局检见子宫球状增大,肌纤维增粗,有多发性颗粒样或小团状突起,质如橡皮、富有弹性,用镊夹起后能回缩,似拉橡皮筋感觉。剖面见于子宫内膜层有息肉状肿块,黄色,表面光滑,切面均匀,无漩涡状排列。镜下见子宫内膜间质细胞侵入肌层肌束间,细胞质少,细胞异型少,核分裂象少(<10,/10HP),细胞周围有网状纤维围绕,很少出血坏死。

(2)高度恶性子宫内膜间质肉瘤,少见,恶性程度较高。局检见肿瘤起源于子宫内膜功能层,向腔内突起呈息肉状,质软且脆,切面呈灰黄色,鱼肉状,局部有出血坏死,向肌层浸润。镜下见内膜间质细胞高度增生,腺体减少、消失,瘤细胞致密,圆形或纺锤状,核大,核分裂象多(>10/10HP),细胞异型性明显。

3.恶性中胚叶混合瘤很少见 来自残留的胚胎细胞或间质细胞化生。肿瘤含肉瘤和癌两种成分,又称癌肉瘤。局检见肿瘤从子宫内膜长出,向宫腔突起呈息肉样,常为多发性或分叶状,底部较宽或形成蒂状。晚期可侵入肌层和周围组织。肿瘤质软,表面光滑。切面内充满枯液,呈灰白或灰黄色,有出血坏死。镜下见癌和肉瘤两种成分,并可见过渡形态。

【临床表现】

1.症状 早期症状不明显。

(1)最常见的症状是阴道不规则出血,量多少不等,出血来自向宫腔生长的肿瘤表面溃破,若合并感染坏死,可有大量脓性分泌物排出。

(2)腹痛:肉瘤生长快,子宫迅速增大或瘤内出血、坏死、子宫肌壁破裂引起急性腹痛。

(3)腹部包块:患者常诉下腹部块状物迅速增大。

(4)压迫症状:可压迫膀胱或直肠,出现尿频、尿急、尿潴留、排便困难等症状。

(5)全身表现:晚期患者全身消瘦、贫血、低热或出现肺、脑转移相应症状。宫颈肉瘤或肿瘤自宫腔脱垂至阴道内,常有大量恶臭分泌物。

2.体征盆腔检查 子宫增大,外形不规则。宫颈口有息肉或肌瘤样肿块,呈紫红色,极易出血。继发感染后有坏死及脓性分泌物。晚期肿瘤可累及骨盆侧壁,子宫固定不活动,可转移至肠管及腹腔,但腹水少见。

【治疗原则】

手术为主,补充放疗或化疗及孕激素治疗。

1.手术 Ⅰ期主张行全子宫双附件切除。宫颈肉瘤、子宫肉瘤Ⅱ期、癌肉瘤应行根治性子宫切除及盆腔淋巴结切除术,必要时行腹主动脉旁淋巴结活检。Ⅲ期行肿瘤减灭术、腹主动脉、盆淋巴结切除术及大网膜切除术。

2.放疗 子宫恶性中胚叶混合瘤和高度恶性子宫内膜间质肉瘤对放疗较为敏感;平滑肌肉瘤对放疗不太敏感。预防性及治疗性(术后残余)放疗可减少局部复发。

3.化疗 敏感性不太高,但对分期晚、分化不好的肿瘤有必要。术前可介入治疗,术后可全身治疗,常用化疗药物有顺铂、多柔比星、异环磷酰胺等,常用三种药物联合方案。

4.激素治疗 低度恶性子宫内膜间质肉瘤含雌孕激素受体,孕激素治疗有一定效果,常用醋酸甲羟孕酮或甲地孕酮,以大剂量、高效为宜。

【护理】

1.护理评估

(1)病史:护理查体问诊时应注意以下几点。①详细询问月经、婚育史,是否有不孕或自然流产史;②评估是否存在长期使用雌激素的诱发因素,病发后月经变化情况及伴随情况;③曾接受的治疗经过、疗效及用药后机体反应;④应注意排除因内分泌失调所致的子宫出血现象。

(2)身体状况:①当肿瘤大到使腹部扪及包块时,患者会有"压迫"感。肿瘤长大向前方突起可致尿频、尿急、排尿障碍;向后方突起压迫直肠,可致里急后重,排便不畅等。②患者因长期月经量过多导致继发性贫血,并伴有倦怠、虚弱和思睡等症状。③当肿瘤压迫盆腔器官、神经、血管时,会出现腹痛,评估是否有腹痛,腹痛的性质、程度及持续时间。④肿瘤发生坏死、感染时,则有持续性或不规则阴道出血或脓血性排液,应注意阴道出血或排液的量及性状。

(3)心理状况:当患者得知患有子宫肉瘤时,会为接受手术治疗而恐惧、不安;患者会担心手术后的预后情况。

2.护理要点及措施

(1)心理护理:评估患者目前的身心状况及接受治疗方案的反应,利用挂图、实物、宣传资料等向患者介绍有关子宫肉瘤的医学常识;介绍各种诊治过程、可能出现的不适及应对措施。为患者提供安全、隐蔽的环境,鼓励患者提问。解除其疑虑,缓解其不安情绪,是患者能够以积极的心态接受诊治过程。

(2)鼓励患者摄入足够的营养:评估患者对摄入足够营养的认知水平、目前的营养状况及摄入营养物的习惯,注意矫正患者不良的饮食习惯。

(3)指导患者维持个人卫生:协助患者勤擦身、更衣,保持床单清洁,注意室内空气流通,促进舒适。指导患者勤换会阴垫,每天冲洗会阴两次。

(4)做好术前护理:按腹部、阴式手术患者的护理内容,认真执行术前护理,并让患者了解各项操作的目的、时间、可能的感受等以取得其合作。手术前夜认真做好清洁灌肠,保证肠道呈清洁、空虚状态。发现异常及时与医生联系。

(5)协助术后康复:子宫肉瘤根治术涉及范围广,患者术后反应大。术后详细观察并记录患者的意识状态、生命体征及出入量。注意保持导尿管、腹腔各种引流管及阴道引流管通畅,认真观察引流液形状及量。督促患者拔尿管后1~2h排尿1次,如不能自行排尿应及时处理,必要时重新留置尿管。

(6)阴式手术的护理:还应注意观察阴道纱布有无渗血、渗液情况;减轻会阴部切口疼痛,必要时遵医嘱给予镇痛药;术后48h内禁止半卧位及下床活动,防止因重力向下导致阴道纱布脱出,影响阴部切口的愈合,床上翻身时动作勿过大,防止阴道纱布、尿管脱出;防治各种原因引起的咳嗽,因咳嗽时腹压增高及会阴部用力而影响切口的愈合;防治各种原因引起的便秘,术后应进食清淡、高蛋白质、粗纤维的食物,养成定时排便的习惯,如患者出现便秘,请勿用力排便及长时间蹲站,防止腹压增加影响切口愈合。必要时遵医嘱给予缓泻剂。

3.健康教育

(1)大力宣传子宫肉瘤的高危因素,积极治疗子宫肌瘤,及时检查。

(2)指导患者注意个人卫生,术后可洗淋浴,3个月后可洗盆浴,全子宫切除患者3个月内禁止性生活。

(3)嘱患者避免重体力劳动,多注意休息,适当参加户外活动,劳逸结合,但应避免从事会增加盆腔充血的活动,如跳舞、久站等,因盆腔组织的愈合需要良好的血液循环。

(4)指导患者其出院后不要做剧烈运动,劳逸结合,以保持良好的精神状态。

(5)指导患者注意多食营养均衡的食品,如:肉类、蛋类、新鲜的蔬菜和水果。

(6)嘱患者保持室内清洁卫生、舒适、定时通风换气,室温保持在18～20℃。

(7)嘱患者要保持排便通畅,必要时可口服泻药。

(8)指导患者明确随访的目的、时间、联系方式,不可忽视定期检查,手术患者出院后1个月到门诊复查,了解术后康复情况。第1年,每2～3个月复查1次。出院后第2年每3～6个月复查1次。出院后第3～5年,每半年复查1次。第6年开始,每年复查1次。

七、卵巢癌

卵巢癌是女性生殖器官常见的肿瘤之一,发病率仅次于子宫颈癌和子宫体癌而列居第三位。因卵巢癌致死者,却占各类妇科肿瘤的首位,对妇女生命造成严重威胁。直接蔓延及腹腔种植是卵巢恶性肿瘤的主要转移途径,淋巴也是重要的转移途径,血行转移少见。卵巢癌的病因尚不清楚,其发病可能与年龄、生育、血型、精神因素及环境等有关。

【病因】

病因可分以下几个方面:癌症发病外部因素(包括化学物理生物等致癌因子);癌症发病内部因素(包括免疫功能内分泌遗传精神因素等)以及饮食营养失调和不良生活习惯等。

卵巢癌可发生在任何年龄,年龄越高,发病越多。一般多见于更年期和绝经期妇女。20岁以下发病较少。不同类型的卵巢癌年龄分布也不同。卵巢上皮肿瘤40岁以后迅速增加,高峰年龄为50～60岁,到70岁以后逐渐下降;性索间质肿瘤类似卵巢上皮肿瘤,随年龄增长而上升;而生殖细胞肿瘤多见于20岁以前的年轻女性,独身或未生育的妇女卵巢肿瘤发病率高。

有人统计,独身者的卵巢癌发病率较已婚者高60%～70%。有人分析发现A型血者发病率高,O型血者的发病率较低。精神因素对卵巢癌的发生发展有一定的影响。性格急躁,长期的精神刺激可导致宿主免疫监视系统受损,对肿瘤生长有促进作用。卵巢对香烟也很敏感,每天吸20支香烟的妇女、闭经早,卵巢癌发病率高。经常接触滑石粉、石棉的人患卵巢癌的机会较多。很多妇女喜欢在洗浴后在外阴部、大腿内侧、下腹部、腋窝等处撒上爽身粉,医学专家根据大量的病理检查发现,约有 75% 的卵巢癌患者,由其组织切片中可见到 $2\mu m$ 左右的滑石粉粒子,这充分证实大多数卵巢癌患者都有会阴部接触滑石粉多年的历史。爽身粉诱发卵巢癌,是因为痱子粉、去汗粉等的主要原料是滑石粉,而滑石粉是由氧化镁、氧化硅、硅酸镁以"结合"形式组成的无机化合物。其中硅酸镁就是我们常说的石棉,它是一种容易诱发癌症的物质。

【临床表现】

1.症状　早期常无症状。

(1)年龄:发生于围绝经期的妇女 35 岁以上者多为卵巢上皮性肿瘤,而 35 岁以下者多为卵巢非上皮性肿瘤。

(2)疼痛:晚期主要症状为腹胀、腹部肿块及胃肠道症状。肿瘤向周围组织浸润或压迫,可引起腹痛、腰痛或下肢痛。

(3)阴道出血:功能性肿瘤可出现不规则阴道出血或绝经后阴道出血表现。

(4)全身情况:晚期有消瘦、贫血等恶病质表现。

2.体征　三合诊检查可在直肠子宫陷凹处触及质硬结节或肿块,肿块多为双侧,实性或囊实性表面凹凸不平,活动差,与子宫分界不清,常伴有腹水。有时可在腹股沟、腋下或锁骨上触及肿大的淋巴结。虽然良性卵巢瘤如纤维瘤或乳头状囊腺瘤亦可并发腹水,但恶性卵巢瘤合并腹水者较多且由于恶性肿瘤细胞穿出瘤壁或已转移至腹膜者(目检观察或镜检)腹水多呈血性。

【辅助检查】

1.癌抗原 125(CA1$_{125}$)　敏感性较高,特异性较差。80% 卵巢上皮性癌患者血清 CA1$_{125}$ 水平升高;90% 以上患者 CA1$_{125}$ 水平与病情缓解或恶化相关。

2.癌胚抗原(CEA)　目前检测 CEA 的方法有两种,一种是采用放射免疫诊断法测定血 CEA,一种是采用免疫组化法检测癌组织 CEA,这两种检测的临床结果,均与肿瘤的组织类型、临床分期、分级、疗效及治疗后是否转移及复发有关系。

3.甲胎蛋白(AFP)　血清 AFP 是否升高,取决于肿瘤组织是否有内胚窦瘤成分,对卵巢内胚窦瘤(卵黄囊瘤)有特异性诊断价值。未成熟畸胎瘤、混合性无性细胞瘤中含卵黄囊成分者,AFP 也可升高。肿瘤复发或转移时,即使存在微小瘤灶,AFP 亦会再次升高,较其他检查方法敏感。

4.人绒促性素(hCG)　测定患者血清 β-hCG,可帮助诊断卵巢绒毛膜癌和伴有绒毛膜癌成分的生殖细胞肿瘤,如卵巢无性细胞瘤。亦可精确反映癌细胞的数量,故也可作为观察病情变化及抗癌治疗效果的指标。

5.B 型超声检查　可了解肿瘤的部位、大小、形态、囊性或实性,囊内有无乳头。彩色多普勒超声扫描可测定卵巢及新生组织的血流变化。

6.X 线检查　卵巢畸胎瘤的腹部 X 线片可见牙齿、骨质及钙化囊壁。影像肠道造影可了解肿瘤的位置大小及肠道的关系。

7.CT 及磁共振(MRI)检查　可显示肿块及肿块与周围的关系,肝、肺有无结节及腹膜后淋巴结有无转移。

【治疗原则】

卵巢恶性肿瘤以手术治疗为主,辅以化疗、放射治疗、中药等综合治疗。

1.手术治疗 手术时首先应详细探查,包括腹腔灌洗、盆腹腔脏器及盆腔腹膜后淋巴结的触诊和横膈腹膜大网膜的多点活检,以进行准确的肿瘤分期手术方式,分为彻底手术和保留生育功能的保守性手术。彻底手术的范围包括双侧附件子宫大网膜阑尾切除和盆腔及腹膜后淋巴结清扫术,对于肿瘤在盆腔有广泛种植转移的患者主张尽可能做肿瘤细胞减灭术。

williams 等报道手术切除干净的患者术后化疗的完全缓解率为 83%,基本切净者(残余瘤直径<2cm)完全缓解率为 59%,而部分切除者(残余瘤直径>2cm)术后化疗的完全缓解率为 42%。因而尽管恶性生殖细胞肿瘤对联合化疗敏感但手术中尽量将肿瘤切除干净仍是个治疗成功的关键。另外,患者手术后属于术后康复期,在康复期的治疗上也是尤为重要的,因为存在的复发和转移概率是很高的,术后残余的癌细胞会不定时的向各部位转移,所以术后要加强巩固以防止复发和转移。西医手术治标,术后康复期用中药治本,所谓急则治其标,缓则治其本,这样中西医结合、标本兼治,才能取得很好的效果,否则转移后再治疗就比较晚了。

2.化学药物治疗 由于卵巢肿瘤很早扩散,手术时多数病例已不能清除病灶而且放疗的效果及应用也很有限,因此全身性化疗是一项重要的辅助治疗方法,一些晚期患者经化疗后肿块可以缩小为再次手术时创造有利条件。

治疗恶性卵巢肿瘤迄今无统一化疗方案,原则是:①大剂量间歇用药,较小剂量持续用药为佳;前者指每个疗程用药 1 周左右。间歇 3~4 周既能达到有效的抗肿瘤作用又有利于机体消除毒性及恢复免疫功能。②联合化疗较单一化疗疗效为佳:近代多趋向联合用药,但须注意联合化疗毒性反应较重。③根据药物敏感试验选用敏感的化疗药可延长患者的生存时间。④按组织类型制订不同化疗方案。化疗同时服用真情散以降低化疗毒性反应,每日 3 次。以上各方案每个疗程一般间隔 3~4 周,具体情况应视患者体质反应程度、血常规及肝肾功能等情况而定,用药至少 4~6 个疗程。晚期或不敏感的肿瘤化疗者疗程应多些,一般第 1 年为 8~10 个疗程,第 2 年减少到 3~4 个疗程。

3.放射免疫治疗 卵巢恶性肿瘤的放射敏感性差别很大,卵巢内胚窦瘤、未成熟畸胎瘤、胚胎癌最不敏感;卵巢上皮癌及颗粒细胞癌中度敏感;无性细胞瘤最敏感,手术后再用放疗多能控制。由于卵巢癌较早发生腹腔转移,因此照射范围包括腹腔及盆腔,对肝肾区加以保护以免造成放射性损伤,放射量全腹腔为每 6~8 周 3000~5000cGy。

内照射是指腹腔内注入胶体金(198AU)或磷(32P)使腹腔表面达到外照射不易达到的剂量,由于其穿透性有限可用以治疗腹腔内表浅转移残留肿瘤或Ⅰ期肿瘤术时破裂者,以提高五年存活率。缺点是腹腔必须无粘连使放射性核素分布均匀否则可引起肠道损伤造成严重后果,一般 198AU 量为 4.44~5.55GBq(120~150mci),32P 为 0.37~0.74GBq(10~20mci)。

4.生物免疫疗法 20 世纪 70 年代美国提倡一种概念,即以修饰人体的生物学反应的物质(BRM)来提高对肿瘤的抵抗力,这种方法被称为 BRM 疗法或免疫疗法。70 年代以来云芝多糖、裂褶菌多糖、香菇多糖在日本,桑黄多糖在韩国先后被批准作为免疫抗肿瘤药物,由此奠定了菇类多糖类在 BRM 疗法中的地位,同时也极大地推动了菇类生物活性成分的研究和应用。

【护理】

1.护理评估

(1)病史:护理查体问诊时应注意以下几点。①详细询问月经、婚育史,是否有不孕或自然流产史;②评估是否存在长期使用雌激素的诱发因素,病发后月经变化情况及伴随情况;③曾接受的治疗经过、疗效及用药后机体反应。

(2)身体状况:①卵巢肿瘤可致患者出现腹部疼痛或不适、腹胀、腹部肿块及腹水。②患者食欲减退、腹胀,肿瘤压迫肠道时可出现大便困难或肠梗阻症状。③当肿瘤向周围浸润或压迫神经,可引起腹部、腰部或下肢疼痛;若压迫盆腔静脉可使下肢水肿,压迫膈肌可致呼吸急促。④晚期为恶病质表现。⑤月经不调或阴道不规则出血偶见。

(3)心理状况:由于卵巢癌患者在诊断时已是晚期,常使患者产生对死亡的恐惧。在接受治疗过程中,由于化疗的严重不良反应,使患者经历更大的心理挫折和压力,再度出现不良的情绪反应。因此,患者及家属在整个治疗过程中焦虑和恐惧等心理挫折始终较重。

2.护理要点与措施

(1)提供支持,协助患者应对压力:为患者提供表达情感的机会和环境,通过连续性护理活动与患者建立良好的护患关系,讲解有关疾病知识。为患者提供表达内心顾虑和恐惧的机会,减轻无助感,分享感受,使患者增强康复信心。

(2)协助患者完善术前检查及治疗:向患者家属介绍将经历的手术经过、可能实行的各种检查,取得主动配合。使患者理解手术是卵巢肿瘤最主要的治疗方法,解除患者对手术的种种顾虑。

(3)术后护理。

(4)化疗护理:

1)饮食护理:恶心、呕吐是化疗患者最常见的消化道反应。护士应告知患者其多发生于治疗开始后数小时,持续时间短暂,患者采取心理放松的方式,如听音乐、与病友交谈等方法转移注意力,能够减轻恶心、呕吐的程度。必要时遵医嘱给予止吐药物。化疗期间应鼓励患者进食,给高蛋白质、高维生素,流质或半流质饮食,防止过硬、过咸、辛辣刺激性食物,以免加重刺激,损伤口腔黏膜。化疗期间也应注意补充各种维生素,纠正营养失调,增强体质。

2)预防感染:注意观察患者有无发热、咽喉疼痛、咳嗽等症状,及时发现感染征象。化疗可导致患者发生暂时性的口腔、咽喉、食管炎症,故应加强口腔护理。选用外形小、毛软的牙刷,刷牙时动作要轻,每日漱口 3~4 次,漱口液可选用 0.02% 呋喃西林液或生理盐水。病室每日通风,进行湿式清扫,紫外线消毒;减少探视、外出,防止交叉感染。遵医嘱药物治疗,定时复查血象。

3)脱发患者护理:护士应告知患者化疗使毛发脆性增加,易脱落,但化疗结束后毛发可重新生长。必要时指导脱发患者佩戴假发。

4)腹腔内化疗的护理:在腹腔化疗穿刺时,有可能意外穿到肠管,使化疗药物进入肠腔。应严密观察患者有无腹痛、腹胀和发热症状,在治疗期间若发生有大量水样液体由肠道排出,应立即报告医生。腹腔滴注结束后,应指导患者常转换体位(如先向左转、再向右转、先头低位、再足低位,后平卧位),以促使化疗药物遍布整个腹腔。

3.健康教育

(1)向患者和家属讲述术后活动的重要性,鼓励患者主动参与制订术后恢复计划,逐日增大活动量。运用不同的自我调适方法保持身心健康,如听音乐、聊天等。注意卫生,保持皮肤清洁,防止感冒等。

(2)指导患者注意个人卫生,术后可洗淋浴,3个月后可洗盆浴,全子宫切除患者3个月内禁止性生活。

(3)向患者讲解化疗的常识,教育患者化疗时的自我护理技能。包括进食前后用生理盐水漱口,用软毛牙刷刷牙,不宜吃损伤口腔黏膜的坚果类和油炸类食品;为减少患者恶心呕吐,避免吃油腻的、甜的食品,鼓励患者少食多餐;根据患者的口味提供营养丰富、易消化饮食,保证所需营养及液体摄入。

(4)告知患者要注意预防感染。由于化疗引起免疫力下降,特别容易引起感染,指导患者应经常擦身更衣,加强保暖,避免去公共场所。如白细胞低于$1.0 \times 10^9 / L$,则需进行保护性隔离,告知患者和家属保护性隔离的重要性,使其理解并能配合治疗。

(5)嘱患者保持室内清洁卫生,定时通风换气,室温保持在$18 \sim 20 ℃$。

(6)嘱患者避免重体力劳动,不要做剧烈运动,多注意休息,适当参加户外活动,劳逸结合,以保持良好的精神状态。

(7)嘱患者要保持排便通畅,必要时可口服泻药。

(8)告知患者随访的目的、时间、联系方式,卵巢癌易复发,应长期随访和监测,手术患者出院后一般第1年每3个月复查1次,第2年后每4～6个月复查1次,5年后每年随访1次。监测内容:询问病史,了解临床症状;全身体检及妇科检查;B型超声检查,必要时做CT、MRI检查;肿瘤标志物测定;对产生性激素的肿瘤应检测雌激素、孕激素及雄激素。

八、侵蚀性葡萄胎

侵蚀性葡萄胎是指葡萄胎组织侵入子宫肌层局部,少数转移至子宫外,因具恶性肿瘤行为而命名。侵蚀性葡萄胎来自良性葡萄胎,多数在葡萄胎清除后6个月内发生。侵蚀性葡萄胎的绒毛可侵入子宫肌层或血管或两者皆有,起初为局部蔓延,水泡样组织侵入子宫肌层深部,有时完全穿透子宫壁,并扩展进入圆韧带或腹腔,半数病例随血运转移至远处,主要部位是肺和阴道,预后较好。

【病理改变】

侵蚀性葡萄胎大体可见水泡状物或血块,镜检时有绒毛结构,滋养细胞过度增生及不典型增生的程度不等,具有过度的侵蚀能力。组织学分为3型。1型:肉眼见大量水泡,形态似葡萄胎,但已侵入子宫肌层或血窦,很少出血坏死;2型:肉眼见少量或中等量水泡,滋养细胞中度增生,部分细胞分化不良,组织有出血坏死;3型:肿瘤几乎全部为坏死组织和血块,肉眼仔细观察才能见到少数水泡,个别仅在显微镜下找到残存肿大的绒毛,滋养细胞高度增生并分化不良,形态上极似绒癌。

【临床表现】

1.原发灶表现 最主要症状是阴道不规则出血,多数在葡萄胎清除后几个月开始出现,量多少不定;妇科检查可见子宫复旧延迟,葡萄胎排空后4~6周子宫未恢复正常大小;卵巢黄素化囊肿持续存在。若肿瘤组织穿破子宫,则表现为腹痛和腹腔内出血症状。有时触及宫旁转移性肿块。

2.转移灶表现 症状和体征视转移部位而异。主要经血行播散,最常见的转移部位是肺,其次是阴道及子宫旁组织,脑转移少见。在肺转移早期,胸部X线片显示肺野外带单个或多个半透明小圆形阴影为其特点,晚期出现咳嗽、血痰或反复咯血、胸痛症状。阴道、宫颈转移时表现为紫蓝色结节,破溃后大量出血。脑转移典型病例出现神经系统症状和体征,如头痛、呕吐、抽搐、偏瘫及昏迷,一旦发生,病死率高。

【辅助检查】

1.hCG 连续测定 葡萄胎排空后9周以上,或流产、足月产、异位妊娠4周以上,血、尿hCG测定仍持续阳性或阴性后又转阳性,排除妊娠残留或再次妊娠,结合临床表现,可诊断为侵蚀性葡萄胎。

2.超声检查 B型超声检查可以早期发现葡萄胎组织侵入子宫肌层程度,协助诊断子宫内滋养细胞肿瘤病灶。宫壁显示局灶性或弥漫性强光点或光团与暗区相间的蜂窝样病灶,应考虑为侵蚀性葡萄胎或绒癌。

3.X线摄片或MRI检查 可发现肺、脑等部位的转移病灶。

4.组织学诊断 单凭刮宫标本不能作为侵蚀性葡萄胎的诊断依据,但在子宫肌层或子宫外转移的切片中,见到绒毛结构或绒毛退变痕迹,即可诊断为侵蚀性葡萄胎。若原发灶与转移灶诊断不一致,只要任一组织切片中见有绒毛结构,即应诊断为侵蚀性葡萄胎。

【治疗原则】

治疗原则以化疗为主,手术和放疗为辅,尤其是侵蚀性葡萄胎,化疗几乎已完全替代了手术,但手术治疗在控制出血、感染等并发症及切除残存或耐药病灶方面仍占重要地位。

1.化疗

(1)所用药物:包括氟尿嘧啶(5-FU)、放线菌素D(ACTD)、甲氨蝶呤(MTX)及其解救药亚叶酸钙(cF),环磷酰胺(CTX)、长春新碱(VCR)、依托泊苷(VP-16)、顺铂(DDP)等。

(2)用药原则:Ⅰ期通常用单药治疗;Ⅱ~Ⅲ期宜用联合化疗;Ⅳ期或耐药病例则用EMA-cO方案,完全缓解率高,不良反应小。

(3)不良反应:以造血功能障碍为主,其次为消化道反应,肝功能损害也常见,严重者可致死,治疗过程中应注意防治。脱发常见,停药后可逐渐恢复。

(4)停药指征:化疗须持续到症状、体征消失,每周测定1次hCG,连续测3次在正常范围,再巩固2~3个疗程,随访5年无复发者为治愈。

2.手术治疗 对于病灶大、耐药或病灶穿孔出血的患者应在化疗的基础上给予全子宫切除术,手术范围主张行次广泛子宫切除及卵巢动静脉高位结扎术,主要切除宫旁静脉丛。年轻未育者尽可能不切除子宫,以保留生育功能;必须切除子宫时,仍应保留卵巢。

3.其他　对肺、脑等部位的转移重症患者,除以上治疗外,可加用放射治疗。

【护理】

1.护理评估

(1)病史:护理查体问诊时应注意以下几点。①详细询问月经、婚育史,是否有不孕或自然流产史;包括滋养细胞疾病史、药物使用史及药物过敏史。②要注意采集葡萄胎第1次刮宫的资料,包括刮宫时间,水泡大小、量等;刮宫次数及刮宫后阴道出血的量、质、时间。③收集血、尿 hCG 随访的资料;询问原发病灶及转移灶症状的相关表现。

(2)身体状况:①了解患者有无不规则阴道出血。②了解患者有无咳嗽、血痰或反复咯血、胸痛等肺转移症状;有无一过性跌倒、失语、失明、头痛、呕吐、偏瘫及昏迷等脑转移症状。③妇科检查了解子宫大小、质地,有无黄素囊肿;有无阴道、宫颈局部的紫蓝色结节。

(3)心理状况:由于不规则阴道出血,患者有不适、恐惧感,担心疾病的预后,害怕化疗。了解患者及家属对疾病的反应,恐惧症状和体征的程度。

2.护理要点及措施

(1)心理护理:评估患者及家属对疾病的心理反应,了解患者既往面对应激情况的反应方式并指导患者正确的应对方式。对住院患者做好环境、病友及医护人员的介绍,减轻患者的陌生感。提供疾病及护理信息,帮助患者和家属树立信心。让患者诉说心理痛苦及失落感,接受现实。提供有关化学药物治疗及护理的信息,以减少恐惧及无助感。主动听取患者、家属的意见,以了解对有关治疗进展和预后的真实想法。

(2)阴道出血的护理:严密观察腹痛及出血的情况,记录出血量,阴道出血多时应严密观察并记录生命体征变化情况,及时做好手术准备工作。注意收集会阴垫,评估出血量。按医嘱给予止血药,必要时输血、补液、行抗感染治疗;维持正常血压并纠正贫血状态。

(3)化疗护理

1)正确使用药物:根据医嘱正确溶解和稀释药物,并做到现用现配,一般常温下不超过1h,如果联合用药应根据药物的性质排出先后顺序。放线菌素 D、顺铂等需要避光的药物,使用时要用避光输液器或避光罩。合理使用静脉血管并注意保护,遵循长期补液保护血管的原则,从远端开始,有计划地穿刺。用药前,先确认针头在静脉后再注入化疗药物,一旦怀疑或发现药物外渗应立即停止滴入并重新穿刺,遇到局部刺激较强的药物,如氮芥、长春新碱、放线菌素 D 等外渗,应立即停止滴入并给予局部冷敷,同时用利多卡因 2ml＋玻璃质酶 1 支＋地塞米松磷酸钠注射液 5mg 局部封闭治疗后用如意金黄散外敷,以防止局部组织坏死,减轻疼痛和肿胀。化疗结束前用生理盐水冲管,以降低穿刺部位拔针后的残留浓度,起到保护血管的作用。用药过程中不同的化疗药物要求的输入速度不同,护士应熟练掌握各种药物输入速度,加强巡视,随时调整,以保证化疗药物正确匀速输入体内,同时减少对静脉的刺激。腹腔化疗者应让其经常变动卧位,保证疗效。

2)病情观察:观察体温,以判断有否感染;观察牙龈出血、皮下淤血或阴道活动性出血倾向;观察有无上腹疼痛、恶心、腹泻等肝损害的症状和体征;如有腹痛、腹泻,要严密观察次数和性状,并正确收集粪标本;观察有无尿频、尿急、血尿等膀胱炎症状;观察有无皮疹等皮肤反应;观察有无如肢体麻木、肌肉软弱、偏瘫等神经系统的不良反应。

3）药物毒性反应护理。

1）口腔溃疡护理：应保持口腔清洁，勤漱口，使用软毛牙刷刷牙，进食前后用消毒溶液漱口。给予温凉的流质或软食，避免刺激性食物。

2）消化道不良反应护理：用各种方法减少恶心、呕吐的发生，以免对今后化疗产生呕吐的条件反射。分散注意力，遵医嘱在化疗前后给予镇吐药，合理安排用药时间以减少化疗所致的恶心、呕吐；提供患者喜欢的可口清淡饮食、少量多餐、创造良好的进餐环境等；对不能自行进餐者，主动提供帮助，按患者的进食习惯喂食；患者呕吐严重时应补充液体，以防水、电解质紊乱。

3）造血功能抑制的护理：按医嘱定期测定白细胞计数，对于白细胞计数低于正常的患者要采取预防感染的措施，严格无菌操作，如白细胞低于 $1.0 \times 10^9/L$ 者要进行保护性隔离，减少探视、禁止带菌者入室、净化空气；按医嘱应用抗生素、输入新鲜血或白细胞浓缩液、血小板浓缩液等。

（4）阴道转移灶出血患者的护理：①严密观察阴道有无破溃性出血，禁做不必要的检查和窥器检查。②告知患者减少活动，尽量卧床休息。③配血备用，准备好各种抢救器械和物品（输血、输液用物、大纱条、止血药等）。④如发生破溃大出血，应立即通知医师并配合抢救，协助医生用消毒大纱条填塞阴道局部压迫止血。填塞的纱条必须于 24～48h 取出，如出血未止则再用无菌纱条重新填塞以防感染。按医嘱给予输血、输液治疗。

（5）肺转移咯血患者的护理：①观察患者咳嗽、咯血情况，指导患者卧床休息，减轻患者消耗，有呼吸困难者遵医嘱给予半卧位，并吸氧。②患者大量咯血时有窒息、休克甚至死亡的危险，如发现应立即通知医生，同时给予患者头低侧卧位并应保持呼吸道通畅，轻叩背部，以助排除积血，遵医嘱给予输血、输液，积极配合抢救。

（6）脑转移患者的护理：①询问有无头痛、头晕、失明等。严密观察患者有无一过性腿软、跌倒、失明、失语、喷射样呕吐、偏瘫、抽搐等，发现异常立即报告医生。②采取必要的护理措施预防患者发生跌倒、咬伤、吸入性肺炎、角膜炎、压疮等情况。③积极配合医生治疗，按医嘱补液给予止血药、脱水药、吸氧、化疗等。配合医生做好 hCG 测定，腰穿，CT 等项目的检查。

3.健康教育

（1）向患者和家属讲述运用不同的自我调适方法保持身心健康，如听音乐、聊天等。注意卫生，保持皮肤清洁，防止感冒等。

（2）向患者讲解化疗的常识，教育患者化疗时的自我护理技能。包括进食前后用生理盐水漱口，用软毛牙刷刷牙，不宜吃损伤口腔黏膜的坚果类和油炸类食品；为减少患者恶心呕吐，避免吃油腻的、甜的食品，鼓励患者少食多餐；根据患者的口味提供营养丰富，易消化饮食，保证所需营养及液体摄入。

（3）告知患者要注意预防感染。如白细胞低于 $1.0 \times 10^9/L$，则需进行保护性隔离，告知患者和家属保护性隔离的重要性，使其理解并能配合治疗。

（4）嘱患者保持室内清洁卫生，指导患者注意个人卫生，术后可洗淋浴，3 个月后可洗盆浴，全子宫切除患者 3 个月内禁止性生活。

（5）嘱患者避免重体力劳动，不要做剧烈运动，多注意休息，适当参加户外活动，劳逸结合，以保持良好的精神状态。

(6)嘱患者要保持排便通畅,必要时可口服泻药。

(7)告知患者随访的目的、时间,第 1 年每 1 个月 1 次,1 年后每 3 个月 1 次,持续 3 年,以后每年 1 次,共 5 年。

第六节　流产的护理

自然流产

凡妊娠不足 28 周、胎儿体重不足 1000g 而终止者,称为流产。妊娠 12 周前终止者称为早期流产,妊娠 12 周至不足 28 周终止者称为晚期流产。流产又分为自然流产和人工流产。自然流产占妊娠总数的 10%～15%,其中早期流产占 80% 以上。

【病因】

1.胚胎因素　染色体异常为主要原因,尤其早期流产,其染色体异常的胚胎占 50%～60%。染色体异常包括数目异常和结构异常,数目异常多见。除遗传因素外,感染、药物等因素也可引起染色体异常。

2.母体因素

(1)全身性疾病:严重感染、高热可引起子宫收缩而流产;细菌毒素或病毒如巨细胞病毒、单纯疱疹病毒经胎盘进入胎儿血液循环,导致胎儿死亡而流产;严重贫血或心力衰竭可引发胎儿缺氧而流产;慢性肾炎或高血压可导致胎盘梗死而流产。

(2)生殖器官异常:子宫畸形(子宫发育不良、双子宫、子宫纵隔等)、子宫肌瘤,可影响胚胎着床发育而导致流产。宫颈重度裂伤、宫颈内口松弛可引发胎膜早破而发生晚期流产。

(3)内分泌异常:黄体功能不足、甲状腺功能减退、严重糖尿病血糖未能控制等可导致流产。

(4)免疫因素:孕妇对胎儿免疫耐受降低可导致流产,如母胎血型抗原不合(Rh 或 A、B、O 血型系统等)、抗精子抗体存在、母体抗磷脂抗体过多、封闭抗体不足等。

(5)强烈应激与不良习惯:严重的躯体(腹部手术、直接撞击、性交过频、劳累过度)或心理(过度紧张、焦虑、恐惧、忧伤等)不良刺激及孕妇过量吸烟、酗酒、饮咖啡、吸毒等,均有导致流产的报道。

3.胎盘异常　滋养细胞发育不良或功能不全是胚胎早期死亡的重要原因之一。

4.环境因素　过多接触化学物质(如镉、铅、汞、苯、DDT 及尼古丁、乙醇等)、物理因素(如放射性物质、噪声、振动及高温等)及生物因素(致病微生物所致的宫内感染)等可引起流产。

【病理】

孕 8 周前的早期流产胚胎多先死亡,继而底蜕膜出血并与胚胎绒毛分离,刺激子宫收缩而排出。妊娠物多能完全排出,此时胎盘绒毛发育尚不成熟,与子宫蜕膜联系不牢固,胚胎绒毛易与底蜕膜分离,故出血不多。早期流产时胚胎发育异常,一类是全胚发育异常,即生长结构障碍,包括无胚胎、结节状胚、圆柱状胚和发育阻滞胚;另一类是特殊发育缺陷,以神经管畸形、肢体发育缺陷等最常见。孕 8~12 周,胎盘虽未完全形成,但胎盘绒毛发育旺盛,与底蜕膜联系较牢固,妊娠产物往往不易完整地从子宫壁剥离而排出,部分组织残留于宫腔内影响子宫收缩,出血较多。孕 12 周后,胎盘完全形成,流产过程与足月分娩相似,流产时先有腹痛,然后排出胎儿及胎盘。胎儿在宫腔内死亡过久,被血块包围可形成血样胎块引起出血不止,也可因血样胎块的血红蛋白被吸收形成肉样胎块,或纤维化与子宫壁粘连。偶见胎儿因被挤压形成纸样胎儿,或发生钙化形成石胎。

【临床表现】

主要为停经后阴道出血和腹痛。

1.早期流产　开始时绒毛与蜕膜剥离,血窦开放,出现阴道出血,剥离的胚胎和血液刺激子宫收缩,排出胚胎或胎儿,产生阵发性下腹部疼痛。胚胎或胎儿及其附属物完全排除后,子宫收缩,血窦闭合,出血停止。

2.晚期流产　与足月产相似,流产时先有腹痛(阵发性子宫收缩),胎儿娩出后胎盘娩出,出血不多。

【临床类型】

1.先兆流产　妊娠 28 周前,出现少量阴道出血,暗红色或血性白带,无妊娠物排出,无腹痛或伴有阵发性下腹痛或腰背痛。妇科检查:宫颈口未开,胎膜未破,子宫大小与停经月份相符,妊娠试验阳性。症状消失后可继续妊娠。若阴道出血量增多或下腹痛加剧,可发展为难免流产。

2.难免流产　流产已不可避免,多由先兆流产发展而来。表现为阴道出血量增多,阵发性腹痛加剧,可发生胎膜破裂,出现阴道流水。妇科检查:宫颈口已扩张,有时可见胚胎组织或胎囊堵塞于宫颈口,子宫大小与停经月份相符或略小。妊娠试验多为阴性。

3.不全流产　难免流产继续发展,部分妊娠物排出宫腔,且部分残留于宫腔内或嵌顿于宫颈口处,或胎儿排出后胎盘滞留宫腔或嵌顿于宫颈口,影响子宫收缩,导致大量出血,甚至引起出血性休克。妇科检查:宫颈口已扩张,有大量血液自宫颈口内流出,有时可发现胎盘组织堵塞于子宫颈口,或部分妊娠物已排出于阴道内。通常子宫小于停经月份。

4.完全流产　妊娠物已全部排出,阴道出血逐渐停止,腹痛逐渐消失。妇科检查:宫颈口已关闭,子宫接近正常大小。

此外,流产有 3 种特殊情况。

(1)稽留流产。又称过期流产,指胚胎或胎儿已死亡,但仍滞留于子宫腔内未能自然排出。典型表现为早孕反应消失,有先兆流产症状或无任何症状,子宫不再增大反而缩小。若已到妊娠中期,孕妇腹部不见增大,胎动消失。妇科检查:宫颈口未开,子宫较停经月份小,质地不软,不能闻及胎心。

(2)习惯性流产。指连续发生 3 次或以上的自然流产者。近年常用复发性流产(连续 2 次及以上的自然流产)取代习惯性流产。每次流产多发生于同一妊娠月份,其临床经过与一般流产相同。早期流产的常见原因为黄体功能不足、甲状腺功能减退、胚胎染色体异常等。晚期流产的常见原因为子宫畸形或发育不良、宫颈内口松弛、子宫肌瘤等。

(3)流产合并感染，流产过程中，若阴道出血时间过长、有组织残留于宫腔内或非法堕胎等，有可能引起宫腔内感染，常为厌氧菌及需氧菌混合感染，严重时感染可扩展到盆腔、腹腔乃至全身，并发盆腔炎、腹膜炎、败血症及感染性休克。

【诊断检查】

1.病史　询问有无停经史、反复流产史，早孕反应、阴道出血，有无阴道排液及排液的色、量、气味；有无妊娠物排出；有无腹痛及腹痛的部位、性质和程度等；有无全身性疾病、生殖器官疾病、内分泌功能失调及有无接触有害物质等以了解流产的原因。

2.体格检查　测量体温、脉搏、呼吸、血压及有无贫血和感染征象。妇科检查注意宫颈口是否已扩张，羊膜囊是否膨出，有无妊娠产物堵塞于宫颈口内，子宫大小与停经月份是否相符，有无压痛等。检查双侧附件有无肿块、增厚及压痛。

3.辅助检查

(1)B超：疑为先兆流产者，根据有无胎囊及其形态、胎动、胎心等，以确定胚胎或胎儿是否存活。不全流产及稽留流产均可借助 B 超协助确诊。

(2)绒毛膜促性腺激素(hCG)测定：多采用放射免疫方法进行血 β-hCG 定量测定，正常妊娠 6~8 周时，其值每日应以 66% 的速度增长，若 48h 增长速度<66%，提示妊娠预后不良。

【治疗原则】

1.先兆流产　卧床休息，减少刺激，必要时给予对胎儿危害小的镇静药；禁止性生活；黄体功能不足者，肌内注射黄体酮 10~20mg，每日或隔日 1 次，也可口服维生素 E 保胎治疗；甲状腺功能减退者可口服小剂量甲状腺片；及时进行 B 超检查，了解胚胎发育情况；重视心理护理，稳定情绪，增强保胎信心。

2.难免流产　一旦确诊，应尽早使胚胎及胎盘组织完全排出，以防止出血和感染。早期流产应及时行刮宫术，对妊娠物应仔细检查，并送病理检查。晚期流产时，子宫较大，出血较多，可用缩宫素 10~20U 加于 5% 葡萄糖注射液 500ml 中静脉滴注，促进子宫收缩。当胎儿及胎盘排出后检查是否完全，必要时刮宫以清除宫腔内残留的妊娠物。应给予抗生素预防感染。

3.不全流产　一经确诊，应及早行刮宫术或钳刮术以清除宫腔内残留组织。

4.完全流产　流产症状消失，B超检查证实宫腔内无残留物，若如无感染征象，不需要特殊处理。

5.稽留流产　处理较困难。应及时促使胎儿和胎盘排出。由于胎儿死亡，稽留时间过长，胎盘可释放凝血活酶进入血液循环，母体可发生凝血功能障碍，导致弥散性血管内凝血(DIC)，引起严重出血。所以处理前应做凝血功能检查，并做好输血输液准备。

6.习惯性流产　染色体异常的夫妇应于孕前进行遗传咨询，确定是否可以妊娠。女方通过妇科检查、子宫输卵管造影及宫腔镜检查明确子宫有无畸形与病变，有无宫颈口松弛等。男女双方均应进行详细的必要检查，查出原因，对因治疗。有学者对不明原因的复发流产患者行主动免疫治疗，将丈夫的淋巴细胞在女方前臂内侧或臀部做多点皮内注射，妊娠前注射 2~4 次，妊娠早期加强免疫 1~3 次，妊娠成功率达 86% 以上。

7.流产合并感染　治疗原则为控制感染的同时尽快清除宫内残留物。若合并感染性休克,应积极进行抗休克治疗,病情稳定后再行彻底刮宫。若感染严重或盆腔脓肿形成,应行手术引流,必要时切除子宫。

【护理措施】

(一)先兆流产孕妇的护理

(1)卧床休息,禁止性生活,禁用肥皂水灌肠等以减少刺激。

(2)遵医嘱给予孕妇对胎儿无害的适量镇静药、孕激素等。

(3)观察孕妇的病情变化,如腹痛是否加重、阴道出血量是否增多等。

(4)观察孕妇的情绪反应,加强心理护理,从而稳定孕妇情绪,增强其保胎信心。

(二)流产孕妇的护理

(1)做好输血、输液及终止妊娠的准备,协助医师完成手术过程,使妊娠产物完全排出。

(2)严密监测孕妇的生命体征,并观察其面色、腹痛、阴道出血以及有无休克征象。有凝血功能障碍者应先予以纠正,然后再行引产或手术。

(3)给予心理支持,消除孕妇对手术的紧张和恐惧心理。

(三)预防感染

(1)监测患者的体温、血常规及阴道出血的性质、颜色、气味等。

(2)严格执行无菌操作规程,加强会阴部护理。

(3)指导孕妇使用消毒会阴垫,保持会阴部清洁。

(4)一旦发现感染征象应及时报告医师,遵医嘱进行抗感染处理。

(5)嘱患者于流产后 1 个月返院复查,确定无禁忌证后,方可开始性生活。

(四)协助患者度过悲伤期

患者由于失去胎儿,往往会出现伤心、悲哀等情绪。护士应给予同情和理解,帮助患者及家属接受现实,顺利度过悲伤期。此外,护士还应指导有习惯性流产史的孕妇在下一次妊娠确诊后应卧床休息,加强营养,禁止性生活,补充维生素 B、维生素 E、维生素 C 等,治疗期必须超过以往发生流产的妊娠月份。病因明确者,应积极接受对因治疗。如宫颈内口松弛者应在未妊娠前做宫颈内口松弛修补术;如已妊娠,则可在妊娠 14～16 周时行子宫内口缝合术。

第七节　早产的护理

早产是指妊娠满 28 周至不足 37 周(196～258d)分娩者。此时娩出的新生儿称早产儿,出生体重多<2500g,各器官发育尚不健全,孕周越小,体重越轻,预后越差。国内早产发生率为 5%～15%,约 15%于新生儿期死亡。围生儿死亡中与早产有关者占 75%。近年来国外学者建议将早产定义时间上限提前到妊娠 20 周。

【原因】

1.胎膜早破、绒毛膜羊膜炎　最常见,占 30%～40%。

2.下生殖道及泌尿道感染　如 B 族溶血性链球菌、沙眼衣原体、支原体感染、急性肾盂肾炎等。

3.妊娠合并症与并发症 如妊高征、妊娠期肝内胆汁淤积症,妊娠合并心脏病、慢性肾炎、病毒性肝炎、急性肾盂肾炎、急性阑尾炎、严重贫血、重度营养不良等。

4.子宫过度膨胀及胎盘因素 如羊水过多、多胎妊娠、前置胎盘、胎盘早剥、胎盘功能减退等。

5.子宫畸形 如纵隔子宫、双角子宫等。

6.宫颈内口松弛。

7.每日吸烟≥10支,酗酒。

【临床表现】

主要为子宫收缩,最初不规律宫缩,并常伴有少许阴道出血或血性分泌物,逐渐发展为规则宫缩,与足月临产相似。胎膜早破的发生率较足月临产高。妊娠满 28 周至不足 37 周出现至少 10min 一次的规律宫缩,伴宫颈管缩短,可诊断先兆早产。妊娠满 28 周至不足 37 周出现子宫规律收缩,间隔 5~6min,持续 30s 以上,并伴以宫颈管消退≥75％以及进行性宫口扩张 2cm 以上,可诊断为早产临产。部分患者可伴有少量阴道出血或阴道流液。

【诊断检查】

通过全身检查及产科检查,核实孕周,评估胎儿体重、胎方位等,观察产程进展,确定早产的进程。

【治疗原则】

1.若胎膜未破 胎儿存活、无胎儿窘迫、无严重妊娠合并症及并发症时,通过休息和药物治疗等抑制宫缩,尽量维持妊娠至足月。

2.若胎膜已破 早产已不可避免时,则应尽可能地提高早产儿的存活率。

【护理措施】

1.预防早产 做好孕期保健工作、指导孕妇加强营养.保持心情平静。避免诱发宫缩的活动。高危孕妇必须多左侧卧床休息,慎做肛查和阴道检查,积极治疗合并症,宫颈内口松弛者应于孕 14~16 周或更早些时间做子宫内口缝合术。

2.药物治疗 护理首要治疗是抑制宫缩,同时还要积极控制感染、治疗合并症和并发症。护理人员应明确药物的作用和用法,并能识别药物的不良反应,并对患者做相应的健康教育。常用抑制宫缩的药物有:

(1)β-肾上腺素受体激动药:激动子宫平滑肌 β 受体,抑制宫缩。不良反应为心跳加快、血压下降、血糖增高、血钾降低、恶心、出汗、头痛等。

(2)硫酸镁:镁离子直接作用于肌细胞,使平滑肌松弛,抑制子宫收缩。

(3)钙拮抗药:阻滞钙离子进入肌细胞而抑制宫缩。用药时必须密切注意孕妇血压变化,若合并硫酸镁用药时更应慎重。

(4)前列腺素合成酶抑制药:前列腺素可以刺激子宫收缩和软化宫颈,其抑制药则有减少前列腺素合成的作用,从而抑制宫缩。但此类药物可能导致动脉导管过早关闭而导致胎儿血循环障碍,因此,临床已较少用。

3.预防　新生儿合并症在保胎过程中,应行胎心监护,教会患者自数胎动。在分娩前按医嘱给孕妇糖皮质激素等促胎肺成熟,避免发生新生儿呼吸窘迫综合征。

4.为分娩做准备　如早产已不可避免,应尽早决定合理分娩的方式,如臀位、横位,估计胎儿成熟度低,而产程又需较长时间者,可选用剖宫产术结束分娩;经阴道分娩者,应考虑尽可能缩短产程。同时,充分做好早产儿保暖和复苏的准备;产程中给孕妇吸氧;新生儿出生后,立即结扎脐带。

5.心理支持　安排时间与孕妇进行开放式讨论,帮助孕妇重建自尊,以良好的心态承担早产儿母亲的角色。

第八节　异位妊娠的护理

受精卵在子宫体腔外着床、发育,称为异位妊娠,习称宫外孕。根据发生的部位不同,可分为输卵管妊娠、卵巢妊娠、腹腔妊娠、阔韧带妊娠、宫颈妊娠及子宫残角妊娠等,其中输卵管妊娠最为常见,约占95%。输卵管妊娠因发生部位不同可分为间质部、峡部、壶腹部和伞部妊娠,其中壶腹部妊娠多见,约占78%,其次为峡部,伞部和间质部妊娠少见。

【病因】

1.慢性输卵管炎症　是异位妊娠的主要病因。慢性炎症可引起输卵管黏膜皱褶发生粘连,致使管腔变窄;纤毛的缺损影响了受精卵在输卵管内的正常运行;输卵管周围粘连,输卵管扭曲,管腔狭窄,管壁肌蠕动减弱等,妨碍了受精卵的顺利运行。

2.输卵管发育不良或功能异常　输卵管过长、黏膜纤毛缺乏、肌层发育差、双输卵管、有输卵管副伞等,均可造成输卵管妊娠。输卵管蠕动、纤毛活动及上皮细胞的分泌功能异常,也可影响受精卵正常运行。此外,精神因素也可引起输卵管痉挛和蠕动异常,干扰受精卵运送。

3.输卵管手术史　输卵管绝育史及手术史者,输卵管妊娠的发生率为10%～20%,尤其是腹腔镜下电凝输卵管及硅胶环套术绝育,可因输卵管瘘或再通导致输卵管妊娠。曾因不孕接受输卵管粘连分离术、输卵管成形术者,再妊娠时输卵管妊娠的可能性亦增加。

4.避孕失败　研究表明宫内节育器本身并不增加异位妊娠的发生率,但若宫内节育器避孕失败而受孕时,异位妊娠的机会较大。

5.其他　神经内分泌系统功能失调、受精卵游走、子宫肌瘤或卵巢肿瘤及子宫内膜异位症等均可增加受精卵着床于输卵管的可能性。

【病理】

(一)输卵管妊娠的特点

输卵管管腔狭窄、管壁薄,妊娠时不能形成完好的蜕膜,不利于孕卵的生长发育,常发生以下结局。

1.输卵管妊娠流产　多见于妊娠8～12周输卵管壶腹部妊娠。由于输卵管妊娠时管壁形成的蜕膜不完整,发育中的囊胚常向管腔突出,最终突破包膜而出血,囊胚可与管壁分离,若整个囊胚剥离落入管腔并经输卵管逆蠕动排到腹腔,即完全流产,此时出血一般不多。若囊胚剥离不完整,有一部分仍残留于管腔,则为不完全流产,此时滋养细胞继续侵蚀输卵管壁,导致反复出血,形成输卵管血肿或周围血肿,血液不断流出并积聚在子宫直肠陷窝形成盆腔血肿。量多时甚至流入腹腔,出现腹膜刺激症状且发生休克。

2.输卵管妊娠破裂　多见于妊娠6周左右输卵管峡部妊娠。当囊胚生长时绒毛侵蚀输卵管壁的肌层及浆膜,最后穿破浆膜,形成输卵管妊娠破裂。输卵管肌层血管丰富,输卵管妊娠破裂所致的出血比输卵管妊娠流产更加严重,短时间内即发生腹腔内大量出血,孕妇随即发生休克。

3.陈旧性宫外孕　输卵管妊娠流产或破裂,若长期反复内出血所形成的盆腔血肿可不消散而逐渐机化变硬,并与周围组织粘连,临床上称为陈旧性宫外孕。

4.继发性腹腔妊娠　输卵管妊娠流产或破裂后,胚胎被排入腹腔或阔韧带内,偶尔有存活者,存活胚胎的绒毛继续从原部位或其他部位获得营养,生长发育形成继发性腹腔妊娠。

(二)子宫的变化

与正常妊娠一样,合体滋养细胞产生的 hCG 维持黄体生长,使甾体激素分泌增加,致使月经停止来潮,子宫增大变软,子宫内膜出现蜕膜反应。若胚胎死亡,滋养细胞活力消失,蜕膜从子宫壁剥离而发生阴道出血。有时蜕膜可完整地剥离,随阴道出血排出三角形蜕膜管型;有时呈碎片排出。排出的组织见不到绒毛,组织学检查也无滋养细胞。

【临床表现】

与受精卵的着床部位、有无流产或破裂以及出血量的多少、出血时间的长短等有关。

(一)症状

1.停经　多有6~8周的停经史,20%~30%的患者无停经史。将异位妊娠时出现的不规则阴道出血误认为月经,或因月经仅过期数日而不认为是停经。

2.腹痛　输卵管妊娠患者的主要症状。输卵管妊娠在发生流产或破裂前,因胚胎的增大,常表现为一侧下腹部隐痛或酸胀感。输卵管妊娠流产或破裂时,突感一侧下腹部撕裂样疼痛,常伴有恶心、呕吐。若血液局限于病变区,则疼痛的部位主要在下腹部;若血液积聚于直肠子宫陷凹处,可出现肛门坠胀;如未得到及时处理,血液可由下腹部逐渐流向全腹,疼痛则向全腹扩散,当血液刺激膈肌时,可引起肩胛部及胸部放射性疼痛。

3.阴道出血　胚胎死亡后,常出现不规则阴道出血,色暗红或深褐,量少,一般不超过月经量,少数患者阴道出血量较多,类似月经。阴道出血可伴有蜕膜管型或蜕膜碎片排出,系子宫蜕膜剥离所致,在病灶去除后,阴道出血会自行停止。

4.晕厥与休克　急性腹腔内大量出血以及剧烈腹痛可引起患者晕厥甚至休克。出血量越快、越多,症状出现越迅速越严重,但与阴道出血量不成比例。

5.腹部包块　输卵管妊娠流产或破裂后所形成的血肿时间过长,可因血液凝固与周围器官(子宫、输卵管、卵巢、肠管等)发生粘连而形成包块。

(二)体征

1.生命体征　腹腔内出血量较大时,患者呈贫血貌。可出现面色苍白、脉搏细弱、血压下降等休克表现。体温通常正常,休克时体温略低,腹腔内血液吸收时体温略升高,但不超过38℃。

2.腹部检查 下腹可出现明显压痛、反跳痛,患侧更甚。出血较多时,叩诊有移动性浊音。

3.盆腔检查 阴道内可有少许来自宫腔的血液。未发生流产或破裂者,可发现子宫略大较软,输卵管轻度胀大及压痛。流产或破裂者,阴道后穹隆饱满、有触痛、宫颈举痛明显,如将宫颈轻轻上抬或向左右摇动,可引起剧烈疼痛,这是输卵管妊娠的主要特征之一。

【诊断检查】

1.血 β-hCG 测定 血 β-hCG 测定是早期诊断异位妊娠的重要方法。异位妊娠时,患者体内 hCG 水平较宫内妊娠低,需采用灵敏度高的放射免疫法测定血 β-hCG 并行定量测定,对保守治疗的效果评价具有重要意义。

2.超声诊断 B 超有助于诊断异位妊娠。阴道 B 超较腹部 B 超准确性高。异位妊娠的声像特点:宫腔内空虚,宫旁出现低回声区,其内探及胚芽及原始心管搏动,可确诊异位妊娠。但有时可见假妊娠囊(蜕膜管型与血液形成),有时被误诊为宫内妊娠。

3.阴道后穹隆穿刺 是一种简单可靠的诊断方法,适用于疑有腹腔内出血的患者。腹腔内出血最易积聚于直肠子宫陷凹,即使血量不多,也能经阴道后穹隆从上述陷凹处抽出血液。抽出暗红色不凝固血液则为阳性,说明有血腹症存在;抽出不凝固的陈旧血液或小血块,为陈旧性宫外孕;抽不出血液可能无内出血、内出血量少、血肿位置较高或子宫直肠陷凹有粘连,因此穿刺阴性并不能排除输卵管妊娠。

4.腹腔镜检查 目前腹腔镜检查视为异位妊娠诊断的金标准,可以在确诊的情况下起到治疗作用。适用于原因不明的急腹症鉴别及输卵管妊娠尚未破裂或流产的早期。腹腔内大量出血或伴有休克,禁做腹腔镜检查。

5.子宫内膜病理检查 目前很少依靠诊断性刮宫协助诊断,诊刮仅适用于阴道出血量较多的患者,目的在于排除同时合并宫内妊娠流产。将宫腔排出物或刮出物送做病理检查,若切片中见到绒毛,可诊断为宫内妊娠;仅见蜕膜未见绒毛者有助于诊断异位妊娠。

【治疗原则】

1.期待疗法 少数输卵管妊娠可能发生自然流产或被吸收,症状较轻无需手术或药物治疗。

2.药物治疗

(1)化学药物治疗:适用于早期异位妊娠,要求保存生育能力的年轻患者。一般采用全身用药,亦可采用局部用药。全身用药常用甲氨蝶呤,治疗机制为抑制滋养细胞增生,破坏绒毛,使胚胎组织坏死、脱落、吸收。若病情无改善,甚至发生急性腹痛或输卵管破裂症状,应及时进行手术治疗。

(2)中医治疗:中医认为本病属血瘀少腹、不通则痛的实证,以活血祛瘀、消癥为治则,但应严格掌握指征。

3.手术治疗 在积极纠正休克的同时,迅速开腹或经腹腔镜进行病变输卵管切除术或保守手术。

【护理措施】

(一)接受手术治疗患者的护理

(1)护士在严密监测患者生命体征的同时,积极纠正患者休克症状,做好术前准备。对于严重内出血并发休克的患者,护士应立即开放静脉,交叉配血,做好输血输液的准备,以便配合医师积极纠正休克、补充血容量,并按急诊手术要求做好术前准备。

(2)加强心理护理,护士术前简洁明了地向患者及家属讲明手术的必要性,并以亲切的态度和切实的行动赢得患者及家属的信任,保持周围环境安静、有序,减少和消除患者的紧张、恐惧心理,协助患者接受手术治疗方案。护士应帮助患者以正常的心态接受此次妊娠失败的现实。

(二)接受非手术治疗患者的护理

(1)护士须密切观察患者的一般情况、生命体征,并重视患者的主诉,尤应注意阴道出血量与腹腔内出血量不成比例的情况。护士应协助患者正确留取血标本,以监测治疗效果。

(2)患者应卧床休息,避免腹部压力增大。护士需提供相应的生活护理,并指导患者摄取足够的营养,尤其是富含铁的食物,如动物肝脏、鱼肉、豆类、绿叶蔬菜以及黑木耳等。

(三)出院指导

护士应做好妇女的健康保健工作,防止发生盆腔感染。教育患者保持良好的卫生习惯,勤洗浴、勤换衣,性伴侣稳定。发生盆腔炎后须立即彻底治疗。并告诫患者,下次妊娠要及时就医。

第九节 前置胎盘的护理

妊娠 28 周后,胎盘附着于子宫下段,甚至胎盘下缘达到或覆盖宫颈内口处,其位置低于胎儿的先露部,称为前置胎盘。前置胎盘是妊娠晚期出血最常见原因,是妊娠期的严重并发症。国内报道其发生率为 0.24%～1.57%,国外报道为 0.5%。前置胎盘中 85%～90% 为经产妇,尤其是多产妇,其发生率可达 5%。

【病因】

目前尚不明确,高龄初产妇(>35 岁)、经产妇及多产妇、吸烟或吸毒妇女为高危人群。其病因可能与以下因素有关。

1.子宫内膜病变或损伤 多次刮宫、多产、产褥感染、剖宫产等,引起子宫内膜炎或子宫内膜损伤,使子宫蜕膜血管生长不良,当受精卵植入时,血液供应不足,胎盘为摄取足够的营养而扩大面积,延伸到子宫下段,形成前置胎盘。

2.胎盘异常 多胎妊娠时胎盘面积过大,前置胎盘发生率较单胎妊娠高 1 倍;胎盘位置正常而副胎盘延伸至子宫下段接近宫颈内口;膜状胎盘大而薄扩展到子宫下段,均可发生前置胎盘。

3.受精卵滋养层发育迟缓 受精卵到达子宫腔后,滋养层尚未发育到可以着床的阶段,继续下移到达子宫下段,并在此处着床而发育成前置胎盘。

【分类】

根据胎盘边缘与子宫颈内口的关系,将前置胎盘分为 3 类。

1.完全性前置胎盘　又称中央性前置胎盘,胎盘组织完全覆盖宫颈内口。

2.部分性前置胎盘　胎盘组织部分覆盖宫颈内口。

3.边缘性前置胎盘　胎盘附着于子宫下段,边缘到达宫颈内口,但未覆盖宫颈内口。

胎盘位于子宫下段,胎盘边缘极为接近但未达到宫颈内口,称为低置胎盘。胎盘下缘与宫颈内口的关系可因宫颈管消失、宫口扩张而改变。前置胎盘类型可因诊断时期不同而改变,如临产前为完全性前置胎盘,临产后因宫口扩张而成为部分性前置胎盘。目前临床上规定为依据处理前最后一次检查结果来决定其分类。

【临床表现】

1.症状　妊娠晚期或临产时,发生无诱因、无痛性的反复阴道出血是前置胎盘的典型症状。出血是由于妊娠晚期或临产后子宫下段逐渐伸展,宫颈管消失,宫颈扩张,但附着于子宫下段或宫颈内口的胎盘不能相应地伸展,从而导致前置部分的胎盘自其附着处剥离,血窦破裂出血。初次发生阴道出血的时间、出血量的多少、反复发作的次数与前置胎盘的类型有关。完全性前置胎盘,初次出血的时间早,在妊娠 28 周左右,称为"警戒性出血",反复出血的次数频繁,出血量较多,有时一次大量出血可使患者休克。边缘性前置胎盘者,初次出血时间较晚,多于妊娠 37～40 周或临产后,量较少。部分性前置胎盘的出血量和初次出血时间介于两者之间。

2.体征　患者情况与出血量有关,大量出血呈面色苍白、脉搏增快且微弱、血压下降等休克表现。腹部检查:子宫软,无压痛,大小与停经月份一致由于子宫下段有胎盘占据,影响胎先露部入盆,故胎先露高浮,易并发胎位异常。前置胎盘位于子宫下段前壁时,可于耻骨联合上方听到胎盘血管杂音。若已临产,宫缩为阵发性,宫缩间歇期子宫肌肉可以完全放松。

【诊断】

1.病史及临床表现　详细询问有无多次人工流产史、剖宫产史及子宫内膜炎等相关因素;妊娠过程中特别是孕 28 周后,是否出现过无诱因、无痛性、反复阴道出血,对前置胎盘的类型做出初步判断。

2.B 超　B 型超声断层显像可清楚地看到子宫壁、胎先露、宫颈和胎盘的位置,胎盘定位准确率达 95% 以上,但需注意妊娠周数。许多学者认为,妊娠中期 B 超检查发现胎盘前置者,不宜判断为前置胎盘,而应称为胎盘前置状态。

3.产后检查　胎盘及胎膜对产前出血患者,产后应仔细检查胎盘胎儿面边缘有无血管断裂,可提示有无副胎盘;若胎盘的前置部分母体面有黑紫色陈旧性血块附着,或胎膜破口处距胎盘边缘<7cm,则为部分性前置胎盘。

【治疗原则】

前置胎盘的治疗原则是制止出血、纠正贫血和预防感染。

1.期待疗法　在保证孕妇安全的前提下尽可能延长孕周,以提高围生儿存活率。适用于妊娠<34 周、胎儿体重<2000g、胎儿存活、阴道出血量不多,一般情况较好的孕妇。

2.终止妊娠　适用于:孕妇反复发生多量出血甚至休克者,胎龄达孕 36 周以上;胎儿肺成熟者;胎龄未达孕 36 周、出现胎儿窘迫征象或胎心异常者;出血量多危及胎儿;胎儿已死亡或出现难以存活的畸形者。剖宫产术能迅速结束分娩,既能提高胎儿存活率又能迅速减少或制止出血,是处理前置胎盘最有效最安全的方法,也是处理前置胎盘大出血的急救手段。阴道分娩仅适用于边缘性前置胎盘,胎先露为头位、临产后产程进展顺利并估计能在短时间内结束分娩者。完全性前置胎盘必须以剖宫产结束分娩,部分性前置胎以及边缘性前置胎盘的初产妇,近年也倾向于行剖宫产。

【护理措施】

1.需立即终止妊娠者 立即安排孕妇去枕侧卧位,开放静脉,配血,做好输血准备。在抢救休克的同时,按腹部手术患者的护理进行术前准备,并做好母儿生命体征监护及抢救准备工作。

2.接受期待疗法的孕妇的护理

(1)保证休息,减少刺激:孕妇需绝对卧床休息,以左侧卧位为佳,定时间断吸氧。避免各种刺激。医护人员进行腹部检查时动作要轻柔,禁做阴道检查及肛查。

(2)纠正贫血:除口服硫酸亚铁、输血等措施外,还应加强饮食营养指导,建议孕妇多食高蛋白以及含铁丰富的食物,如动物肝脏、绿叶蔬菜以及豆类等。

(3)监测病情变化:严密观察并记录孕妇生命体征,阴道出血的量、色、时间及一般状况,监测胎儿宫内状态。

(4)预防产后出血和感染:严密观察产妇的生命体征及阴道出血情况;保持会阴部清洁、干燥;胎儿娩出后,及早使用宫缩药,对新生儿严格按照高危儿护理。

(5)加强管理和宣教:指导围孕期妇女避免吸烟、酗酒等不良行为,避免多次刮宫、引产或宫内感染,防止多产。对妊娠期出血,无论量多少均应就医,做到及时诊断,正确处理。

第十节 胎盘早剥的护理

妊娠 20 周以后或分娩期,正常位置的胎盘在胎儿娩出前部分或全部从子宫壁剥离,称为胎盘早剥。胎盘早剥是妊娠晚期严重并发症,其特点为起病急、进展快,若处理不及时,可危及母儿生命。国内报道其发生率为 0.46%～2.1%,围产儿病死率为 20%～35%,是无胎盘早剥者的 15 倍。国外为 1%～2%。

【病因】

1.孕妇血管病变 严重妊娠期高血压疾病、慢性高血压、慢性肾脏疾病或全身血管病变时易发生胎盘早剥。其原因为:底蜕膜螺旋小动脉痉挛或硬化,引起远端毛细血管缺血坏死甚至破裂出血,血液流至底蜕膜层形成血肿,导致胎盘从子宫壁剥离。

2.机械性因素 外伤尤其是腹部直接受到撞击或挤压;脐带过短(<30cm)或脐带因绕颈、绕体相对过短时,分娩过程中胎儿下降牵拉脐带造成胎盘剥离;羊膜穿刺时刺破前壁胎盘附着处,血管破裂出血引起胎盘剥离。

3.子宫静脉压突然升高　妊娠晚期或临产后,如果孕产妇长时间取仰卧位,可发生仰卧位低血压综合征。此时由于巨大的妊娠子宫压迫下腔静脉,回心血量减少,血压下降,而子宫静脉淤血,静脉压升高,导致蜕膜静脉床淤血或破裂,部分或全部胎盘因此而自子宫壁剥离。

4.宫腔内压力骤减　双胎妊娠分娩时,第一胎娩出过速;羊水过多时,人工破膜后羊水流出过快,均使宫腔内压力骤减,子宫骤然收缩,胎盘与子宫壁发生错位剥离。

5.其　他高龄孕妇、吸烟、可卡因滥用、孕妇代谢异常、孕妇有血栓形成倾向、子宫肌瘤、胎盘早剥史等均为胎盘早剥的高危因素。

【病理】

胎盘早剥的主要病理变化是底蜕膜出血并形成血肿,使胎盘自附着处剥离。如果剥离面小,血液很快凝固,临床可无明显症状;如果剥离面大,继续出血,形成胎盘后血肿。胎盘后血肿可使胎盘剥离面不断扩大,出血越来越多,当血液冲开了胎盘边缘及胎膜,沿胎膜与宫壁间经宫颈向外流出,即为显性出血或外出血。如果胎盘边缘仍附着于子宫壁上,或胎膜与子宫壁未剥离,血液不向外流而积聚在胎盘与子宫壁之间,为隐性出血或内出血。当内出血过多时,血液也可冲开胎盘边缘与胎膜,向宫颈口外流出,形成混合性出血。偶尔情况下,出血穿破羊膜流入羊水中,形成血性羊水。

大量内出血时,血液积聚于胎盘与子宫壁之间,局部压力不断增大,使血液向子宫肌层内浸润,引起肌纤维分离、断裂、变性,当血液浸入子宫浆膜层时,子宫表面出现紫蓝色淤斑,在胎盘附着处更为明显,称为子宫胎盘卒中,又称库佛莱尔子宫。

严重的胎盘早剥者,从剥离处的胎盘绒毛和蜕膜中释放大量的组织凝血活酶进入母体循环,激活凝血系统而发生弥散性血管内凝血(DIC),最终导致凝血功能障碍。

【临床表现】

胎盘早剥的临床表现主要为妊娠晚期突然发生的腹痛和阴道出血。根据胎盘剥离面的大小和出血量多少可分为3度。

1.Ⅰ度　多见于分娩期,胎盘剥离面通常不超过胎盘的1/3。主要症状为阴道出血,出血量多,色暗红,无明显腹痛或伴轻微腹痛,贫血体征不显著。腹部检查:子宫软,大小与妊娠月份相符,宫缩有间歇,胎位清,胎心率多正常,若出血量多,胎心可异常。产后检查见胎盘母体面有凝血块及压迹。

2.Ⅱ度　胎盘剥离面为胎盘面积的1/3左右。临床表现为突然发生持续性腹痛、腰酸或腰背痛,疼痛程度与剥离面大小及胎盘后积血量成正比。无阴道出血或仅有少量阴道出血,贫血程度与阴道出血量不相符。腹部检查:子宫大于妊娠周数,宫底随胎盘后血肿的扩大而升高。有压痛,以胎盘附着处最为明显,但若胎盘附着于子宫后壁,则子宫压痛不明显,宫缩有间歇,胎位可扪及,胎儿存活。

3.Ⅲ度　胎盘剥离面超过胎盘面积的1/2,临床表现较Ⅱ度重。患者可出现恶心、呕吐,以及面色苍白、出汗、脉弱及血压下降等休克症状,且休克程度大多与阴道出血量不成正比。腹部检查见子宫硬如板状,子宫多处于高张状态,宫缩间歇期不能放松,胎位扪不清,胎心消失。若患者无凝血功能障碍属Ⅲ$_a$,有凝血功能障碍属Ⅲ$_b$。

【诊断检查】

1.B超　典型声像图显示胎盘与子宫壁之间出现边缘不清的液性低回声区,胎盘异常增厚或胎盘边缘"圆形"裂开。同时可见胎儿的宫内状况(有无胎动和胎心搏动),并可排除前置胎盘。需要注意的是,超声检查阴性结果不能完全排除胎盘早剥。

2.实验室检查　包括全血细胞计数及凝血功能检查。Ⅱ度及Ⅲ度患者应检测肾功能与二氧化碳结合力,并发DIC时应进行筛选试验(血小板计数、凝血酶原时间、纤维蛋白原测定和3P试验),结果可疑者,进一步做纤溶确诊试验(FDP免疫试验、凝血酶时间、优球蛋白溶解时间等)。血纤维蛋白原<250mg/L为异常,<150mg/L对凝血功能障碍者有诊断意义。情况紧急时,可抽取肘静脉血2ml于一干燥试管中,轻叩管壁,7min后若无血块形成或形成易碎的软凝结块,表明凝血功能障碍。

【治疗原则】

纠正休克、及时终止妊娠是处理胎盘早剥的原则。胎盘早剥患者病情危重,常处于休克状态,应在积极补充血容量的基础上及时终止妊娠。终止妊娠的方法应根据早剥的严重程度、胎儿宫内状况及宫口开大情况等决定。

【护理措施】

(1)纠正休克。护士应迅速开放静脉,积极补充血容量。同时密切监测胎儿状态。

(2)严密观察有无凝血功能障碍或急性肾衰竭等表现。

(3)为终止妊娠做准备。

(4)预防产后出血。分娩后及时给予宫缩药,并配合按摩子宫,必要时按医嘱做切除子宫的术前准备,同时预防晚期产后出血的发生。

(5)在产褥期应注意加强营养,纠正贫血。更换消毒会阴垫,保持会阴清洁,防止感染。根据孕妇身体情况给予母乳喂养指导。死产者及时给予退乳措施。

第十一节　羊水异常的护理

一、羊水过多

妊娠期间羊水量超过2000ml,称为羊水过多。多数孕妇羊水增多缓慢,在较长时间内形成,称为慢性羊水过多;少数孕妇可在数日内羊水急剧增加,称为急性羊水过多。羊水过多发生率为0.5%～1%,妊娠合并糖尿病者可达20%。

【病因】

约1/3羊水过多的原因不明,称为特发性羊水过多。2/3羊水过多可能与胎儿畸形及妊娠合并症、并发症有关。

1.多胎妊娠　多胎妊娠并发羊水过多者是单胎的 10 倍,尤以单卵双胎居多,因为单卵双胎之间血液循环相互沟通,占优势的胎儿循环血量较多,尿量增加,以致羊水增多。

2.胎儿畸形　羊水过多孕妇中约 25% 合并胎儿畸形,以中枢神经系统和上消化道畸形最为常见。如无脑儿、脑膨出与脊柱裂胎儿,因脑脊膜裸露,脉络膜组织增殖,渗出液增加,引起羊水过多;严重脑积水胎儿,缺乏中枢吞咽功能,无吞咽反射及缺乏抗利尿激素致尿量增多而引起羊水过多;18-三体、21-三体、13-三体染色体异常的,胎儿可出现吞咽羊水障碍导致羊水过多;食管及十二指肠闭锁时不能吞咽羊水而导致羊水过多。

3.孕妇和胎儿患病　如糖尿病、妊娠期高血压疾病、急性肝炎、孕妇严重贫血、ABO 或 Rh 血型不合、重症胎儿水肿等。

4.胎盘脐带病变　胎盘绒毛血管瘤直径>1cm 时,15%～30% 合并羊水过多。巨大胎盘、脐带帆状附着也可引起羊水过多。

【临床表现】

通常羊水量超过 3000ml 时才出现症状。

1.急性羊水过多　较少见,多发生于妊娠 20～24 周,羊水急剧增多,在短时间内子宫极度增大,横膈上抬,出现呼吸困难,不能平卧,甚至出现发绀,孕妇表情痛苦,腹部因张力过大而感到疼痛,食量减少。由于胀大的子宫压迫下腔静脉,影响静脉回流,导致下肢及外阴部水肿、静脉曲张。子宫明显大于妊娠月份,胎位不清,胎心遥远或听不清。

2.慢性羊水过多　约占 98%,多发生于妊娠 28～30 周,羊水可在数周内逐渐增多,多数孕妇能适应,仅感腹部增大较快,临床上无明显不适或仅出现轻微压迫症状,如胸闷、气急,但能忍受。孕妇腹部膨隆大于妊娠月份,腹壁皮肤发亮、变薄,触诊时感到皮肤张力大,有液体震动感,胎位不清,胎心遥远或听不到。

【诊断检查】

1.B 超　是羊水过多的重要辅助检查方法,能了解羊水量和胎儿情况,如无脑儿、脊柱裂、胎儿水肿及双胎等。测量单一最大羊水暗区垂直深度,>7cm 即可考虑为羊水过多。若用羊水指数法,则>18cm 为羊水过多。国外资料羊水指数法>20cm 诊断为羊水过多。

2.甲胎蛋白(AFP)测定　羊水及母血中 AFP 明显增高提示胎儿畸形。胎儿神经管畸形(无脑儿、脊柱裂)、上消化道闭锁等羊水 AFP 值超过正常妊娠平均值 3 个标准差以上;孕妇血清 AFP 值超过正常妊娠平均值 2 个标准差以上。

3.孕妇血糖检查　必要时行葡萄糖耐量试验,以排除妊娠期糖尿病。

4.孕妇血型检查　胎儿水肿应检查孕妇 Rh、ABO 血型,排除母儿血型不合。

5.胎儿染色体检查　需排除胎儿染色体异常时,可做羊水细胞培养,或采集胎儿血培养,做染色体核型分析,了解染色体数目、结构有无异常。

【治疗原则】

1.羊水过多合并胎儿畸形　处理原则为及时终止妊娠。

(1)慢性羊水过多孕妇的一般情况尚好,无明显心肺压迫症状,经腹羊膜腔穿刺放出适量羊水后注入依沙吖啶 50～100mg 引产。

(2)采用高位破膜器,自宫颈口沿胎膜向上送15～16cm刺破胎膜,使羊水以每小时500ml的速度缓慢流出,以免宫腔内压力骤减引起胎盘早剥。破膜放羊水过程中注意血压、脉搏及阴道出血情况。放羊水后,腹部放置沙袋或加压包扎防止休克。破膜后12h仍无宫缩,需用抗生素并适当应用硫酸普拉酮钠促宫颈成熟,或用缩宫素、前列腺素引产。

(3)先经腹部穿刺放出部分羊水,使压力减低后再做人工破膜,可避免胎盘早剥。

2.羊水过多合并正常胎儿　应根据羊水过多的程度与胎龄而决定处理方法。

(1)症状严重孕妇无法忍受(胎龄不足37周),应穿刺放羊水,用15～18号腰椎穿刺针行羊膜腔穿刺,以每小时500ml的速度放羊水,一次不超过1500ml,以症状缓解为度。放出羊水过多可引起早产。放羊水应在B型超声监测下进行,防止损伤胎盘及胎儿。严格消毒防止感染,酌情用镇静保胎药以防早产。3～4周后可重复以减低宫腔内压力。

(2)前列腺素抑制药治疗。吲哚美辛(消炎痛)有抑制利尿的作用,用消炎痛抑制胎儿排尿治疗羊水过多。具体用量为2.0～2.2mg/(kg·d),用药时间1～4周,羊水再次增加可重复应用。用药期间,每周做1次B型超声进行监测。妊娠晚期羊水主要由胎尿形成,孕妇服用吲哚美辛后15min即可在胎血中检出。鉴于吲哚美辛有使动脉导管闭合的不良反应,故不宜广泛应用。

(3)妊娠已近37周,在确定胎儿已成熟的情况下,行人工破膜,终止妊娠。

(4)症状较轻可以继续妊娠,注意休息,低盐饮食,酌情用镇静药,严密观察羊水量的变化。

无论选用何种方式放羊水,均应从腹部固定胎儿为纵产式,严密观察宫缩,注意胎盘早剥症状与脐带脱垂的发生,预防产后出血。

【护理措施】

1.一般护理　向孕妇及其家属介绍羊水过多的原因及注意事项。包括指导孕妇摄取低钠饮食,防止便秘。减少增加腹压的活动以防胎膜早破。

2.病情观察　观察孕妇的生命体征,定期测量宫高、腹围和体重。并及时发现并发症。观察胎心、胎动及宫缩,及早发现胎儿宫内窘迫及早产的征象。人工破膜时应密切观察胎心和宫缩,及时发现胎盘早剥和脐带脱垂的征象。产后应密切观察子宫收缩及阴道出血情况,防止产后出血。

3.配合治疗　腹腔穿刺放羊水时应防止速度过快、量过多,一次放羊水量不超过1500ml,放羊水后腹部放置沙袋或加腹带包扎以防血压骤降。腹腔穿刺放羊水注意无菌操作。

二、羊水过少

妊娠晚期羊水量少于300ml者,称为羊水过少,发生率为0.4％～4％。羊水过少严重影响围生儿预后,羊水量少于50ml,围产儿死亡率高达88％。

【病因】

羊水过少主要与羊水产生减少或羊水吸收、外漏增加有关。常见原因如下。

1.胎儿畸形　如胎儿先天性肾缺如、肾发育不全、输尿管或尿道狭窄等畸形致尿少或无尿而引起羊水过少。

2.胎盘功能减退　过期妊娠、胎儿生长受限、妊娠期高血压疾病、胎盘退行性病变均能导致胎盘功能减退,胎儿宫内慢性缺氧引起胎儿血液重新分配,为保障胎儿脑和心脏血供,肾流量降低,胎儿尿生成减少导致羊水过少。

3.羊膜病变　有学者认为有些原因不明的羊水过少可能与羊膜本身病变有关。

4.胎膜早破　羊水外漏速度超过羊水生成速度,导致羊水过少。

5.孕妇患病　孕妇脱水、血容量不足时,孕妇血浆渗透压增高能使胎儿血浆渗透压相应增高,尿液形成减少。孕妇服用某些药物(如利尿药、吲哚美辛等),也能引起羊水过少。

【临床表现】

羊水过少的临床症状多不典型。孕妇于胎动时感到腹痛,胎盘功能减退时常有胎动减少。检查发现腹围、宫高均较同期妊娠者小,子宫敏感性高,轻微刺激可引起宫缩,临产后阵痛剧烈,宫缩多不协调,宫口扩张缓慢,产程延长。若羊水过少发生在妊娠早期,胎膜可与胎体粘连,造成胎儿畸形,甚至肢体短缺。若发生在妊娠中、晚期,子宫 4 周的压力直接作用于胎儿,容易引起肌肉骨骼畸形,如斜颈、曲背、手足畸形。现已证实,妊娠时吸入少量羊水有助于胎肺的膨胀和发育,羊水过少可致肺发育不全。也有学者提出对过期妊娠、胎儿宫内发育迟缓、妊娠期高血压疾病的孕妇,在正式临产前已有胎心变化,应考虑有羊水过少的可能。羊水过少容易发生胎儿窘迫与新生儿窒息,增加围生儿病死率。

【诊断检查】

1.B超检查　是目前诊断羊水过少的主要方法,包括定性诊断和半定量诊断。B超下发现羊水量明显减少、羊水和胎儿界面不清、胎儿肢体明显聚集重叠即可以做出羊水过少的定性诊断。定性诊断后通过进一步测量羊水池的深度对羊水过少做出半定量诊断。妊娠 28～40 周期间,B超测定最大暗区垂直深度(AFV)稳定在 5.1cm±2.0cm 范围,若 AFV≤2cm 为羊水过少,≤1cm 为严重羊水过少。目前多采用羊水指数法(AFI)诊断羊水过少,该方法比 AFV 准确、可靠。AFI≤8cm 时为可疑羊水过少,≤5cm 则诊断为羊水过少。B超能较早地发现胎儿生长受限,以及胎儿肾缺如、肾发育不全、输尿管或尿道梗阻等畸形。

2.羊水直接测量　破膜时以羊水少于 300ml 为诊断羊水过少的标准,其性质黏稠、浑浊、暗绿色,另外在羊膜表面可见多个圆形或卵圆形结节,直径 2～4mm,淡灰黄色,不透明,内含复层鳞状上皮细胞及胎脂可支持诊断。本法缺点是不能早期诊断。

3.胎心电子监护仪检查　羊水过少的主要威胁是脐带及胎盘受压,使胎儿储备力低,NST 呈无反应型,一旦子宫收缩脐带受压加重,出现胎心变异减速和晚期减速。

【治疗原则】

(1)羊水过少合并胎儿畸形,应尽早终止妊娠。多选用经腹羊膜腔穿刺注入依沙吖啶引产。

(2)羊水过少合并正常胎儿。

(1)终止妊娠:妊娠已足月,应终止妊娠。合并胎盘功能不良、胎儿窘迫或破膜时羊水少且胎粪严重污染,估计短时间不能结束分娩,应行剖宫产术。

(2)羊膜腔灌注法:妊娠未足月,胎肺不成熟,应增加羊水量期待疗法,延长孕周。具体方法:常规消毒腹部皮肤,在 B 超引导下行羊膜腔穿刺,以每分钟 10～15ml 速度输入 37℃的 0.9％氯化钠注射液 200～300ml。同时,应选用宫缩抑制药预防流产或早产。

【护理措施】

1.一般护理 向孕妇及其家属介绍羊水过少的可能原因。教会孕妇胎动的监测方法和技巧,同时积极预防胎膜早破的发生。

2.病情观察 观察孕妇的生命体征,定期测量宫高、腹围和体重,判断病情进展。根据胎盘功能测定结果、胎动、胎心检测和宫缩变化,及时发现并发症。羊水过少者,严格 B 超监测并注意观察有无胎儿畸形。

3.配合治疗 若合并过期妊娠、胎儿宫内发育迟缓等需及时终止妊娠者,应遵医嘱做好阴道助产或剖宫产的准备。若羊水过少合并胎膜早破或者产程中发现羊水过少,需遵医嘱进行预防性羊水输液者,应注意严格无菌操作。

第十章　产科护理常规

第一节　正常妊娠期妇女的护理

为适应胎儿生长发育的需要,母体全身各系统需发生一系列相应的变化,以利于妊娠的继续,并为分娩准备条件,产后 2～6 周这些变化逐渐恢复正常。

【生殖系统的变化】

1.子宫

(1)子宫体:妊娠期子宫大小、容积及重量增长极其迅速。子宫由非孕时(7～8)cm×(4～5)cm×(2～3)cm 增大到足月妊娠时约 35cm×25cm×22cm;宫腔容量由非孕时的 5ml,至妊娠足月时增至 5000ml;子宫重量由非孕时的 50g 增至妊娠足月时的 1000g。子宫的增大,主要是肌细胞巴大,胞浆内含有收缩活性的肌动蛋白和肌浆球蛋白,是临产后子宫收缩的物质基础,也有少量肌细胞增生、结缔组织增生以及血管的增多和增粗。肌纤维含量宫体部最多,子宫下段次之,子宫颈最少,以适应临产后子宫阵缩由子宫底部向下递减,促使胎儿娩出。

(2)子宫收缩:妊娠 12～14 周起,子宫出现不规则无痛性宫缩,即所谓的 Braxton-Hicks 收缩,这种收缩可由孕妇腹部触及,孕妇自己有时也能感觉得到。其特点是稀发和不对称。

(3)子宫峡部:子宫峡部位于子宫体与宫颈交界处,非孕期长约 1cm,孕期峡部一方面自然增长,一方面受羊膜囊的持续压力而被动扩展,逐渐形成宫腔的一部分,称为子宫下段。至妊娠末期可长达 7～10cm。

(4)子宫颈:妊娠时子宫颈充血及组织水肿,致使外观肥大、着色变软。宫颈内膜腺体肥大,黏液分泌量增加,在子宫颈管内形成"黏液栓",可防止细菌侵入宫腔。宫颈组织的 90% 由结缔组织构成,远侧端几乎全部为结缔组织,利于分娩期宫颈的扩张。

2.卵巢

受精卵着床 24 小时后,合体滋养细胞即可分泌 HCG,刺激月经黄体成为妊娠黄体,并产生大量雌激素和孕激素,对维持妊娠起重要作用。孕 10 周以后,黄体功能被胎盘取代。妊娠 3～4 个月卵巢黄体开始萎缩。

3.输卵管

妊娠期输卵管变长,系膜血管增多,黏膜呈蜕膜样变,肌层无明显变化。

4.阴道

妊娠期阴道受雌、孕激素的影响,黏膜充血、水肿及血管扩张充盈,外观呈紫蓝色,周围的结缔组织变软,分娩时被动扩张成软产道的一部分,有利于胎儿娩出。阴道黏膜通透性增高,同时宫颈腺体的分泌增强,故白带增多,阴道上皮增生脱落,白带常呈白色糊状,阴道上皮内糖原积聚,经阴道杆菌作用后变为乳酸,使阴道 pH 值偏低,可防止细菌感染。

5.外阴

妊娠期大小阴唇有色素沉着,大阴唇内血管增多,结缔组织变软,伸展性增大,有利于胎儿娩出。由于增大的子宫压迫,盆腔及下肢静脉回流障碍,部分孕妇可有外阴及下肢静脉曲张,产后多自行消退。

6.子宫韧带

子宫韧带在妊娠期增长、变粗、肥大及功能增强,其走行方向及解剖位置随宫体的增长而有明显改变。

【乳房的变化】

妊娠期雌激素和孕激素促进乳腺管和腺泡增生,乳房增大,乳头增大着色,乳晕上形成结节状小隆起,称为蒙氏结节。妊娠晚期挤压乳房,可有少量稀薄的黄色液体溢出,称为初乳。

【循环系统的变化】

1.心脏

妊娠期增大的子宫将横膈上推,使心脏向上、向左和向前移位,并沿纵轴逆时针方向轻度扭转,伴随大血管扭曲,加之心肌肥厚,心脏容量增加,血容量增加,使心脏浊音界扩大,心尖搏动位置向左移位,心尖部及肺动脉瓣区可闻及收缩期吹风样杂音,并向颈部传导。心脏容量增加 10%,心率每分钟增加 10~15 次。

2.心排出量

心排出量增加,孕 32~34 周时达高峰,每次心排出量平均值约为 80ml,直至分娩,左侧卧位心排出量约增加 30%。

3.血压

孕期由于胎盘形成动静脉短路、血液稀释、血管扩张等因素,导致孕早期及中期血压偏低,孕晚期血压轻度升高,脉压稍增大。孕妇体位影响血压,仰卧位时下腔静脉受压,回心血量减少,心排出量减少,迷走神经兴奋,使血压下降,形成仰卧位低血压综合征。

【血液系统的改变】

妊娠 6~8 周血容量开始增加,妊娠 32~34 周达高峰,单胎妊娠增加 30%~45%,平均增加 1500ml,其中血浆增加 1000ml,红细胞容量增加 500ml,血液相对稀释,红细胞压积由未孕时的 0.38~0.47 降至 0.31~0.34。孕晚期白细胞可增至 $10 \times 10^9/L$~$15 \times 10^9/L$,主要为中性粒细胞增多,血小板无明显变化。血浆纤维蛋白原比非孕妇女增加 40%~50%,妊娠末期可达 4~5g/L;凝血因子Ⅱ、Ⅴ、Ⅶ、Ⅷ、Ⅸ、Ⅹ也增加,故孕妇血液处于高凝状态,有利于防止产后出血,也容易发生弥散性血管内凝血。由于血液稀释,血浆蛋白尤其是白蛋白减少,约为 35g/L。血沉增快,可达 100mm/h。

【呼吸系统】

妊娠子宫增大使膈肌上升,肋骨外展,胸廓横径加宽,周径加大。妊娠中期有过度通气现象,耗氧量增加 10%～20%,肺通气量增加 40%。妊娠晚期以胸式呼吸为主,呼吸较深,呼吸频率变化不大。孕期上呼吸道黏膜水肿、充血、局部抵抗力降低,易发生上呼吸道感染。

【泌尿系统】

妊娠期血容量增加,孕妇及胎儿代谢产物增多,肾脏负担加重。孕晚期肾血流量比非孕时增加 35%,肾小球滤过率增加 50%,尿量增加。由于肾小管对葡萄糖的再吸收能力不能相应增加,约 15% 的孕妇饭后会出现糖尿,称为妊娠生理性糖尿,应注意与真性糖尿病相鉴别。孕激素使泌尿系统平滑肌张力降低,蠕动减弱,尿流缓慢,输尿管增粗,加之受右旋妊娠子宫的压迫,易患急性肾盂肾炎或肾盂积水,以右侧多见。增大的子宫或胎头压迫膀胱可有尿频。

【消化系统】

受大量雌激素的影响,牙龈肥厚,易患牙龈炎致牙龈出血。胃肠平滑肌张力降低,蠕动减弱,胃排空时间延长,孕中、晚期胃受压及贲门括约肌松弛,胃内酸性食物可逆流到食道。临床上常有上腹部饱胀感,胃部"烧心"感、便秘等症状。由于胃肠道充血、静脉回流障碍等,常引起痔疮或使原有痔疮加重。胆囊排空时间延长,胆道平滑肌松弛,胆汁黏稠,易诱发胆石症。

【皮肤】

妊娠期垂体分泌促黑素细胞刺激素增加,孕妇皮肤色素加深,尤其是乳头、乳晕、腹白线、外阴等处出现色素沉着。有些孕妇面颊部出现蝶状褐色斑,习称妊娠斑,产后逐渐消退。腹壁、大腿和臀部皮肤弹力纤维因膨胀伸展而断裂,多呈紫色或淡红色不规则平行的裂纹,称为妊娠纹,见于初产妇。旧妊娠纹呈银白色,见于经产妇。

【内分泌系统的变化】

1.垂体

妊娠期垂体前叶增大 1～2 倍,血流丰富,产后发生出血休克使垂体缺血坏死时,可导致 Sheehan 综合征。黄体生成激素和卵泡刺激素受大量雌、孕激素所抑制,生乳素(PRL)分泌增加。

2.甲状腺

腺组织增生,血运丰富,可轻度均匀性肿大。甲状腺素分泌自孕 8 周时即增加,但孕期一般无甲状腺功能亢进的表现。孕妇与胎儿体内的促甲状腺激素均不能通过胎盘,但抗甲状腺药物可通过胎盘,使用时宜慎重。

3.肾上腺皮质

肾上腺皮质肥大,糖皮质激素及醛固酮分泌量增加,但进入血循环后大部分与蛋白结合,起活性作用的游离部分增加不多,故孕妇一般也没有肾上腺皮质功能亢进的表现。

4.甲状旁腺

妊娠期增生肥大,自孕 24 周起在雌激素的作用下,血浆中甲状旁腺激素的浓度逐渐升高。

【新陈代谢的变化】

1.基础代谢率

基础代谢率(BMR)于妊娠早期稍有下降,于妊娠中期逐渐增高,至妊娠晚期可增高 15%～20%。

2.蛋白质代谢

妊娠期对蛋白质的需要量增加,体内蛋白质合成和分解均增加,但合成大于分解,呈正氮平衡状态。孕妇体内储备的氮除供给胎儿生长发育外,还为分娩期消耗作准备。如果蛋白质储备不足,可使血浆蛋白减少。

3.糖代谢

妊娠期胰岛功能旺盛,胰岛素分泌增多,空腹血糖偏低。孕期胰岛素需要量增加,且孕妇对胰岛素的敏感度降低,胰岛素处于相对不足状态,可出现生理性糖尿。若原已有糖尿病,孕期可加重。

4.脂类代谢

妊娠期肠道吸收脂肪能力增强,血脂增高,为妊娠期、分娩期和产褥期能量消耗提供储备,若能量消耗过多,体内动用大量脂肪来补充,脂肪氧化不全产生酮体。

5.水、电解质代谢

妊娠期间机体水分平均增加 7L,水钠潴留与排泄形成适当的比例而不引起水肿。胎儿与母体需要补充大量钙、磷、铁,以满足妊娠期胎儿与母体的需要,同时为分娩和哺乳作准备。

【骨骼、关节与韧带的变化】

骨质在妊娠期间一般无改变,妊娠次数过多、过密而又不注意补充维生素 D 及钙时,能引起骨质疏松症。因松弛素的作用,使骨盆韧带及椎骨间的关节、韧带松弛,部分孕妇自觉腰骶部及肢体疼痛不适,一般不需处理。

一、妊娠诊断

在临床上,通常将整个妊娠过程分为三个时期。妊娠 12 周末以前为早期妊娠;第 13～27 周末为中期妊娠;第 28 周以后为晚期妊娠。

(一)早期妊娠诊断

【早期妊娠的病史与症状】

1.停经

停经是妊娠最早的症状,凡月经周期正常的健康已婚或有性生活史的妇女,月经过期 10 天以上应考虑妊娠的可能。停经已超过 8 周者,妊娠可能性更大。但以下情况值得注意。

(1)妊娠并非都有停经史:哺乳期及人工流产后月经尚未恢复而妊娠者或由于某种原因有意将停经史隐瞒,因此,没有明确的停经史。少数妊娠在相当于月经期时有少量阴道出血,也会被误认为月经。

(2)有停经史并非都是妊娠,多种原因可造成停经:个别惧怕妊娠或急盼妊娠者不仅可以停经,而且会出现一系列类似妊娠反应的表现,造成假孕。

2.早孕反应

停经 6 周左右,孕妇常出现恶心、呕吐、头晕、乏力、食欲不振、偏食、厌油腻等症状,常在晨起时明显,统称为早孕反应。早孕反应一般不严重,妊娠 12 周左右自然消失。

3.尿频

妊娠早期出现尿频,这是由于增大的子宫,在盆腔内压迫膀胱所致,当增大的子宫进入腹腔,症状可消失。

4.其他症状

孕妇感觉乳房轻度胀痛和乳头疼痛,这是由于乳腺细胞和乳腺小叶增生所致。部分孕妇可感觉下腹隐痛或腰骶部酸痛。

【体征】

1.皮肤色素沉着

主要表现为面颊部及额部出现褐色斑点,典型者呈蝴蝶状,但并非妊娠所特有。

2.乳房

检查时可见乳头及乳晕着色加深,乳晕周围出现蒙氏结节。哺乳期妊娠者,常出现乳汁分泌突然减少。

3.生殖器官的变化

妊娠6～8周时,可见阴道黏膜和宫颈充血呈紫蓝色,子宫增大变软呈球形,子宫峡部变宽而柔软,检查时感觉子宫颈与子宫体似不相连,称为黑格征。妊娠8周时,子宫体约为非孕时的2倍,12周时约为非孕时的3倍,此时在耻骨联合上多可触及。

【辅助检查】

1.妊娠试验

测定血或尿中人绒毛膜促性腺激素(HCG)是目前诊断早孕最常用的方法。

2.超声波检查

(1)B型超声显像法:B型超声显像法是诊断早期妊娠快速准确的方法,同时还可用于胎龄估计。

1)妊娠显像。妊娠囊是子宫内出现的最早的影像,在妊娠第4～5周时可以出现,妊娠第6周可以100％地被检出。若妊娠囊内出现胎芽、胎心搏动和胎动,这是妊娠确诊的依据。

2)胎龄估计。对于月经不准,没有明确停经史者,可以应用超声波检查估计妊娠的时限。胚囊的大小以及胚芽的发育状态可作为妊娠发育和育后的重要指标,在估计胎龄时,妊娠10周以前测量胚囊直径较好,而10周以后头臀长的准确率较高。

(2)超声多普勒法:在增大的子宫区内,最早在妊娠7周时,用超声多普勒仪就能听到有节律、单一高调的胎心音,胎心率多在150～160次/分,可确诊为早期妊娠且为活胎。

3.基础体温测定

对于月经周期正常的妇女,基础体温高温若持续达18日以上,妊娠可能性大。尽管患者自己也能作出早期妊娠的诊断,但仍需根据病史、体征和辅助检查进行综合判断,对临床表现不典型者,应注意与卵巢囊肿、囊性变的子宫肌瘤以及膀胱尿潴留相鉴别。

(二)中晚期妊娠诊断

妊娠中晚期以后,子宫明显增大,可以触及胎体,听到胎心,确诊并不困难,此时不仅需确诊是否妊娠,而且应对胎儿的发育、胎位是否正常作出判断。

【临床表现】

1.子宫

子宫随妊娠进展逐渐增大,在腹部检查时,根据手测宫底高度及尺测耻骨联合上子宫底长度,可以判断妊娠周数(见表 10-1)。

表 10-1　不同妊娠周数的宫底高度及子宫长度

妊娠周数	手测宫底高度	尺测耻骨联合上子宫长度/cm
12 周末	耻骨联合上 2～3 横指	
16 周末	脐耻之间	
20 周末	脐下一横指	18(15.3～21.4)
24 周末	脐上一横指	24(22.0～25.1)
28 周末	脐上 3 横指	26(22.4～29.0)
32 周末	脐与剑突之间	29(25.3～32.0)
36 周末	剑突下 2 横指	32(29.8～34.5)
40 周末	脐与剑突之间或略高	33(30.0～35.3)

妊娠中期以后可出现不规律的子宫收缩,这是一种生理现象,有促进子宫胎盘血液循环的作用,对胎儿的生长发育有利,妊娠 28 周以后子宫收缩明显增多。

2.胎体

20 周后,经腹壁可以触及胎体,24 周后基本可以分辨头、体、臀和肢体等,胎头圆如球状,胎背宽而平坦,胎臀宽而软,形状不规则,肢体小并可感到不规则的活动,28 周后可经四步触诊法,检查胎儿的胎产式和胎方位。

3.胎心

用超声多普勒胎心听诊器,于孕 12 周可听到胎心音,用普通听诊器,于孕 18～20 周可听到。正常胎心音呈双音如钟表的嘀嗒声,每分钟 120～160 次,孕 24 周以前可在脐耻之间沿中线听取,随着胎儿长大,听胎心音的位置逐渐上移,24 周以后,胎心音多在胎背处听得最清楚,听到胎心音即可确诊妊娠且为活胎。

胎心音应与子宫杂音、腹主动脉音、胎动音、脐带杂音等相区别,子宫杂音是一种柔软的吹风样杂音,子宫下段最清楚;腹主动脉音为单调的"咚""咚"响的强音,这两种杂音均与孕妇的脉搏一致。脐带杂音为粗糙的杂音,与胎心率一致,它可能是一过性的,改变体位后消失,胎动音为强弱不一致的无节律音响。

4.胎动

正常妊娠 16～20 周左右孕妇可感到胎动,并随妊娠进展而逐渐加强,初次胎动的早晚个体差异很大,不能依此作为妊娠期限的根据。

5.其他

随妊娠进展,乳房增大,乳晕着色更加明显,晚期妊娠时还可以有少量乳汁分泌,但是这不是妊娠特有的症状。妊娠中期以后腹中线、会阴部等处可有明显的色素沉着,下腹部以及大腿上 1/3 外侧均可出现紫红色或粉红色的斑纹,称为"妊娠纹"。初产妇为粉红色或紫红色,产后形成斑痕,妊娠纹成银白色。

【辅助检查】

1.超声检查

妊娠中期以后,超声检查的目的除确定妊娠外,还可以检测胎儿数目、先露部位、胎儿性别、有无畸形、羊水量的多少,测量胎儿的各种径线以了解胎儿的生长发育情况以及胎盘种植的位置和胎盘成熟度等。近年来,通过测量子宫胎盘和胎儿血流,进行胎儿生物物理评分,已成为胎儿宫内监测的手段。

2.胎儿心电图

用单极或双极导联,经孕妇腹壁做胎儿心电图,妊娠 12 周以后,即能显示出较规律的图形,20 周后成功率更高,对诊断胎心异常有一定的价值。

【胎位的诊断】

1.胎产式

胎体纵轴与母体纵轴的关系称为胎产式。两纵轴平行者称为纵产式,两纵轴垂直者称为横产式。两纵轴交叉呈角度者称为斜产式,属暂时的,在分娩过程中多数转为纵产式,偶尔转为横产式。

2.胎先露

最先进入骨盆入口的胎儿部分称为胎先露。纵产式有头先露及臀先露,横产式为肩先露(图 10-1)。头先露因胎头屈伸程度不同又分为枕先露、前囟先露、额先露及面先露(图 10-2)。臀先露因入盆的先露部分不同,又分为混合臀先露、单臀先露、单足先露和双足先露(图 10-3)。偶见头先露或臀先露与胎手或胎足同时入盆,称为复合先露。

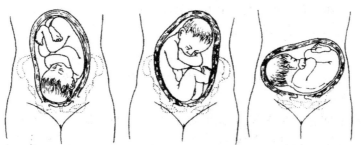

(a)纵产式—先露头　(b)纵产式—臀先露　(c)纵产式—肩先露

图10-1 胎产式与胎先露

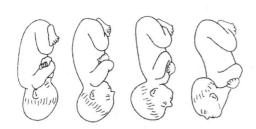

图10-2 头先露的种类

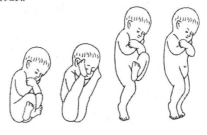

图10-3 臀先露的种类

3.胎方位

胎儿先露部的指示点与母体骨盆的关系称为胎方位,简称胎位。枕先露以枕骨、面先露以颏骨、臀先露以骶骨、肩先露以肩胛骨为指示点。根据指示点与母体骨盆左、右、前、后、横的关系而有不同的胎位。

通过腹部视诊、腹部触诊和必要时的肛门指诊、阴道检查及 B 型超声检查,确定胎产式、胎先露及胎方位。

二、妊娠期管理

定期产前检查的目的是明确孕妇和胎儿的健康状况,及早发现并治疗妊娠合并症和并发症(如妊娠高血压综合征、妊娠合并心脏病等),及时纠正胎位异常,及早发现胎儿发育异常。

(一)围生期及围生医学

围生医学又称围产医学,是研究在围生期内加强围生儿及孕产妇的卫生保健,也是研究胚胎的发育、胎儿的生理病理以及新生儿和孕产妇疾病的诊断与防治的科学。因此,围生期是指产前、产时和产后的一段时间。对孕产妇而言,要经历妊娠、分娩和产褥期 3 个阶段;对胎儿而言,要经历受精、细胞分裂、繁殖、发育,从不成熟到成熟和出生后开始独立生活的复杂变化过程。

国际上对围生期的规定有 4 种:①围生期Ⅰ:从妊娠满 28 周(即胎儿体重≥1000g 或身长≥35cm)至产后 1 周。②围生期Ⅱ:从妊娠满 20 周(即胎儿体重≥500g 或身长≥25cm)至产后 4 周。③围生期Ⅲ:从妊娠满 28 周至产后 4 周。④围生期Ⅳ:从胚胎形成至产后 1 周。我国采用其中的围生期Ⅰ来计算围生期死亡率。数据首先采用孕周(胎龄)计算,孕周不清者参照刚出生新生儿测得的体重,其次采用身长。

产前检查是围生医学的重要内容,也是贯彻以预防为主方针的具体措施。做好产前检查,对降低围生期母儿死亡率和病残儿的发生率,保障母儿健康具有重要意义。

(二)产前检查的时间

产前检查从确诊早孕开始,妊娠 28 周前每 4 周查 1 次,妊娠 28 周后每 2 周查 1 次,妊娠 36 周后每周查 1 次。目前,强调孕妇自孕 20 周开始应接受产前系列检查。凡属高危妊娠者,应酌情增加产前检查次数。

(三)产前检查的内容及方法

【初诊】

1.询问病史

(1)个人资料:询问孕妇的姓名、年龄、籍贯、职业、结婚年龄、爱人姓名及职业、孕妇的受教育程度、宗教信仰、婚姻状况、经济状况以及住址、电话等资料。

(2)过去史:重点了解孕妇有无高血压、心脏病、糖尿病、肝肾疾病、血液病、传染病(如结核病)等,注意其发病时间和治疗情况,有无手术史及手术名称。

(3)月经史:询问孕妇月经初潮的年龄、月经周期和月经持续时间。月经周期的长短因人而异,了解月经周期有助于准确推算预产期。

（4）家族史：询问孕妇家族中有无高血压、糖尿病、双胎、结核病等病史。

（5）丈夫健康状况：了解孕妇的丈夫有无烟酒嗜好及遗传性疾病等。

（6）孕产史

1）既往孕产史。了解既往有无孕产史及其分娩方式，有无流产、早产、难产、死胎、死产、产后出血史。

2）本次妊娠经过。了解本次妊娠早孕反应出现的时间、严重程度，有无病毒感染史及用药情况，胎动开始时间，妊娠过程中有无阴道流血、头痛、心悸、气短、下肢浮肿等症状。现已证实：风疹、疱疹、巨细胞病毒可通过胎盘进入胎儿血液，导致先天性心脏病、小头畸形、脑积水、眼、耳等发育畸形；流感病毒引起胎死宫内较未感染者高。另外，妊娠期很多药物可通过胎盘进入胚胎体内，故在妊娠期，尤其是在妊娠早期，用药前必须慎重考虑是否会影响胚胎发育。

（7）预产期的推算：了解末次月经（LMP）的日期以推算预产期（EDC）。计算方法为：末次月经第一日起，月份减3或加9，日期加7。如为阴历，月份仍减3或加9，但日期加15。实际分娩日期与推算的预产期可以相差1～2周。如孕妇记不清末次月经的日期，则可根据早孕反应出现的时间、胎动开始时间以及子宫高度等加以估计。

2.全身检查

观察发育、营养、精神状态、身高及步态。身材矮小者（140cm以下）常伴有骨盆狭窄。检查心肺有无异常，乳房发育情况，脊柱及下肢有无畸形，测量血压和体重。正常孕妇不应超过140/90mmHg，或与基础血压相比，升高不超过30/15mmHg，超过者属病理状态。妊娠晚期体重每周增加不应超过500g，超过者应注意水肿或隐性水肿的发生。

3.产科检查

产科检查包括腹部检查、骨盆测量、阴道检查、肛诊和绘制妊娠图。检查前先告知孕妇检查的目的、步骤，检查时动作尽可能轻柔，以取得合作。检查者如为男医生，则应有护士陪同，注意保护其隐私。

（1）腹部检查：排尿后，孕妇仰卧于检查床上，头部稍抬高，露出腹部，双腿略屈曲分开，放松腹肌。检查者站在孕妇右侧。

1）视诊：注意腹形及大小，腹部有无妊娠纹、手术瘢痕和水肿。对腹部过大者，应考虑双胎、羊水过多、巨大儿的可能；对腹部过小、子宫底过低者，应考虑胎儿宫内发育迟缓（IUGR）、孕周推算错误等；如孕妇腹部向前突出（尖腹，多见于初产妇）或向下悬垂（悬垂腹，多见于经产妇）应考虑有骨盆狭窄的可能。

2）触诊：注意腹壁肌肉的紧张度，有无腹直肌分离，注意羊水量的多少及子宫肌的敏感度。用手测宫底高度，用软尺测耻骨上方至子宫底的弧形长度及腹围值。用四步触诊法检查子宫大小、胎产式、胎先露、胎方位及先露是否衔接。在做前3步手法时，检查者面向孕妇，做第4步手法时，检查者应面向孕妇足端。

第一步手法：检查者双手置于子宫底部，了解子宫外形并摸清子宫底高度，估计胎儿大小与妊娠月份是否相符。然后以双手指腹相对轻推，判断子宫底部的胎儿部分，如为胎头，则硬而圆且有浮球感;如为胎臀,则软而宽且形状略不规则。

第二步手法:检查者两手分别置于腹部左右两侧,一手固定,另一手轻轻深按检查,两手交替,分辨胎背及胎儿四肢的位置。平坦饱满者为胎背,确定胎背是向前、侧方或向后;可变形的高低不平部分是胎儿的肢体,有时可以感觉到胎儿的肢体活动。

第三步手法:检查者右手置于耻骨联合上方,拇指与其余 4 指分开,握住胎先露部,进一步查清是胎头或胎臀,并左右推动以确定是否衔接。如先露部仍高浮,表示尚未入盆;如已衔接,则胎先露部不能被推动。

第四步手法:检查者两手分别置于胎先露部的两侧,向骨盆入口方向向下深压,再次判断先露部的诊断是否正确,并确定先露部入盆的程度。当胎先露是胎头或胎臀难以确定时,可进行肛诊以协助判断。

3)听诊:胎心音在靠近胎背侧上方的孕妇腹壁上听得最清楚。枕先露时,胎心音在脐下方右或左侧;臀先露时,胎心音在脐上方右或左侧;肩先露时,胎心音在脐部下方听得最清楚。当腹壁紧、子宫较敏感、确定胎背方向有困难时,可借助胎心音及胎先露综合分析判断胎位。

(2)骨盆测量:了解骨产道情况,以判断胎儿能否经阴道分娩。分为骨盆外测量和骨盆内测量两种。

1)骨盆外测量:此法常测量下列径线。

①髂棘间径:孕妇取伸腿仰卧位,测量两侧髂前上棘外缘的距离,正常值为 23～26cm(图 10-4)。

②髂嵴间径:孕妇取伸腿仰卧位,测量两侧髂嵴外缘最宽的距离,正常值为 25～28cm(图 10-5)。

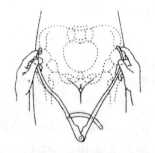 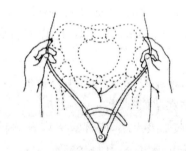

图10-4 测量髂棘间径　　　　图10-5 测量髂嵴间径

以上两径线可间接推测骨盆入口横径的长度。

③骶耻外径:孕妇取左侧卧位,右腿伸直,左腿屈曲,测量第五腰椎棘突下凹陷处(相当于腰骶部米氏菱形窝的上角)至耻骨联合上缘中点的距离,正常值为 18～20cm(图 10-6)。

此径线可间接推测骨盆入口前后径长短,是骨盆外测量中最重要的径线。

④坐骨结节间径:又称出口横径。孕妇取仰卧位,两腿屈曲,双手抱膝。测量两侧坐骨结节内侧缘之间的距离,正常值为 8.5～9.5cm,平均值为 9cm。如出口横径小于 8cm,应测量出口后矢状径(坐骨结节间径中点至骶尖),正常值为 9cm(图 10-7)。

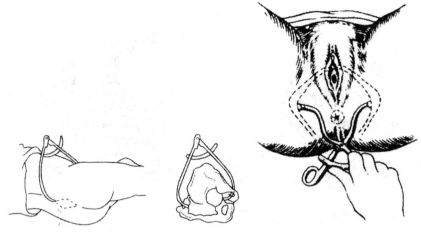

图10-6　测量骶耻外径　　　　　图10-7　测量坐骨结节间径

⑤耻骨弓角度：用两拇指尖斜着对拢，放于耻骨联合下缘，左右两拇指平放在耻骨降支的上面，测量两拇指之间的角度即为耻骨弓角度。正常为90°，若小于80°则为异常（图10-8）。

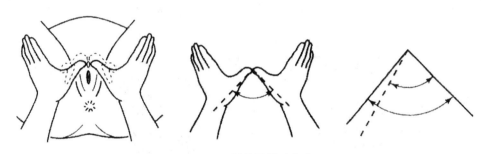

图10-8　测量耻骨弓角度

⑥出口后矢状径：坐骨结节连接线中点至骶尾关节的距离。孕妇取膝胸仰卧位或左侧卧位，检查者将右手食指伸入肛门，指腹向骶骨方向，拇指在体外骶尾部，二指内外配合找到骶尾关节，并予以标记，测量此标记与出口横径中点的距离，正常值为8～9cm。出口横径与出口后矢状径之和大于15cm，表示骨盆出口不狭窄，一般足月胎儿可以通过出口后三角区娩出（图10-9）。

2）骨盆内测量：适用于骨盆外测量有狭窄者。测量时，孕妇取膀胱截石位，外阴消毒，检查者需戴消毒手套并涂以润滑油。常用径线有：

①骶耻内径：也称对角径。自耻骨联合下缘至骶岬上缘中点的距离。检查者一手食、中指伸入阴道，用中指尖触骶岬上缘中点，食指上缘紧贴耻骨联合下缘，并标记食指与耻骨联合下缘的接触点。中指尖至此接触点的距离，即为对角径。正常值为12.5～13cm，此值减去1.5～2cm，即为真结合径值，正常值为11cm。如触不到骶岬，说明此径线大于12.5cm。测量时期以妊娠24～26周、阴道松软时进行为宜（图10-10）。

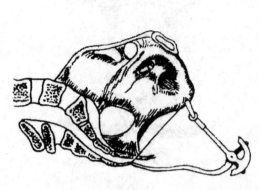

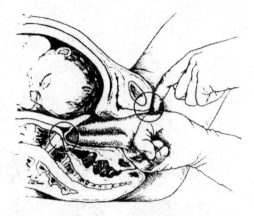

图10-9　测量出口后矢状径　　　　　图10-10　测量对角径

②坐骨棘间径：测量两侧坐骨棘间的距离。正常值约10cm。检查者一手的食指、中指伸入阴道内，分别触及两侧坐骨棘，估计其间的距离（图10-11）。

③坐骨切迹宽度：为坐骨棘与骶骨下部间的距离，即骶骨韧带的宽度，代表中骨盆后矢状径。检查者将伸入阴道内的食、中指并排置于韧带上，如能容纳3横指（5～5.5cm）为正常，否则属中骨盆狭窄（图10-12）。

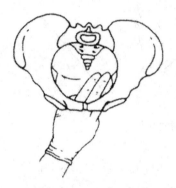

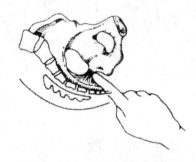

图10-11　测量坐骨棘间径　　　　图10-12　测量骶棘韧带宽度

（3）阴道检查：确诊早孕时或与骨盆内测量同时进行。需外阴消毒及戴无菌手套，以防感染。妊娠最后一个月以及临产后，应避免不必要的检查。

（4）肛诊：可以了解胎先露部、骶骨前面弯曲度、坐骨棘及坐骨切迹宽度以及骶骨关节活动度。

（5）辅助检查：辅助检查包括血常规、尿常规、血糖、肝功能、血型、心电图、B型超声、胎儿监护等检查，如有异常，应作进一步的检查。

【复诊检查】

复诊检查是为了了解前次检查后有无特殊情况，及时发现高危妊娠。检查的内容包括询问有无头晕、头痛、眼花、浮肿、阴道出血；测体重、血压、宫底高度、腹围；听胎心；询问胎动情况；进行妊娠期健康指导；预约下次复诊日期等。若有异常情况，应给予及时、正确的处理。

（四）妊娠期护理

【护理评估】

1.健康史

(1)年龄:年龄过小容易发生难产;年龄过大,尤其是35岁以上的高龄初产妇,容易并发妊娠高血压综合征、产力异常和产道异常,应予以重视。

(2)职业:放射线能诱发基因突变,造成染色体异常。因此,妊娠早期接触放射线者,可造成流产、胎儿畸形。如有铅、汞、苯及有机磷农药、一氧化碳中毒等,均可引起胎儿畸形。

(3)其他:孕妇的受教育程度、宗教信仰、婚姻状况、经济状况、住址以及电话等资料。

(4)既往史:重点了解有无高血压、心脏病、糖尿病、肝肾疾病、血液病、传染病(如结核病)等,注意其发病时间和治疗情况,有无手术史及手术名称。

(5)月经史:询问月经初潮的年龄、月经周期和月经持续时间。月经周期的长短因人而异,了解月经周期有助于准确推算预产期。

(6)家族史:询问家族中有无高血压、糖尿病、双胎、结核病等病史。

(7)丈夫健康状况:了解孕妇的丈夫有无烟酒嗜好及遗传性疾病等。

2.身体状况

内容同上。

3.心理社会状况

(1)妊娠早期:重点评估孕妇对妊娠的态度是积极的还是消极的,有哪些影响因素。孕妇接受妊娠的程度,可从以下几个方面来评估:孕妇遵循产前指导的能力,筑巢行为,能否主动地或在鼓励下谈论怀孕的不适、感受和困惑,在怀孕过程中与家人和丈夫的关系等。

(2)妊娠中、晚期:评估孕妇对妊娠有无不良的情绪反应,对即将为人母和分娩有无焦虑和恐惧心理。孕妇在妊娠中、晚期时强烈意识到自己将拥有一个孩子,同时,妊娠晚期子宫明显增大,给孕妇在体力上加重负担,使其行动不便,甚至出现睡眠障碍、腰背痛等症状,并且日趋加重,使大多数孕妇都急切盼望分娩日期的到来。随着预产期的临近,孕妇常因婴儿将要出生而感到愉快,但又因对分娩将产生的痛苦而焦虑,担心能否顺利分娩、分娩过程中母儿的安危、胎儿有无畸形,也有的孕妇担心婴儿的性别能否为家人接受等。

评估支持系统,尤其是丈夫对此次妊娠的态度。怀孕对准父亲而言,也是一项心理压力,因为初为人父,准父亲会经历与准母亲同样的情感和冲突。他可能会为自己有生育能力而骄傲,也会为即将来临的责任和生活形态的改变而感到焦虑。他会为妻子在怀孕过程中的身心变化而感到惊讶与迷惑,更时常为适应妻子怀孕时多变的情绪而不知所措。

因此,评估准父亲对怀孕的感受和态度,才能有针对性地协助他承担父亲的角色,继而使其成为孕妇强有力的支持者。

评估孕妇的家庭经济情况、居住环境、宗教信仰以及孕妇在家庭中的角色等。

【常见的护理诊断】

1.孕妇

(1)体液过多:水肿与妊娠子宫压迫下腔静脉或水钠潴留有关。

(2)舒适改变:与妊娠引起早孕反应、腰背痛有关。

(3)便秘:与妊娠引起肠蠕动减弱有关。

(4)知识缺乏:缺乏妊娠期保健知识。

(5)焦虑:与妊娠、担心如何胜任父母的角色有关。

(6)恐惧:与妊娠、惧怕分娩时的疼痛有关。

(7)自我形象紊乱:与妊娠引起外形的改变有关。

2.胎儿

有受伤的危险:与遗传、感染、中毒、胎盘功能障碍有关。

【护理目标】

1.孕妇获得孕期保健知识,维持母婴于健康状态。

2.孕妇掌握有关育儿知识,适应母亲角色。

3.孕妇保持体液平衡。

4.孕妇情绪稳定。

5.胎儿无伤害。

【护理措施】

1.一般护理

告知孕妇产前检查的意义和重要性,根据具体情况预约下次产前检查的时间和产前检查的内容。

2.心理护理

告诉孕妇,母体是胎儿生活的小环境,孕妇的生理和心理活动都会影响胎儿,所以孕妇应保持心情愉快、轻松。孕妇的情绪变化可通过循环系统和内分泌系统调节的改变对胎儿产生影响,如孕妇经常心境不佳、焦虑、恐惧、紧张或悲伤等,这些情绪变化会使胎儿脑血管收缩,减少脑部供血量,影响脑部发育。过度的紧张、恐惧甚至可以造成胎儿大脑发育畸形。大量研究证明,受情绪困扰的孕妇易发生妊娠期、分娩期并发症。如严重焦虑的孕妇常伴有恶心、呕吐,易导致早产、流产、产程延长或难产等。

3.症状护理

(1)恶心、呕吐:约半数妇女在妊娠 6 周左右出现早孕反应,12 周左右消失。在此期间应避免空腹,清晨起床时先吃些饼干或面包干,起床时宜缓慢,避免突然起身;每天进食 5～6 餐,少量多餐,避免空腹状态;两餐之间进食液体;食用清淡食物,避免吃油炸、难以消化或有特殊气味的食物;被给予精神鼓励和支持,以减少心理的困扰和忧虑。如妊娠 12 周以后仍继续呕吐,甚至影响孕妇吸收营养时,应考虑妊娠剧吐的可能,需住院治疗,纠正水电解质紊乱。对偏食者,在不影响饮食平衡的情况下,可不作特殊处理。

(2)尿频、尿急:常发生在妊娠初 3 个月及末 3 个月。若因压迫引起,且无任何感染征象,可给予解释,不必处理。孕妇无须通过减少液体摄入量的方式来缓解症状,有尿意时应及时排空,不可忍住。此现象在产后可逐渐消失。

(3)白带增多:于妊娠初 3 个月及末 3 个月明显,是妊娠期正常的生理变化。但应排除霉菌、滴虫、淋菌、衣原体等感染。叮嘱孕妇要保持外阴部清洁,每日清洗外阴或经常洗澡,以避免分泌物刺激外阴部,但严禁进行阴道冲洗。指导孕妇穿透气性好的棉质内裤,经常更换。分泌物过多的孕妇,可用卫生巾并经常更换,增加舒适感。

(4)水肿:孕妇在妊娠后期易发生下肢浮肿,经休息后可消退,属正常现象。如下肢出现明显凹陷性水肿或经休息后不消退者,应及时诊治,警惕妊娠高血压综合征的发生。叮嘱孕妇左侧卧位,解除右旋增大的子宫对下腔静脉的压迫,下肢稍垫高,避免长时间地站或坐,以免加重水肿的发生。长时间站立的孕妇,则两侧下肢轮流休息,收缩下肢肌肉,以利于血液回流。适当限制孕妇对盐的摄入,但不必限制水分的摄入。

(5)下肢、外阴静脉曲张:孕妇应避免两腿交叉或长时间站立、行走,并注意时常抬高下肢。指导孕妇穿弹力裤或弹力袜,避免穿妨碍血液回流的紧身衣裤,以促进血液回流。会阴部有静脉曲张者,可于臀下垫枕,抬高髋部休息。

(6)便秘:便秘是妊娠期常见的症状之一,尤其是妊娠前即有便秘者。叮嘱孕妇养成每日定时排便的习惯,多吃水果、蔬菜等含纤维素多的食物,同时增加每日饮水量,注意适当的活动。未经医生允许不可随便使用大便软化剂或轻泻剂。

(7)腰背痛:指导孕妇穿低跟鞋,在俯拾或抬举物品时,保持上身直立,弯曲膝部,用两下肢的力量抬起。如工作要求长时间弯腰,妊娠期间应适当给予调整。疼痛严重者,必须卧床休息(硬床垫),局部热敷。

(8)下肢痉挛:指导孕妇在饮食中增加钙的摄入,如因钙磷不平衡所致,则限制牛奶(含大量的磷)的摄入量或服用氢氧化铝乳胶,以吸收体内磷质来平衡钙磷之浓度。告诫孕妇避免腿部疲劳、受凉,伸腿时避免脚趾尖伸向前,走路时脚跟先着地。发生下肢肌肉痉挛时,叮嘱孕妇背屈肢体或站直前倾以伸展痉挛的肌肉,或局部热敷按摩,直至痉挛消失。必要时遵医嘱口服钙剂。

(9)仰卧位低血压综合征:叮嘱孕妇左侧卧位后症状可自然消失,不必紧张。

(10)失眠:每日坚持户外活动,如散步。睡前用梳子梳头、用温水洗脚或喝热牛奶等均有助于入眠。

(11)贫血:孕妇应适当增加含铁食物的摄入,如动物肝脏、瘦肉、蛋黄、豆类等。如病情需要补充铁剂时,可用温水或水果汁送服,以促进铁的吸收,且应在餐后20分钟服用,以减轻对胃肠道的刺激。向孕妇解释,服用铁剂后大便可能会变黑、可能会导致便秘,或轻度腹泻,不必担心。

4.健康教育

(1)异常症状的判断:孕妇出现下列症状应立即就诊:阴道流血,妊娠3个月后仍持续呕吐,寒战发热,腹部疼痛,头痛、眼花、胸闷、心悸、气短,液体突然自阴道流出,胎动计数突然减少等。

(2)营养指导:由于胎儿生长发育的需要,孕期比一般时期需要更多的营养。孕妇饮食应新鲜、多样化,进含高蛋白、高热量、高维生素及微量元素的食物,特别在妊娠的中晚期更要多吃新鲜的水果、蔬菜及富含钙、磷、铁的食物,以满足胎儿的需要。

(3)清洁和舒适:孕期养成良好的刷牙习惯,进食后均应刷牙,注意用软毛牙刷。怀孕后排汗量增多,要勤淋浴,勤换内衣。孕妇穿的衣服应宽松、柔软、舒适,冷暖适宜。不宜穿紧身衣或裤带,以免影响血液循环和胎儿发育、活动。胸罩的选择宜以舒适、合身、足以支托增大的乳房为标准,以减轻不适感。孕期宜穿轻便舒适的鞋子,鞋跟宜低,但不应完全平跟,以能够支撑体重而且感到舒适为宜;避免穿高跟鞋,以防腰背痛及身体失衡。

(4)活动与休息:一般孕妇可坚持日常工作,28周后宜适当减轻工作量,避免长时间站立或重体力劳动。坐时可抬高下肢,减轻下肢水肿。接触放射线或有毒物质的工作人员,妊娠期应予以调离。妊娠期孕妇因身心负荷加重,易感疲惫,需要充足的休息和睡眠。每日应有8小时的睡眠,午休1~2小时。卧床时宜左侧卧位,以增加胎盘血供。居室内要保持安静、空气流通。孕期要保证适量的运动。运动可促进血液循环,增进食欲和睡眠,且可以强化肌肉为分娩作准备。孕期适宜的活动包括一切家务操作均可照常进行,注意不要攀高举重即可。散步是孕妇最适宜的运动,但要注意不要去人群拥挤、空气不佳的公共场所。

(5)胎教:胎教是有目的、有计划地为胎儿的生长发育而实施的最佳措施。现代科学技术对胎儿的研究发现,胎儿的眼睛能随人的光亮而活动,触其手足可产生收缩反应;外界音响可传入胎儿的听觉器官,并能引起其心率的改变。因此,有人提出两种胎教方法:①对胎儿进行抚摸训练,激发胎儿的活动积极性。②对胎儿进行音乐训练。

(6)孕期自我监护:胎心音计数和胎动计数是孕妇自我监护胎儿宫内情况的一种重要手段。教会家庭成员听胎心音、并作记录,不仅可了解胎儿在宫内的情况,而且可以和谐孕妇和家庭成员之间的亲情关系。叮嘱孕妇每日早中晚各数1小时胎动,每小时胎动数应不少于3次,三次胎动累计数不得小于10次。凡胎动累计数小于10次或逐日下降大于50%而不能恢复者,均应视为子宫胎盘功能不足,胎儿有宫内缺氧,应及时就诊,进一步诊断并处理。

(7)药物的使用:许多药物可通过胎盘进入胚胎内,影响胚胎发育。尤其是在妊娠的最初2个月,这段时间是胚胎器官发育形成时期,此时用药更应注意。抗生素类药物如链霉素可影响胎儿的第8对脑神经,从而引起神经性耳聋;磺胺类药物对胎儿期影响虽不大,但等胎儿娩出后则胆红素易渗入血脑屏障,有诱发核黄疸的可能;抗糖尿病药物有致畸作用,孕期应慎用。但若病情需要,在医师指导下,必须服用的药物仍应按时服用,以免对母婴不利。

(8)性生活指导:孕期性生活应根据孕妇的具体情况而定,由于孕期情况特殊,需注意调整其姿势和频率。目前基本建议妊娠前3个月及末3个月,应避免性生活,以防流产、早产及感染。

(9)识别先兆临产:临近预产期的孕妇,如出现阴道血性分泌物或规律宫缩(间歇5~6分钟,持续30秒)则为临产,应尽快到医院就诊。如阴道突然有大量液体流出,应叮嘱孕妇平卧,由家属将其送往医院,以防脐带脱垂而危及胎儿生命。

【护理评价】

母婴健康、舒适,无并发症发生。

第二节 产科入院护理

1.按一般入院护理常规。

2.测体重、血压、体温、脉搏、呼吸,听胎心,查宫缩。

3.已有产兆,应先做阴道检查(有阴道出血者禁查),再行其他检查。

4.来院途中分娩者,入院后应立即进行新生儿脐带及产妇会阴部消毒处理,遵医嘱给母婴注射破伤风抗毒素,新生儿隔离观察 3d。

5.需查看产妇门诊病历,如有传染性疾病或感染的孕妇必须安置在隔离间,进行隔离。

6.胎膜早破者,嘱产妇取平卧位,严格卧床休息,防止脐带脱垂,观察并记录羊水颜色和性状。

7.对患妊娠期高血压疾病的孕妇,需安置在单间或相对安静的房间,避免声、光刺激。

8.病情危重者,需安置在抢救间,护士要准备抢救物品,并做好抢救准备。

9.因阴道出血入院的孕产妇,需详细询问出血量,保留会阴垫,观察并记录阴道出血量及性质。

10.凡产妇入院,应向家属交待入院须知,有异常情况立即通知医生,酌情留一名家属或陪送人员,向其交待初步检查结果及处理意见。

第三节 产前护理

1.待产期间听胎心、查宫缩,每日 6 次,做胎心外监护每日 1～2 次。

2.测体温、脉搏、呼吸每日 3 次,正常 3d 后改为每日 2 次。测体重、血压至少每周 1 次,有妊娠期高血压疾病、糖尿病、心脏病、肾病、羊水过多等并发症者,测体重、血压至少每周 2 次。

3.嘱孕妇左侧卧位,适当休息。

4.指导孕妇的饮食护理,防止便秘。

5.指导并协助孕妇行乳房护理,纠正乳头凹陷。

6.向孕妇讲解有关母乳喂养的知识,并指导其学会哺乳方法。

7.向孕妇宣教阴道分娩的好处及剖宫产术的利弊。

8.注意观察产兆,临产后送待产室,胎膜已破者,用平车推送。

9.需行剖宫产者,备腹部及会阴部皮肤,嘱禁食水 6h 以上,向孕妇交待术后注意事项。

第四节　分娩期护理

正式临产产妇即入待产室,进行分娩前准备及护理。

1.复习病历,无阴道检查禁忌者立即行阴道检查,测血压,听胎心,估计胎儿大小,备会阴部皮肤。

2.填写待产记录,对立即分娩者做好分娩护理,待产后补充分娩记录产后补充。

3.接诊未进行产前检查的急诊、危重、疑难并发症产妇时,及时报告医生。

4.产妇置胎心外监护,做入室试验20min,判断胎儿有无宫内缺氧。

5.观察宫缩强度,间歇时间及持续时间,每小时1次。

6.听胎心每小时1次,破膜前后必须连续听2次胎心。胎心>160/min 或<120/min,或不规则时应立即吸氧并进行连续的胎心监护,通知医生并准备好新生儿窒息复苏的药品及用物。

7.阴道检查宫颈口开大程度及胎先露高低,初产妇每2小时1次,经产妇每小时1次,对可疑前置胎盘者,避免行阴道检查。

8.记录破膜时间,头先露者发现羊水Ⅰ度应立即报告医生,同时进行初步处理,观察记录羊水量、性质、颜色,每2小时1次。

9.测量血压、脉搏每4小时1次,妊娠期高血压疾病、心脏病产妇每2小时1次。

10.协助产妇按时进食水,保证入量及排尿、排便通畅,如6h不能排尿或膀胱过度充盈,可行导尿并留置,以免膀胱胀满影响胎先露的下降。

11.做好产妇思想工作,解除思想顾虑,放松身心。

12.经产妇宫口开到3～4cm,初产妇宫口开全者即送入分娩室进行分娩。

13.进入第二产程后,听胎心、观察宫缩每10～15分钟1次,胎心异常者做好新生儿急救准备。

14.入分娩室后估计产妇30min内将分娩者,应立即消毒外阴,准备接生用物。

15.指导产妇调整呼吸及正确使用腹压。

16.胎头拨露2～3cm,接生者刷手,并穿无菌手术衣,戴无菌手套。

17.准备产台,摆放清点器械、纱布,铺新生儿抢救包。

18.消毒会阴部,行双侧阴部神经阻滞＋局部麻醉术。

19.胎头着冠后行会阴左中侧切术。

20.助产者行接生术。

21.新生儿娩出后立即对新生儿进行快速评估,需常规护理或新生儿抢救。

22.新生儿结扎脐带并进行初步体检,与母亲核对性别后,交与台下进行早接触、早吸吮,并给予系手脚腕条,测量身长、体重。

23.剥离胎盘:胎盘剥离后协助娩胎盘,按顺时针方向旋转牵引娩出胎盘。

24.冲洗伤口,整理手术台,将计血量盘垫于臀下收集血量。

25.缝合会阴切口。

26.胎盘娩出后 2h 内严密观察产妇血压、脉搏、宫缩、子宫底高度、出血量及主诉。

27.向产妇交代自然分娩后注意事项及护理要点。

28.填写分娩记录及分娩登记本。

29.分娩结束送回病房,严格查对新生儿出生时间及性别,交接母亲并发症、出血量。

第十一章　正常产褥期妇女的护理

第一节　正常产褥期妇女的身心变化

【生殖系统】

1.子宫复旧

胎盘娩出后,子宫逐渐恢复到妊娠前的大小和功能的过程称为子宫复旧。分娩结束时,子宫约重 1000g,产后 6 周后恢复到 50~60g;子宫高度在脐平以下,以后每天下降 1~2cm,约 10d 后在腹部触及不到子宫。

2.子宫内膜修复

胎盘剥离后,表层组织因为坏死而剥落,剥落部位的边缘及内膜底层便开始细胞的增生,胎盘剥离部位的修复需要 42d 形成新的子宫内膜。

3.子宫颈

产后子宫颈松软,外口如袖管状,紫红色,水肿,厚约 1cm。之后宫口张力逐渐恢复,产后 1 周子宫内口关闭,宫颈管形成。产后 4 周宫颈形成恢复正常。初产后宫颈两侧不可避免的有轻度裂伤,故子宫颈外口呈横裂状,无法恢复到原来的椭圆形。

4.排卵和月经的重现

排卵和月经的复潮多发生于产后 6~8 周,纯母乳喂养婴儿的妇女,排卵和月经的重现时间可延后。

5.阴道

由于受激素的影响及分娩过程中强力的伸展,阴道皱褶便消失不见。产后阴道逐渐地恢复其形状和弹性,皱褶再度出现完全恢复致孕前的紧张度需要 6 周时间。分娩过程中处女膜破碎撕裂,产后妇女的处女膜呈现不规则的形状,此称为处女膜痕。

6.会阴

产后会阴有轻度水肿,2~3d 消失。因产时会阴切开、裂伤、伤口水肿或痔疮而引起疼痛,约 1 周后会阴不适才会渐渐消失。

7.乳房

乳房的主要变化为分泌乳汁。婴儿出生后与母亲进行皮肤接触,吸吮乳房时,感觉冲动从乳头传到大脑。垂体反应性地分泌泌乳素。下丘脑经神经垂体分泌催产素。泌乳素、催产素经血液循环到达乳房,泌乳素使泌乳细胞分泌乳汁。哺乳约 30min 后,催乳素在血液中达到高峰,它使乳房为下次哺乳而产奶。催产素使腺泡周围的肌细胞收缩,使存在腺泡内的乳汁流到乳头处。

【循环系统】

子宫胎盘循环结束后,大量血液从子宫进入产妇的体循环,加之妊娠期潴留在组织中的液体亦进入母体循环中。产后 72h 内,产妇血容量增加 15%～25%,此时心脏负担明显加重,患有心脏病的产妇应注意预防心力衰竭的发生。一般产后 2～6 周血容量恢复到孕前水平。产褥早期血液仍处于高凝状态,可减少产后出血,容易形成血栓。

【泌尿系统】

孕期潴留在体内的大量液体,在产褥早期主要通过肾脏排出。产后第 1 周,一般为多尿期。由于分娩过程中膀胱受压,黏膜充血、水肿对膀胱充盈感下降,不习惯卧床排尿以及外阴疼痛使产妇出现一过性尿潴留。

【消化系统】

产后 1～2 周消化功能逐渐恢复正常。产褥早期胃肠肌张力仍较低,产妇食欲欠佳,喜进汤食。加之产妇活动少,肠蠕动减弱,容易发生便秘。

【产褥期的心理调适】

妊娠和分娩对妇女是一种压力,产妇的生理、心理的改变及新生儿的出生对产妇是一种新的变化,需要调整及适应。

美国心理学家鲁宾于 1977 年针对产后妇女的行为和态度将产妇的心理调适分为 3 期,即依赖期、依赖-独立期和独立期。

1.依赖期

产后 1～3d 是产妇的依赖期。产妇疲劳,对睡眠需求很强烈,兴奋、喜欢谈论妊娠及分娩的感受,需要医务人员、家人帮助,照顾新生儿及自身的生活护理。在依赖期,丈夫及家人的关心,医务人员的帮助指导极为重要。耐心倾听她们的感受,满足其心理需求。

2.依赖-独立期

产后 3～14d 是产妇的依赖-独立期。表现出较为独立的行为,热衷于学习和护理新生儿,主动参与婴儿护理,能独立进行母乳喂养,对自身的产后康复十分关注。

3.独立期

产后 2 周至 1 个月是产妇的独立期。这时新家庭形式已经建立,产妇开始适应哺育孩子、照顾家务及维持夫妻关系的各种角色。

第二节　正常产褥期妇女的护理

【临床表现】

(一)生命体征

体温大多在正常范围。由于分娩过程体力消耗较大及脱水,产后 24 小时内体温可略有升高,但不超过 38℃;如乳房极度充盈可有低热,一般在 12 小时内自行恢复。产后由于循环血量相对增加,心排出量不能迅速下降,故反射性引起心率减慢,为 60~70 次/分,于产后一周恢复正常。产后膈肌下降,呼吸深而慢,为每分钟 14~16 次。血压一般无变化,如为妊娠高血压综合征产妇,其血压在产后变化较大。

(二)产后宫缩痛

产后宫缩痛是指在产后的头几天,子宫收缩引发的不舒适感觉。下腹部阵发性疼痛,持续 2~3 日后自然消失,经产妇比初产妇多见。哺乳时反射性缩宫素分泌增多可使疼痛加重。

(三)恶露

产后随子宫内膜的脱落,血液、坏死蜕膜组织及宫颈黏液等自阴道排出,称为恶露。

1.血性恶露

量多,色鲜红,含有大量血液(有时有小血块)、少量胎膜及坏死的蜕膜组织,又称红色恶露。

2.浆性恶露

色淡红,含有少量血液、较多的坏死蜕膜、宫颈黏液、阴道排液及细菌。

3.白色恶露

含有大量白细胞、退化蜕膜、表皮细胞及细菌,黏稠而颜色较白。

(四)会阴切开创口

多见于初产妇。3 日内切口活动时有疼痛和水肿,切口拆线后自行好转。

(五)胃纳

产后由于肠蠕动减弱,胃液分泌减少,胃肠肌张力降低,加之产时疲劳,造成产妇食欲不振,喜流食、半流食等清淡饮食,约 10 天可恢复。

(六)排泄

1.褥汗

产褥早期,皮肤排泄功能旺盛。排出大量汗液,尤其是睡眠初醒时较明显,产后 1 周好转。

2.泌尿增多和排尿困难

妊娠期潴留在体内的水分,在产后数天内排出,故尿量增多,但因分娩过程中膀胱受压导致黏膜水肿、充血和肌张力降低以及产后疲劳、外阴伤口疼痛和不习惯床上排尿等原因,易发生尿潴留及尿路感染。

3.便秘

产后肠蠕动减弱。又因卧床及会阴伤口疼痛,常有便秘。

（七）乳房胀痛

多因乳腺管不通而致使乳房形成硬结；产后延迟或没有及时排空乳房也可导致产妇乳房胀痛。

（八）乳头皲裂

初产妇或哺乳方法不当，容易发生乳头皲裂。表现为乳头裂开，有时有出血，哺乳时疼痛。

（九）体重减轻

产时由于胎儿及胎盘的娩出、失血及羊水排泄；产后由于恶露、汗液及尿液大量排出，均可造成体重下降。

（十）产后压抑

产后压抑的发生与产妇体内的雌激素和孕激素水平急剧下降、产后心理压力及疲劳有关。

【护理评估】

（一）健康史

了解产妇既往有无肝炎等传染病史；阅读产前检查记录和分娩记录；了解用药史、有无产后出血、会阴撕裂或新生儿窒息等异常变化及其处理经过。

（二）身体状况

了解产后有何不适感；是否有排尿困难、便秘和恶露，观察恶露的量、性状、颜色及有无臭味；测量生命体征；了解哺乳情况，检查乳汁的质和量；是否有乳房胀痛及乳头皲裂和凹陷；检查子宫收缩情况，宫底高度；外阴伤口有无红肿、硬结或脓性分泌物等。

（三）心理社会状况

1.产妇对分娩后的不适感及疼痛的差异反应。

2.产妇对自身角色变化的反应、对自己和孩子的感受以及对体形变化的看法等。

3.母亲对育儿相关知识的掌握及对婴儿的关心程度和责任感。

4.了解产妇的心情、有何思想顾虑、社会支持系统照顾产妇的能力、经济状况、年龄、健康状况、性格特征及文化背景等。

【常见的护理诊断】

1.知识缺乏

与缺乏产褥期保健、母乳喂养及新生儿护理的知识有关。

2.便秘或尿潴留

与产时损伤及活动减少有关。

3.有感染的危险

与产后生殖创面、生殖道防御功能下降有关。

4.疼痛

与会阴伤口、乳房胀痛及子宫复旧有关。

【护理目标】

1.产妇能说出产褥期的自我保健知识，学会正确哺乳及护理新生儿的方法。

2.产妇能正常排便与排尿。

3.产妇生命体征平稳，恶露正常，会阴伤口无红、肿、热、痛。

4.产妇舒适感增加。

【护理措施】

(一)产褥期保健知识宣教

1.生命体征

产后应密切观察患者生命体征的变化,每日测 2 次体温、脉搏及呼吸。如体温超过 38℃ 应注意观察,如出血多者应密切观察血压变化。

2.饮食

指导产妇进食高蛋白、高热量、高维生素且易消化的食物,多进食流质饮食,应少量多餐。

3.休息与活动

产后 24 小时应鼓励产妇下床活动,早期下床活动有利于子宫复旧、恶露排出及大小便通畅,可促进切口愈合,增强食欲,预防形成下肢静脉血栓,促进康复。但要避免重体力劳动或长时间站立及蹲位,以防子宫脱垂。保证产妇有足够的睡眠。

4.大小便

产后 2～4 小时应鼓励产妇排尿,以免膀胱膨胀影响子宫收缩。如不能自行排尿,可用热敷、暗示及针灸等方法,必要时导尿。

5.清洁卫生及休养环境

因出汗多,应指导产妇经常擦浴,勤换内衣及床单;卧室应清洁温暖,舒适安静,空气流通,适宜于母子生活与休息。

(二)哺乳知识指导

1.向产妇及家属宣传母乳喂养的优点和必要性。指导喂养方法,早开奶,一般产后半小时内开始哺乳。每次哺乳前应清洁乳房并洗净双手,最初哺乳时间为 3～5 分钟,以后逐渐增加至 15～20 分钟。哺乳期限以 10 个月为宜。

哺乳时,母亲及新生儿均应选择舒适的体位,姿势要正确,母婴应紧密相贴。需将乳头和大部分乳晕含在新生儿口中,用手扶托乳房以协助乳汁外溢。注意乳房不要堵住新生儿的鼻孔。吸空一侧再吸另一侧。每次哺乳后,应将新生儿抱起轻拍背部 1～2 分钟,排出胃内空气,以防吐奶。

2.教会产妇乳房按摩护理技术,从乳房边缘向乳头中心按摩,使乳腺通畅。若发生乳胀,可指导产妇用温热毛巾湿热敷,用吸奶器将剩余的乳汁吸尽,并进行乳房按摩等。

(三)缓解疼痛

1.乳房胀痛

多因乳腺管不通致使乳房形成硬结,可口服维生素 B_6 或散结通乳中药。教会产妇乳房按摩护理技术,吸净剩余乳汁等。

2.会阴伤口肿痛

应以 95% 乙醇纱布湿敷,或 50% 硫酸镁纱布温热敷,或进行理疗和红外线照射等。

(四)预防感染

1.观察恶露

每日测量子宫底的高度,了解子宫逐日复旧过程;每日观察恶露量、颜色及气味,记录宫底高度以及恶露的质和量;若子宫复旧不全,恶露增多,应给予缩宫剂;若合并感染,应给予抗生素控制感染。

2.保持外阴清洁

干燥:仔细评估会阴切口有无渗血、血肿和水肿等,如有异常应及时通知医生。每日用1:5000高锰酸钾液或1:1000苯扎溴铵液擦洗外阴2~3次。

【健康指导】

（一）产后锻炼

适当活动及产后锻炼有助于子宫复旧、腹肌及盆底肌张力恢复和体形健美,经阴道自然分娩的产妇,应于产后6小时后下床活动,2日后可随意走动。剖宫产的产妇3日后可下床活动,再按时做产后健身操。一般自产后2天开始,每1~2天增1节,每节做8~16次,直至产后。

（二）产褥期保健操

产褥期保健操(图11-1)。

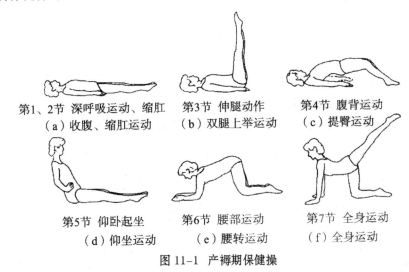

第1、2节 深呼吸运动、缩肛　　第3节 伸腿动作　　第4节 腹背运动
（a）收腹、缩肛运动　　（b）双腿上举运动　　（c）提臀运动

第5节 仰卧起坐　　第6节 腰部运动　　第7节 全身运动
（d）仰坐运动　　（e）腰转运动　　（f）全身运动

图11-1　产褥期保健操

1.第一节和第二节

收腹、缩肛运动。仰卧,深吸气,收腹,呼气,缩肛与放松,两臂直放。

2.第三节

双腿上举运动。仰卧,双腿轮流向上并举,与身体呈直角,两臂直放。

3.第四节

提臀运动。仰卧,腹背运动。

4.第五节

仰卧起坐运动。仰卧,双腿伸直,双手叉腰,将上身抬起放平交替进行。

5.第六节

腰部运动。跪姿,双膝分开,肩肘垂直,双手平放于床上,腰部进行左右旋转动作。

6.第七节

全身运动。跪姿,双臂支撑于床上,左、右腿交替向背后高举。

(三)心理适应指导

建立良好关系,保持心情愉快,帮助产妇尽快进入母亲角色。了解产妇对孩子及新家庭的想法,尊重风俗习惯,提倡科学的产褥期生活方式,让产妇在充分休息的基础上,培养母子亲情,进行产褥期自我护理及新生儿护理知识教育,培养技能,鼓励和指导丈夫及家人参与新生儿的护理活动,培养新家庭观念,使产妇心情愉快地适应环境和身体的变化,顺利地度过产褥期。

(四)计划生育指导

产后42天内禁止性生活,指导产妇选择适当的避孕方法。

(五)产后检查

产后检查包括产后访视和产后健康检查两部分。产后访视需要4次以上,分别在产后的第3天、第7天、第14天和第28天。了解产妇及新生儿的健康状况,若发现异常应及时给予指导。产妇应于产后42日去医院做产后健康检查。

【护理评价】

1.产妇理解母乳喂养的好处,熟知产褥期的自我保健知识,学会正确地哺乳及新生儿护理方法。

2.产妇产后应及时排尿排便。

3.产妇主诉疼痛减轻或消失,睡眠好,心情愉快,舒适,生命体征平稳。

4.产妇在护士指导下,积极参与自我护理及婴儿护理,表现出自信和满足。

第三节　正常新生儿的护理

新生儿:胎龄≥37周至<42周,出生体重在2500～3999g,从出生至满28d的婴儿。

【正常新生儿的生理特点】

1.呼吸系统

新生儿出生后,脐循环停止,血中二氧化碳升高刺激呼吸中枢,同时新生儿受到冷、声、光的刺激,产生呼吸运动。新生儿代谢快,需要氧气量多,因此呼吸较快,在每分钟40次左右。新生儿呼吸中枢发育不健全,容易发生呼吸暂停,要注意观察。

2.循环系统

新生儿出生后,动脉导管关闭,肺循环开始。心率每分钟120～160次。

3.消化系统

新生儿胃容量小,肠道容量相对较大,蠕动较快能适应较大量流质食物。出生时吞咽功能虽近完善,但因食管无蠕动,胃贲门括约肌不发达,故哺乳后容易发生溢乳。新生儿消化蛋白质的能力较好,母乳喂养是哺育新生儿的最佳选择。

新生儿出生后第1日排出的墨绿色黏稠大便称为胎粪。胎粪含黏液、胆汁、肠道分泌物、上皮细胞、胎儿吞咽的胎毛及胎脂等,但不含细菌。哺乳后,粪便渐变为黄色,呈糊状。

4.泌尿系统

新生儿出生时的肾发育尚不成熟,滤过能力差,排钠的能力也较低。记录第 1 次排尿的时间(正常在出生后 12～24h),描述尿量、颜色。新生儿排尿的次数是判断纯母乳喂养的婴儿是否吃饱的标准,每天有 6 次小便证实新生儿得到了充足的乳汁。

5.免疫系统

新生儿对多种传染病有特异性免疫,从而在出生后 6 个月内对麻疹、风疹、白喉等有免疫力,但本身的主动免疫力尚未发育完善。所以在日常护理工作中应做好消毒隔离,以预防感染。出生后,母乳喂养、初乳能增强婴儿的免疫力。

【新生儿生理现象】

新生儿在出生后会出现几种特殊的生理现象,这些是暂时的,生理的现象。随着年龄的增长,这些现象都会逐渐地消失,不需要治疗。

1.生理性黄疸

大部分新生儿在生后 2～3d 皮肤及黏膜出现黄染,全身情况良好,无其他不适,黄疸在 1～2 周消退。

(1)新生儿胆红素代谢的特点:新生儿生理性黄疸的发生与新生儿胆红素代谢的特点有关。胆红素产生相对过多,胆红素与白蛋白联结运送的能力不足,肝细胞摄取间接胆红素的能力差,肝脏系统发育不成熟,肠肝循环增加。

(2)生理性黄疸的临床表现:生理性黄疸大多在生后 2～3d 出现,第 4～5 日最明显,多在生后 10～14d 消退,早产儿黄疸程度较重,消退也较迟,可延迟至第 3～4 周消退。黄疸先见于面、颈,然后可遍及躯干及四肢,一般稍呈黄色,巩膜可有轻度黄染,但手心、足底不黄。除黄疸外,小儿全身健康状况良好,不伴有其他临床症状,无贫血,肝功能正常,不发生核黄疸,大小便颜色正常,血中间接胆红素升高。

(3)实验室检查:正常新生儿脐血胆红素最高约 $51.3\mu mol/L(3mg/dl)$,在生后 4d 左右达高峰,一般不超过 $171～205\mu mol/L(10～12mg/dl)$,早产儿不超过 $256.5\mu mol/L(15mg/dl)$,以后逐渐恢复。

(4)生理性黄疸的护理:每天哺乳次数较少的新生儿黄疸较重并消退慢。我们应该鼓励母亲加强早期喂养,增加哺乳次数。及早建立肠道正常菌群,促进胎粪尽早排出,增加大小便次数,帮助胆红素的排出,减少肠壁再吸收胆红素,减少肠肝循环。加强婴儿皮肤的护理,着重是脐部和臀部的护理,防止感染。保持室内适应的温度与湿度,每日开窗进行有效通风,保持空气新鲜。

2.生理性体重下降

新生儿在出生 1 周内往往有体重减轻的现象,这是正常的生理现象,是因为新生儿出生后吸吮能力比较弱,进食量少,再加上胎粪、尿液的排出、汗液的分泌,以及由呼吸和皮肤排出一些水分,造成新生儿暂时性的体重下降。一般生后 3～4d 体重的减轻可累积达出生时体重的 6%～9%,不能超过 10%,出生后 4～5d 体重开始回升,7～10d 恢复到出生时体重。如果下降太多,回升过慢应寻找原因并给予处理。体重下降程度及恢复速度,与新生儿开始喂奶时间及进入量有关。做到早开奶,按需哺乳。母婴同室的温度应在 22～24℃,过热可造成新生儿液体丢失过多。如果生后10d新生儿仍未恢复到出生时体重,则要寻找原因,是否因为哺乳量不够充足、牛奶冲调浓度不符合标准或有无疾病等。

正常情况下,前半年每月平均增长600~900g,后半年每月平均增长300~500g。4~5个月时体重增至出生时的2倍,1周岁时增至3倍。

3.新生儿假月经

有些女性新生儿生后1周内,可出现大阴唇轻度肿胀,阴道流出少量黏液及血性分泌物,称之为假月经,又称为"新生儿月经"。假月经是由于母亲体内雌性激素在孕期经胎盘进入胎儿体内,而生后突然中断而导致,是新生儿早期的生理现象之一,一般2~3d即消失,不必做任何处理。

【新生儿生后护理】

(一)新生儿保暖

1.分娩时新生儿的保暖

分娩室的室温应该在26~28℃。新生儿出生后放在辐射台上保暖。出生后将新生儿放在温暖、干净、干燥的布单上,用干毛巾擦干新生儿的全身和头发。拿掉身下湿布单。鼓励产妇和新生儿尽可能皮肤密切接触,将裸体新生儿放在妈妈胸腹部进行皮肤接触,给新生儿盖上柔软干净的被子。如果产妇有并发症,不能进行皮肤接触,给新生儿穿好衣服,用干净、温暖的被子包裹新生儿,放在婴儿床上,盖上毯子,如果室温低或新生儿小,将新生儿放在辐射台上。

2.母婴同室新生儿的保暖

保持室温,母婴同室温度在22~24℃为宜。母婴注意保暖,如果室温偏低,加盖被子或进行母婴皮肤密切接触。给产妇讲解新生儿保暖的重要性。医院为新生儿准备好清洁舒适的衣服、被子、毯子。皮肤接触后立即给新生儿穿上衣服,包裹被子,戴上帽子给新生儿保暖。实行24h母婴同室,没有合并症的情况母婴不能分离。每4小时检查1次新生儿,并评价保暖情况,如果新生儿冷,体温不能保持在正常范围内(36.5~37.5℃)加盖毯子,或让新生儿和产妇睡在一起,拥抱新生儿。半小时后再评价。应在出生6h后给新生儿洗澡。沐浴室温度在26℃以上。沐浴的水温39~41℃为宜。洗澡后立即擦干新生儿,继续保暖。不要给新生儿包裹太紧,使其手脚能自由活动。

(二)新生儿喂养

1.母乳喂养

(1)母乳喂养的重要性:①母乳喂养对婴儿的重要性,母乳能够提供6个月孩子的同时期生长发育的营养,易于消化、吸收,促进孩子的生长发育。②初乳是孩子的第1次免疫,能减少孩子感染性疾病,特别是危及生命的呼吸系统及肠道系统疾病。母乳里有抗体,母亲体内已有的IgG及乳汁中特异的SIgA、铁蛋白溶菌酶、白细胞及吞噬细胞、淋巴细胞等。③母乳促进孩子胃肠道的发育,提高对母乳营养素的消化、吸收、利用,如生长因子、胃动素、胃泌素、乳糖、双歧因子(促进乳酸杆菌、双歧杆菌等益生菌在肠道的生存)。又如消化酶,乳糖酶、脂肪酶。④母乳促进孩子神经系统发育。母乳含有必需营养素:热能营养素、无机盐、维生素、胆固醇、必需脂肪酸。如牛磺酸、DHA。喂养过程中的良性神经系统刺激,如温度、气味、接触、语言、眼神;能促进婴儿嗅觉、味觉、温度觉、听觉、视觉、触觉的发育。末梢感觉神经传递良性刺激,促进中枢神经系统发育,形成反射弧。促进孩子对外环境的认识及适应。⑤母乳可减少成年后代谢性疾病:母乳喂养儿生后1～2年生长正常,减少成年后肥胖、高血压、高血脂、糖尿病、冠心病的概率。

(2)母乳喂养的方法:母亲要学会如何抱孩子,掌握哺乳体位的4个要点,是母乳喂养成功的重要技巧。①孩子的头及身体应呈一直线;②孩子的脸对着乳房,其鼻子对着乳头;③母亲抱着孩子贴近她自己;④若是新生儿,母亲不只是托其头及肩部还应托着其的臀部。帮助新生儿掌握正确的含接姿势,是新生儿吸吮到乳汁,防止乳房肿胀、乳头皲裂的关键。母亲用C字形的方法托起乳房,用乳头刺激孩子的口周围,使孩子建立觅食反射,当孩子的口张到足够大时,将乳头及大部分乳晕含在新生儿嘴中。

(3)正确含接姿势的要点:①嘴张得很大;②下唇向外翻;③舌头呈勺状环绕乳晕;④面颊鼓起呈圆形;⑤婴儿口腔上方有更多的乳晕;⑥慢而深地吸吮,有时突然暂停;⑦能看或听到吞咽。

为了保证母亲有乳汁充足,护理人员要帮助母婴进行皮肤接触,早吸吮,早开奶,实行母婴同室,鼓励母亲按需哺乳,不给新生儿其他的辅食及饮料,保证纯母乳喂养。

2.人工喂养

母亲或新生儿因各种原因不能母乳喂养时,则需要选择母乳代用品喂养婴儿,称为人工喂养。

奶量的确定:世界卫生组织推荐正常新生儿出生当日给予80ml/kg,以后每日增加10～20ml/kg,每日分为8次哺喂,3h哺喂1次。

不同体重新生儿人工喂养的奶量存在着个体差异,因此要监测小儿每日入量;根据小儿具体情况逐渐增加至上述推荐的喂乳量。每次喂乳后需要认真做好奶具的清洁、消毒工作。

(三)新生儿皮肤护理

1.新生儿沐浴

沐浴的目的是:清洁皮肤,避免感染,促进舒适。新生儿皮肤比较娇嫩,稍有轻微外力即易引起损伤与感染。而真皮内血管丰富,毛细血管网稠密,皮肤感染后又容易扩散,因此应重视新生儿的皮肤护理。沐浴可以保持皮肤清洁,促进血液循环,活动新生儿肢体,使其感到舒适;同时可观察全身皮肤,及时发现异常情况。

(1)沐浴的准备:工作人员准备着装整洁、洗手、做好解释工作。①物品准备:准备大、小毛巾各1条、新生儿褓褓、婴儿专用皂(或婴儿沐浴液)、清洁衣裤、尿布、脐带布、无菌敷料、婴儿爽身粉、液状石蜡、5%鞣酸软膏、消毒植物油、抗生素眼液、棉球、棉签、海绵垫、软塑料布、婴儿磅秤、沐浴装置(盆浴者备消毒澡盆)。②环境准备:温暖、舒适。调节室温到24～28℃,低温天气时关闭门窗。

(2)浴法操作步骤及要点:①备齐用物,核对新生儿,向母亲解释沐浴的目的,调节水温至38～40℃,可以用手腕试水温。水温不可过高或过低,防止烫伤或着凉。②开包被,护士系上围裙,洗手、戴口罩,将新生儿置于沐浴台上,解开包被,检查婴儿手圈,核对床号、姓名,去掉尿布,测量体重,同时注意观察婴儿哭声、活力、皮肤颜色、脐带情况等。③第1次沐浴的新生儿,用消毒棉签蘸消毒植物油擦去皮肤上的胎脂,注意擦颈、四肢皱褶、腋下、腹股沟、女婴阴唇间隙等处。胎脂结痂者,不要强行擦洗掉,可涂消毒植物油后次日再洗。④清洗脸部,面部不宜涂婴儿香皂。⑤洗头洗身,用浴水湿润头发及全身,用手将婴儿专用皂(或婴儿沐浴液)搓出泡沫,再抹在新生儿身上,依次洗头、颈、上肢、腋下、躯干、腹股沟、臀部及下肢,用浴水冲净。冲洗头部时,须用手掩住新生儿耳孔,防止浴水进入耳内,注意洗净皮肤皱褶处,尤其是男婴的阴囊。⑥用大毛巾擦干新生儿全身,在颈部、腋下和腹股沟等处扑婴儿爽身粉,臀部涂上 5％鞣酸软膏,在护理中注意观察耳、眼、鼻有无异常,如有分泌物,可用棉签轻轻拭去,同时预防红臀的发生。⑦穿衣,兜好尿布,检查手圈字迹是否清晰,核对并别上胸卡,将新生儿抱送到母亲面前,告诉其婴儿情况。如寒冷时,可放在远红外线辐射台上穿衣整理。整理用物。

2.新生儿臀部护理

(1)正常新生儿臀部护理:①选用柔软吸水性良好、大小适中的尿布,每次喂奶前排便后及时更换,保持臀部皮肤清洁干燥。②大便后用温水洗净臀部,或用婴儿护肤湿巾从前向后擦拭干净,并涂护臀膏。③保持臀部干燥,尿布必须兜住整个臀部和外阴,经常查看尿布有无污湿,做到及时发现及时更换。④尿布包兜不可过紧、过松,不宜垫橡胶单或塑料布。

(2)新生儿轻度红臀的护理:重要的是采取预防措施,保持臀部清洁、干燥。不可用肥皂清洁臀部,并轻兜尿布。在温暖的季节或室温条件允许时,可仅垫尿布于臀下,使臀部暴露于空气中。患儿臀部暴露在阳光下,每日 2～3 次,每次 10～20min,注意保暖。发生红臀后可以用红外线灯照射,有加速渗出物吸收和抗炎抑菌的作用。

3.新生儿脐带护理

(1)出生时的脐带护理:①用 2‰～3‰碘伏消毒脐带根部及周围皮肤,消毒范围为以脐轮为中心呈放射状向外周消毒,直径 5cm。以脐轮为中心向上消毒脐带,长度约为 5cm。②再用75％乙醇脱碘 2 遍,脱碘的范围不超过碘伏消毒的范围,注意要将碘脱干净,以免损伤新生儿皮肤。③在距脐根部 1cm 处用止血钳夹住,并在止血钳上方剪断脐带,将脐带夹套在或夹在距脐带根部 0.5cm 处。④用 2‰～3‰碘伏消毒脐带断端,注意药液不可触及新生儿皮肤以免灼伤。⑤以无菌纱布包好,用弹性绷带或脐带纱布包扎固定。

(2)沐浴后的脐部护理:①新生儿沐浴前,拿掉脐纱,脐部可以用清水洗。每天沐浴后,用消毒干棉签蘸干脐窝里的水及分泌物,再以棉签蘸乙醇溶液消毒脐带残端、脐轮和脐窝。②保持脐带干燥,不要用脐纱包扎脐带。尿布的上端勿遮挡脐部,避免尿、粪污染脐部。③可用干净的衣物,轻轻盖住脐部。

(3)脐带脱落后的护理:脐带脱落后应继续用乙醇消毒脐部直到不再有分泌物。

(4)注意事项:①观察脐部有无异常分泌物,有无出血、渗血、红肿等异常情况。保持脐敷料干燥,如有潮湿应及时更换敷料。②勤换尿布,尿布的折叠勿盖住脐部,防止尿液污染脐部,尿布潮湿或污染时,应随时给予护理。每日进行脐部护理 1 次。③脐带脱落前,勿试图将其剥脱。④操作中动作轻柔,注意保暖。

(四)新生儿免疫接种

1.乙型肝炎疫苗接种

(1)接种目的:通过人工自动免疫,使新生儿体内产生抗体,预防乙型肝炎(简称乙肝)病毒感染。

（2）物品准备：治疗盘1个，内有75％乙醇，1.5％碘伏，棉签，1ml注射器，药物，乙肝疫苗接种卡片。

（3）操作步骤：①将新生儿推至治疗室，严格三查七对。②用1ml注射器抽取10μg乙肝疫苗。③暴露新生儿右上臂外侧三角肌，常规消毒皮肤后进行肌内注射。④整理用物，填写乙肝接种卡片。

（4）注意事项：①生后24h内注射乙肝疫苗。②无论产妇是否感染乙肝病毒均注射10μg。

2.卡介苗接种

（1）接种目的：通过人工自动免疫产生抗体，预防结核杆菌感染。

（2）物品准备：治疗盘1个，内有75％乙醇，棉签，1ml注射器，卡介苗药及溶液，小铝盒，卡介苗接种卡片。

（3）操作步骤：①将新生儿推至治疗室，严格三查七对。②将卡介苗溶液充分混合，用1ml注射器抽取0.1ml药液。③暴露新生儿左臂三角肌下缘，用75％乙醇消毒皮肤，待干后皮内注射0.1ml药液。④将接种后的用物如注射器、安瓿、棉签放入小铝盒中，写上时间，送供应室高压消毒后再弃之。⑤填写卡介苗接种卡。

（4）注意事项：①卡介苗是活菌苗，应保存在冰箱内（2～8℃），使用前核对卡介苗品名、剂量、批号和有效期，接种前须先振荡菌苗使之均匀，吸入注射器内也应随时摇匀，如发现有不可摇散的颗粒、药瓶有破漏、瓶签不清楚以及菌苗过期等情况都应废弃。接种时注意记录批号。②安瓿打开后应在1h内用完，不可在阳光下接种，否则影响效果。③严格掌握操作规程，接种用具均须经高压消毒，注射时要用消毒的干针筒及针头，做到一人一针一筒，用毕后先消毒后清洁处理。④卡介苗为低毒性活结核杆菌，多余菌苗应先用75％的乙醇灭活再送高压灭菌，不可乱丢。⑤不可与其他预防接种同时进行，应尽可能间隔1个月，不可在同一胳膊接种。

（五）婴儿抚触

婴儿抚触是经过科学指导的、有技巧的对婴儿的抚摸和按触，通过抚触者的双手对被抚触者的皮肤各部位进行有次序的、有手法技巧的抚摩。

【婴儿抚触的作用】

1.婴儿抚触是肌肤的接触，促进母婴情感交流，纯母乳喂养率提高。

2.婴儿抚触不仅能促进宝宝的健康成长，更能增加家人与宝宝的亲情交流。

3.促进新生儿神经系统的发育，增加小儿应激能力和情商，促进睡眠。

4.能加快婴儿免疫系统的完善，提高免疫力。促进婴儿生长发育。

5.抚触可以促进食物吸收、激素分泌（胃泌素、胰岛素），使奶量摄入增加，从而促进体重增长。

6.接受抚触的婴儿体重增长是没有接受抚触婴儿的1.47倍，并且抚触后的婴儿觉醒-睡眠节律更好，反应也更灵敏。

7.抚触应用于产科使剖宫产率下降；硬膜外麻醉的应用降低；缩宫素应用减少；产钳应用减少。

【抚触要点】

1.出生24h后的新生儿可开始皮肤抚触。一般建议在沐浴后，2次哺乳间进行。每次抚触时间一般为 10～15min,每天 2 次为佳。室温:婴儿抚触时应注意室内温度最好在 28℃ 以上。全裸时,应在可调温的操作台上进行,台面温度 36～37℃。

2.可播放一些柔和的轻音乐,使婴儿保持愉快的心情。

【注意事项】

1.根据小儿状态决定抚触时间,一般时间为 10～15min,饥饿时或进食后 1h 内不宜进行婴儿抚触。每天 1～2 次为佳,建议最好在沐浴后进行。

2.抚触者应洗净双手再把润肤露倒在手中,揉搓双手温暖后,再进行抚触。

3.婴儿抚触进行到任何阶段,如出现以下反应:哭闹、肌张力提高、神经质活动、兴奋性增加,肤色出现变化等,应暂缓抚触,如持续 1min 以上应完全停止抚触。

4.抚触全身使小儿皮肤微红,抚触者和小儿需进行语言和情感交流。

5.住院期间,护士教会母亲抚触,便于母亲回家后继续进行。

6.注意婴儿个体差异,如健康情况、行为反应、发育阶段等。

【操作步骤】

顺序由头部→胸部→腹部→上肢→下肢→背部→臀部,要求动作要到位,抚触要适当用力,太轻柔的安抚会使婴儿发痒,引起其反感和不适。整套动作要连贯熟练。

动作要求每个部位的动作重复 4～6 次。

1.头面部

(1)两拇指指腹从眉间向两侧推。

(2)两拇指从下颌部中央向两侧以上滑行,让上下唇形成微笑状。

(3)一手托头,用另一手的指腹从前额发际抚向脑后,停在耳后乳突部;换手,同法抚触另半部。

2.胸部

两手分别从胸部的外下方(两侧肋下缘)向对侧上方交叉推进,至两侧肩部,在胸部划一个大的交叉,避开婴儿的乳腺。

3.腹部

示、中指依次从婴儿的右下腹至上腹向左下腹移动,呈顺时针方向画半圆,避开婴儿的脐部和膀胱。

4.四肢

(1)两手交替抓住婴儿的一侧上肢从上臂至手腕轻轻滑行。

(2)然后在滑行的过程中从近段向远端分段挤捏。

(3)对侧及双下肢做法相同。

5.背部

用脊椎为中分线,双手与脊椎成直角,往相反方向重复移动双手,从背部上端开始移向臀部,最后由头顶沿脊椎抚摸至骶部。

参考文献

1.席淑华.急危重症护理.上海:复旦大学出版社,2015

2.朱京慈,胡敏.急危重症护理技术.北京:人民卫生出版社,2011

3.申文武,李小麟,黄雪花.精神科护理手册.北京:科学出版社,2015

4.曹新妹.实用精神科护理.上海:上海科学技术出版社,2013

5.李秀华.妇产科护理学高级教程.北京:人民军医出版社,2011

6.李乐之.外科护理学实践与学习指导.北京:人民卫生出版社,2012

7.郑修霞.妇产科护理学.北京:人民卫生出版社,2012

8.尤黎明.内科护理学.北京:人民卫生出版社,2012

9.胡雁.循环护理学.北京:人民卫生出版社,2012

10.陈燕,李卫国.外科护理学.湖南:湖南科技出版社,2013

11.刘晓东,刘绪荣.外科护理技术.南京:东南大学出版社,2011

12.涨潮鸿,江领群.临床护理实践技能.北京:科学出版社,2016

13.唐前.内科护理.重庆:重庆大学出版社,2016

14.李红,李映兰.临床护理实践手册.北京:化学工业出版社,2010

15.刘峰.临床护理指南.北京:军事医学出版社,2011

16.王丽丽.心脏外科临床护理与实践.北京:军事医学科学出版社,2012

17.温贤秀,张义辉.优质护理临床实践.上海:上海科学技术出版社,2012

18.杨莘.神经内科临床护理思维与实践.北京:人民卫生出版社,2013

19.古海荣,吴世芬.基础护理技术.北京:人民卫生出版社,2013

20.刘玲,何其英,马莉.泌尿外科护理手册.北京:科学出版社,2015

21.王彩云,贾金秀.神经外科临床护理思维与实践.北京:人民卫生出版社,2013

22.张惠芳.心理干预对食管癌患者手术预后的影响.广东医学,2010,31(2):185-188

23.罗薇.不同层次护士重症护理思维.湖北科技学院学报(医学版),2015,06:521-522

24.魏丽萍,杨立新,李丹.急诊护士预见性护理思维在急诊抢救中的作用.中国伤残医学,2013,07:400-401

25.汤兰.神经外科护士急救护理思维的培养.实用心脑肺血管病杂志,2009,07:625-626

26.刘旭华,李文.论心内科护理教学中护理思维能力的培养.中西医结合心血管病电子杂志,2015,01:183-184

27.吴艳艳.对呼吸科老年患者加强护理管理的实践.中华护理教育,2013,04:162-164

28.王菊萍.风险防范式护理在儿科护理中的应用.中医药管理杂志,2016,14:49-50